教育部 财政部职业院校教师素质提高计划成果系列丛书
职 教 师 资 培 养 资 源 开 发 项 目（VTNE068）
"药 学" 专 业 主 干 课 程 教 材

药理学理论与实践

张晓丹 主编

科学出版社
北 京

内 容 简 介

　　本书为教育部、财政部职业院校教师素质提高计划成果系列丛书，内容涵盖药理学的基本理论、基本知识和基本技能，重点介绍临床常见疾病的基础治疗药物的作用及作用机制、临床应用、主要不良反应和用药指导等内容，同时还介绍了一些已在临床应用的新药。本书能够更好地帮助广大学生理解和掌握药理学的相关知识和技能，为临床合理使用药物提供帮助。

　　本书主要适用于职教师资培养院校药学专业本科学生，也可供药学类职业资格考试（如执业药师、从业药师、医药商品购销员等）及药学类专业技能培训选用。

图书在版编目（CIP）数据

药理学理论与实践 / 张晓丹主编．—北京：科学出版社，2017.11
教育部　财政部职业院校教师素质提高计划成果系列丛书
　ISBN 978-7-03-055025-5

Ⅰ．①药…　Ⅱ．①张…　Ⅲ．①药理学－高等职业教育－教材
Ⅳ．① R96

中国版本图书馆 CIP 数据核字（2017）第 264627 号

责任编辑：王玉时　赵晓静 / 责任校对：彭珍珍
责任印制：吴兆东 / 封面设计：迷底书装

科学出版社 出版
北京东黄城根北街 16 号
邮政编码：100717
http://www.sciencep.com

北京中石油彩色印刷有限责任公司 印刷
科学出版社发行　各地新华书店经销

*

2017 年 11 月第 一 版　　开本：787×1092　1/16
2018 年 1 月第二次印刷　　印张：18 3/4
字数：440 000

定价：68.00 元
（如有印装质量问题，我社负责调换）

出 版 说 明

《国家中长期教育改革和发展规划纲要（2010—2020年）》颁布实施以来，我国职业教育进入到加快构建现代职业教育体系、全面提高技能型人才培养质量的新阶段。加快发展现代职业教育，实现职业教育改革发展新跨越，对职业学校"双师型"教师队伍建设提出了更高的要求。为此，教育部明确提出，要以推动教师专业化为引领，以加强"双师型"教师队伍建设为重点，以创新制度和机制为动力，以完善培养培训体系为保障，以实施素质提高计划为抓手，统筹规划，突出重点，改革创新，狠抓落实，切实提升职业院校教师队伍整体素质和建设水平，加快建成一支师德高尚、素质优良、技艺精湛、结构合理、专兼结合的高素质专业化的"双师型"教师队伍，为建设具有中国特色、世界水平的现代职业教育体系提供强有力的师资保障。

目前，我国共有60余所高校正在开展职教师资培养，但由于教师培养标准的缺失和培养课程资源的匮乏，制约了"双师型"教师培养质量的提高。为完善教师培养标准和课程体系，教育部、财政部在"职业院校教师素质提高计划"框架内专门设置了职教师资培养资源开发项目，中央财政划拨1.5亿元，系统开发用于本科专业职教师资培养标准、培养方案、核心课程和特色教材等系列资源。其中，包括88个专业项目、12个资格考试制度开发等公共项目。该项目由42家开设职业技术师范专业的高等学校牵头，组织近千家科研院所、职业学校、行业企业共同研发，一大批专家学者、优秀校长、一线教师、企业工程技术人员参与其中。

经过三年的努力，培养资源开发项目取得了丰硕成果。一是开发了中等职业学校88个专业（类）职教师资本科培养资源项目，内容包括专业教师标准、专业教师培养标准、评价方案，以及一系列专业课程大纲、主干课程教材及数字化资源；二是取得了6项公共基础研究成果，内容包括职教师资培养模式、国际职教师资培养、教育理论课程、质量保障体系、教学资源中心建设和学习平台开发等；三是完成了18个专业大类职教师资资格标准及认证考试标准开发。上述成果，共计800多本正式出版物。总体来说，培养资源开发项目实现了高效益：形成了一大批资源，填补了相关标准和资源的空白；凝聚了一支研发队伍，强化了教师培养的"校—企—校"协同；引领了一批高校的教学改革，带动了"双师型"教师的专业化培养。职教师资培养资源开发项目是支撑专业化培养的一项系统化、基础性工程，是加强职教教师培养培训一体化建设的关键环节，也是对职教师资培养培训基地教师专业化培养实践、教师教育研究能力的系统检阅。

自2013年项目立项开题以来，各项目承担单位、项目负责人及全体开发人员做了大量深入细致的工作，结合职教教师培养实践，研发出很多填补空白、体现科学性和前瞻性的成果，有力推进了"双师型"教师专门化培养向更深层次发展。同时，专家指导委员会的各位专家以及项目管理办公室的各位同志，克服了许多困难，按照两部对项目开发工作的总体要求，为实施项目管理、研发、检查等投入了大量时间和心血，也为各个项目提供了专业的咨询和指导，有力地保障了项目实施和成果质量。在此，我们一并表示衷心的感谢。

教育部 财政部职业院校教师素质

提高计划成果系列丛书编写委员会

2016 年 3 月

前　言

目前，我国共有 60 余所高校正在开展职教师资培养，但教师培养标准的缺失和培养课程资源的匮乏，制约了"双师型"教师培养质量的提高。为落实《国家中长期教育改革和发展规划纲要（2010—2020 年）》，完善教师培养标准和课程体系，教育部、财政部在"职业院校教师素质提高计划"框架内专门设置了职教师资培养资源开发项目。本书为教育部、财政部职业院校教师素质提高计划"药学"专业成果系列丛书之一。

"药理学理论与实践"是职教师资本科药学专业学生必修的一门主干课程，也是药学专业岗位群必须具备的核心专业知识。各种药学类职业资格考试（如执业药师、从业药师、医药商品购销员等）及药学类专业技能培训，都将该课程作为重要的专业课或设立为独立的考试课程。

为满足中职学校药学专业教师培养和"双师型"素质培养的要求，编者通过广泛调查研究，进一步明确了药学各相关岗位对药理学知识、能力和素质的要求，并结合各类药学职业资格考试大纲要求，突出理论与实践的有机结合。在编写内容的选择上，本书以介绍基础理论、基本知识和基本技能为重点，不过于考虑学科的完整性，力求少而精，以突出职业教育的特点。

本书共 11 篇，其中第 1 篇为总论部分，主要介绍药理学的基本概念、基本理论等基本知识；第 2～11 篇为各论部分，系统介绍临床常见疾病治疗药物的药理作用、体内过程、临床应用、不良反应及用药指导等基本内容。本书编写特点如下。

1. 在本书编写过程中，始终贯彻"三性"（职业性、专业性、师范性）原则和"双师型"人才的培养要求。

2. 每章章前设置了"学习目标"，章后设置了"学习小结"，便于学生学习和掌握整章内容；设置"目标考核"模块，方便学生对所学知识的考核与自我评价；设置"能力训练"模块，培养学生的实际应用能力。

3. 增加临床药理学和临床药物治疗学知识，突出临床药物应用，强调合理用药，为开展药学服务提供帮助。

限于编者的学识和水平，书中不足之处在所难免，恳请各位读者批评指正。

编　者

2017 年 3 月

目　　录

第一篇　总　　论

第二篇　外周神经系统疾病用药

第六篇　血液与造血系统疾病用药

第七篇　内脏系统疾病用药

第八篇　内分泌系统疾病用药

第一篇 总 论

第一章 绪 论

【学习目标】
1. 掌握药理学、药效学、药动学的基本概念。
2. 熟悉新药药理学研究内容和药理学的学习方法。
3. 了解药理学的发展简史。

第一节 药理学的研究内容和学科任务

一、药理学的研究内容

药理学（pharmacology）是一门什么性质的学科？简单讲，药理学是研究药物与机体（包括病原体）相互作用及其作用规律的一门学科，也就是说，药理学的研究主体是药物和机体（包括病原体），其中将药物对机体的作用及其作用机制称为**药物效应动力学**（pharmacodynamics），又称为药效学；将机体对药物处置的动态变化过程称为**药物代谢动力学**（pharmacokinetics），又称为药动学，包括药物在体内的吸收、分布、代谢（或生物转化）和排泄过程，特别是血药浓度随时间变化的规律。因此，药效学和药动学为药理学研究的两个基本内容。

什么是药物？药物（drug）是指用以防治及诊断疾病的物质，理论上，凡能影响机体器官生理功能及（或）细胞代谢活动的化学物质都属于药物范畴，包括避孕药及保健药。

中药（traditional chinese medicine）算不算药物？答案是肯定的，中药可以用于治疗、诊断和预防疾病，也可以影响机体器官功能及代谢活动。一种中药既可以是含有单一成分的化学物质，如砒霜、轻粉；也可以是含有多种化学成分的混合物，绝大多数中药属于后者。

那么，药物有哪些来源？古代药物来源于天然物质，包括植物、动物和矿物。近代药物则主要来源于天然物质中的有效成分和人工合成的化学物质。现代出现的生物技术药物是采用 DNA 重组技术、单克隆抗体技术或其他生物新技术研制的药物。

药理学并不是一门独立的学科，它的研究涉及多学科、多领域，如与中药学、生药学、植物化学、药物化学、药物分析、药剂学等药学领域密切相关。药理学还是一门联系基础医学与临床医学的桥梁学科，药理学的研究成果直接为临床医学防治疾病提供帮助，为临床合理用药提供实验数据、用法用量等基础知识和理论。药理学的研究方法和科学思维已成为临床研究的基本指导原则。药理学还是传统医学与现代医学结合的纽带，中医和西医都可以在药理学中找到它们的结合点。

二、药理学的学科任务

1. 阐明药物的作用及其机制 药理学要阐明药物与机体之间相互作用的机制与规律，主要目标是为临床合理用药、发挥药物最佳疗效、减少不良反应发生提供理论依据。

2. 研究开发新药，发现药物新用途 药理学已经为临床医学提供了大量能够防治疾病的方法和技术，但是目前还有一些疾病没有找到很好的治疗药物，甚至成为临床治疗的难题，如癌症、艾滋病、阿尔茨海默病（老年性痴呆）、心血管疾病、糖尿病、红斑狼疮、类风湿性关节炎等，这些疾病严重地威胁着人类的健康。同时，一些老药的新作用和新用途也可以通过药理学的研究得以发现。因此，寻找和发现新药已成为药理学的重要任务。

3. 为生命科学的研究提供重要的科学依据和研究方法　药理学的发展以医学和药学理论为基础，以科学实验为手段，因此，药理学既是理论科学，又是实践科学。现代药理学研究越来越依赖于基础科学的前沿知识，如基因工程、分子药物配体理论等。常用的药理学实验方法有整体与离体功能检测、行为学实验方法、形态学实验方法、生物检定法、电生理学方法、生物化学和分子生物学方法、免疫学方法及化学分析法等。药理学在阐明药物作用机制的研究过程中，也在不断揭开人类生理的秘密，为生命科学的研究提供重要的科学思路和方法。

三、药理学的学习方法

"药理学"是药学专业、医学专业及其他与医药学相关专业必修的主干课程，是国家执业药师资格考试和相关从业资格考试的内容，也是药学专业职教师资本科生必修的主干课程，因此，了解药理学的学习方法，有助于更好地理解和掌握药理学的基本理论和研究方法。

1. 重点突破法　要求掌握的内容是药理学的骨架与核心，必须学深学透。在对核心内容弄懂记牢的基础上，再逐渐将范围扩大到需要熟悉的内容，最后是需要了解的内容。

药理学的总论与各论中，要求掌握的内容各有侧重，总论的重点在于基本概念，这些基本概念对各论的学习有概括和指导意义，容不得含糊混淆；各论则侧重于各类药的作用、作用机制、临床应用及不良反应，对药学专业的学生而言，某些药物的用药注意事项也必须掌握。

2. 提纲挈领法　所谓提纲挈领法是以章节条目为线索，将所学内容串联起来的学习方法。在自学和复习时，可以在通览一遍教材内容的基础上，回过头来以提纲挈领法重温各章节内容。这种方法尤适用于概念性、系统性较强的内容，如总论的学习。以第四章"影响药物作用的因素及合理用药"为例，先从小标题入手，可了解到影响药效的因素主要有二，即药物方面与机体方面，接着探讨上述两方面各包括哪些内容，如药物方面包括给药剂量剂型、给药途径、给药时间和次数等；机体方面则包括心理因素、年龄和性别、生理和病理状态、遗传因素等。

这一方法应用于各论的学习也很有效。例如，学习第二十章"治疗心力衰竭药"时，由小标题可以了解到该类药物分为正性肌力药物和其他治疗心力衰竭药物两大类，而正性肌力药物中又分强心苷和非强心苷类。在有了概括性的了解后，再将重心放在强心苷的作用与临床应用、作用机制及不良反应上。如此步步深入，可使学生在学习过程中始终有一个清晰的思路，便于理解与记忆。

3. 各个击破法　总论的内容因其概念众多，学习起来比较枯燥吃力。建议学生在学习伊始就将重要的概念标注出来，把它们的意思一一搞懂。以后每次打开书，书上那些概念由于做过标注而比较醒目，往往会不由自主地多看几眼，对强化记忆很有帮助。这一方法同样适用于各论的学习。

4. "点""面"结合法　药理学分总论与各论两大块。总论内容渗透到各论中，形成有机结合。以药物的不良反应为例，总论中指出，不良反应包括副作用、毒性作用、过敏反应等，是指"与用药目的无关，而对人体产生不利甚至有害的反应"。在各论中，每一类乃至每一种药物都有其不良反应。如 β 受体阻滞剂具有抑制心脏、减慢心率、减慢传导的作用，这些作用如果符合治疗目的，就是治疗作用，而如果不符合用药目的，就成了对用药者不利的不良反应。如此就将各论的具体知识与总论的概念性介绍有机地结合起来。

在各论的学习中，代表药与同类其他药之间也有"点"与"面"的关系，可以先将代表药的作用、作用机制、临床应用与不良反应吃透，然后将同类其他药物与之相比，找出并记住与代表药的不同点即特点，其他性质则可由代表药的性质推论，如此可举一反三，事半功倍。

5. 纵横交错法　无论是自学还是课堂讲授，往往都是以纵的方式去授受知识，各章节之间的联系相对较少。如果不注意纵横联系，就很难牢固地掌握所学内容，更难以灵活应用。因此，在纵向学习的同时，要注意横向联系。比如，在看到某类药物有缩瞳作用时，我们可以联想还有哪些药物具有缩瞳作用？它们各自产生缩瞳作用的机制是什么？这一作用在临床上有什么意义？哪些药物的缩瞳作用有治疗学意义？哪些药物的缩瞳作用有诊断学或毒理学意义？等等。再比如，在学习糖皮质激素类药的抗炎作用时，可以联想解热镇痛药的抗炎作用，分析比较它们各自的抗炎作用机制及临床应用指征，这就既加深了对糖皮质激素的理解，又复习了其他类型的药物，有一举多得之效。

6. 注重药理学实验课的学习　药理学是一门实验学科，药理学的知识通过有目的的科学实验而获得。药理学实验课可使学生掌握药理学研究的基本方法，了解获得药理学知识的科学途径，验证药理学中的重要理论，更牢固地掌握药理学的基本概念和基本知识，进一步培养学生的创新精神和创新意识，培养学生发现问题、分析问题和解决问题的能力。

第二节　药理学的发展简史

药物的出现可追溯到五六千年以前，药物的发现是从尝试各种食物时遇到毒性反应后寻找解毒物开始的，人们从生产、生活经验中认识到某些天然药物可以治疗疾病与伤痛，其中有不少流传至今，如饮酒止痛、大黄导泻、楝实驱虫、柳皮退热等。我国早在公元前 1 世纪前后就著有《神农本草经》，全书收载药物 365 种，其中很多药物流传至今。我国第一部政府颁布的药典——唐代的《新修本草》，收载药物 850 种，比《纽伦堡药典》早 877 年，可以说是世界上最早的药典，它对国内外的影响甚大。明朝医药学家李时珍的《本草纲目》是一部世界闻名的药物学巨著，全书 52 卷，约 190 万字，共收载药物 1892 种，方剂 11 000 余条，插图 1160 篇，已被译成英、日、朝、法、德、俄、拉丁等 7 种文字，传播到世界各地，成为世界上重要的药物学文献之一。

药理学的建立和发展与现代科学技术的发展密切相关。在西方国家，有关药物的知识起初只停留在药物学阶段。18世纪，意大利生物学家Fontana（1720～1805）通过动物实验对千余种药物进行毒性测试，认为天然药物都有其活性成分，并且选择性作用于机体某个部位而引起典型反应。19世纪初，随着化学、生物学及生理学的发展，德国的Sertürner（1804）从阿片中提取吗啡，用动物（狗）实验证明其有镇痛作用。法国的Magendi（1819）和Bernald（1856）用青蛙做的经典实验，分别确定了士的宁作用于脊髓，筒箭毒碱作用于神经肌肉接头，阐明了它们的药理特点，为药理学的发展提供了可靠的实验方法。德国的Buchheim（1820～1879）建立了世界上第一个药理实验室，创立了实验药理学，并编写了第一本药理学教科书。他的学生Schmiedberg（1838～1921）用动物实验方法研究了药物对机体的作用，分析了药物的作用部位，继续发展了实验药理学，他的研究被称为器官药理学。以上这些工作都对现代药理学的建立和发展做出了巨大贡献。

20世纪初，德国的Ehrlich（1909）发现砷凡钠明能治疗锥虫病和梅毒，从而开始用合成药物治疗传染病。德国的Domagk（1935）发现了磺胺类可治疗细菌感染。英国的Florey（1940）在Fleming（1928）研究的基础上，从青霉菌培养液中分离出青霉素，并开始将抗生素应用于临床，开辟了抗寄生虫和细菌感染的药物治疗，促进了化学治疗学的发展。

英国生理学家Langley（1852～1925）提出的药物作用受体假说，现已被证实为许多特异性药物作用的靶点。此后，陆续出现了一些药理学的新领域和新药，并成为药物作用分类的依据。

20世纪30～50年代是新药发展的黄金时代。现代临床上常用的药物，如磺胺类药物、抗生素、合成的抗疟药、抗组胺药、镇痛药、抗高血压药、抗精神失常药、抗癌药、激素类药物及维生素类药物，都是在这一时期开发的。

随着生理学、生物化学、细胞生物学、分子生物学等学科的发展，以及单克隆、基因重组及基因敲除等技术的广泛应用，药理学已从过去的仅与生理学有联系的单一学科，发展为与生物物理学、生物化学及分子生物学等多学科密切联系的一门综合学科，进而促使药理学从深度和广度上形成了许多新的分支，如生化药理学、细胞药理学、分子药理学、遗传药理学、受体药理学、神经药理学等。其中，生化药理学和分子药理学的发展把药物作用机制的研究从宏观引入微观，即从原来的系统、器官水平进入分子水平。受体及其亚基的克隆、通道蛋白的克隆等加深了人们对生命本质及药物分子与生物大分子之间相互作用规律的认识，推动了药理学及其他生命科学的发展。

第三节　新药的药理学研究

什么是**新药**（new drug）？新药是指化学结构、药品组分或药理作用不同于现有药品的药物。《中华人民共和国药品管理法》规定"新药指我国未生产过的药品""已生产过的药品改变剂型、改变给药途径、增加新的适应证或制成新的复合制剂，亦属新药范畴"。药理学在新药研究与开发中的作用：①新药先导化合物的确定有赖于药理学活性筛选；②药理学研究可阐明药物的构效关系，后者可指导合成新药；③新药的临床前药理学研究结果是新药申请临床试验的重要审批依据；④Ⅰ～Ⅳ期临床试验是临床药理学的主要任务，决定药物能否上市销售并指导上市后的合理用药。

新药的药理学研究包括临床前药理学（pre-clinical pharmacology）研究和临床药理学（clinical pharmacology）研究。所有新药都必须经过上述两个过程，在确定其安全性和有效性的基础上，经国家食品药品监督管理总局（China Food and Drug Administration, CFDA）严格审查、批准后方可上市。

一、临床前药理学研究

临床前药理学研究也称基础药理学研究，以整体动物、离体器官、细胞、亚细胞和分子靶点等为研究对象，研究药物的有效性和安全性，以及药物代谢动力学等内容，包括主要药效学研究、一般药理学研究、药代动力学研究和新药毒理学研究 4 个方面。

1. 主要药效学研究　　主要药效学研究是指与该新药防治作用有关的主要药理作用研究，是针对临床主要适应证，运用体内外两种以上试验方法，以证明受试品的作用强度、特点及与老药相比的特点等。

2. 一般药理学研究　　一般药理学研究是指对新药主要药效作用之外，广泛的药理作用研究，是在有效剂量或高于有效剂量的情况下，观察受试药物对神经系统、心血管系统、呼吸系统的影响。

3. 药代动力学研究　　临床前药代动力学研究的目的在于了解新药在动物体内的动态变化规律和特点，为临床合理用药提供参考。其研究内容包括药物的吸收、分布、转化、排泄过程和特点，并根据数学模型提供重要的药代动力学参数。该项试验对于新药的给药方案设计、制剂改革、药效提高或毒性降低等，均具有指导意义和参考价值。

4. 新药毒理学研究　　也称安全性评价，是按照国家《药物非临床研究质量管理规范》（GLP）要求，根据药物毒理学（toxicology）研究结果，为临床研究提供药物试验的推荐剂量，提出新药对患者可能产生的毒性反应，其目的是确保临床用药的安全性，有关内容可参考药物毒理学内容，本书不再赘述。

二、临床药理学研究

临床药理学研究的主要内容是以人为研究对象，观察药物对健康志愿者的耐受剂量、药物在体内的转运过程和药代动力学参数，以及对患者产生的临床疗效和不良反应。该阶段的研究是在对动物进行药效学和毒理学评价之后所进行的药物研究，是新药药理学研究的重要环节。临床药理学研究能够阐明药物与人体之间的相互作用规律，评价新药临床应用的安全性和有效性。

新药的临床药理试验，必须严格执行国家《药物临床试验质量管理规范》（GCP）的要求，国家药品监督管理部门负责对批准的临床试验进行监督检查。

临床药理试验包括 I ～ IV 期临床试验。新药临床试验结束后，还要进行上市药物的临床再评价和药品不良反应监测。

1. I 期临床试验　　I 期临床试验是在健康成年志愿者身上进行的，对已通过临床前安全性和有效性评价的药物，从安全的初始剂量开始逐步增加剂量，以观察人体对受试新药的耐受程度，并进行人体的药动学研究，为制订Ⅱ期临床试验的给药方案提供科学依据。在Ⅰ期临床试验阶段，观察例数一般为20～30例。

2. Ⅱ期临床试验 试验对象为选定的适应证患者，通过采用随机双盲对照临床试验方法，对新药的有效性和安全性进行初步评价，并推荐临床给药剂量，为制订Ⅲ期临床床试验设计和给药剂量方案提供科学依据。在Ⅱ期临床试验阶段，一般观察的病例数不少于200例。

3. Ⅲ期临床试验 为新药上市前扩大的多中心临床试验，其用药方法类似常规药物治疗方法，以进一步确定新药的安全性和有效性。该期要求完成试验药品的病例数在300例以上。新药通过该期临床试验后，方可被批准生产、上市。

4. Ⅳ期临床试验 Ⅳ期临床试验是新药批准上市后，在社会人群大范围内继续进行的受试新药安全性和有效性评价，在广泛长期使用的条件下考察药物的疗效和不良反应，也称售后调研。对于疗效不理想、副作用发生率高且严重的新药，即使已经上市仍然可被淘汰。

第四节　药物治疗与药物治疗学

药物治疗（drug treatment）是指将有治疗或预防作用的物质用于机体疾病，使疾病好转或痊愈，保持身体健康。**药物治疗学**（pharmacotherapeutics）是研究药物预防、治疗疾病的理论和方法的一门学科，主要包括药物治疗的一般原则、基本过程及常见疾病的药物治疗方案和用药注意事项等。其任务是运用药理学、临床药理学、生物药剂学等相关学科的基础知识，针对疾病的病因和临床发展过程，依据患者的个体特征，制订和实施合理的治疗方案，获得最佳治疗效果，最大程度地降低治疗风险。

药理学和药物治疗学在研究内容和研究方法上既有交叉又各有侧重，它们相互依托，互为补充，涵盖了药物治疗疾病的主要过程（图1-1），共同帮助医师和药师开展合理用药和用药指导工作。药理学侧重从药物角度研究药物治疗疾病的作用和机制，以及影响因素，为药物治疗学制订治疗方案提供理论依据；药物治疗学则是从疾病角度研究药物治疗方案、合理用药原则和注意事项，是药理学的具体化和综合化，是药理学与临床医学之间的桥梁。

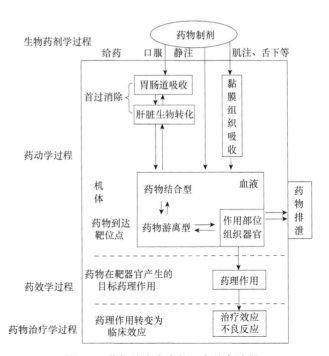

图 1-1　药物治疗疾病的 4 个基本过程

【学习小结】

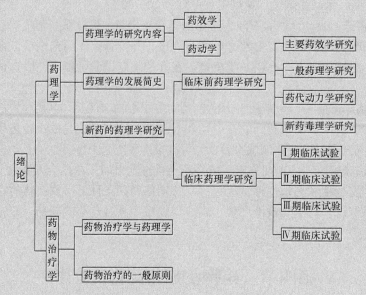

【目标考核】

1. 名词解释：药理学；药效学；药动学。
2. 简述药理学在新药研究与开发中的作用。
3. 简述药理学的研究内容。
4. 试述药理学与药物治疗的关系。

（贾绍华）

第二章　药物代谢动力学

【学习目标】

1. 掌握房室模型、速率常数、半衰期、表观分布容积、清除率的概念及其临床意义。
2. 熟悉药物在体内的变化规律。
3. 了解给药方案设计与个体化给药。
4. 掌握药理学实验的基本操作技能；掌握水杨酸钠半衰期（$t_{1/2}$）的测定方法。

药物代谢动力学，简称药代动力学或药动学，是研究药物在体内变化规律的一门学科。其研究内容主要为相互联系的两个部分：①机体对药物的处置，即药物的体内过程（ADME），包括药物在体内的吸收（absorption）、分布（distribution）、代谢（metabolism，又称生物转化）和排泄（excretion）过程随时间的变化规律（图 2-1）；②应用药代动力学原理及数学模型定量地描述血药浓度随时间变化的规律及机体对药物处置的速率。

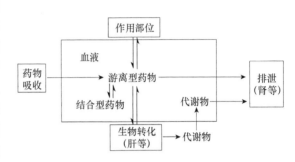

图 2-1　药物的体内过程

第一节　药物的跨膜转运

药物在体内的吸收、分布、代谢和排泄首先要通过生物膜，这一过程称为药物的跨膜转运。生物膜包括细胞膜和各种细胞器膜，膜上存在着功能性蛋白质等物质，它是药物或其他物质进出细胞的主要结构。药物的跨膜转运方式主要有被动转运、主动转运和膜动转运 3 种（图 2-2）。

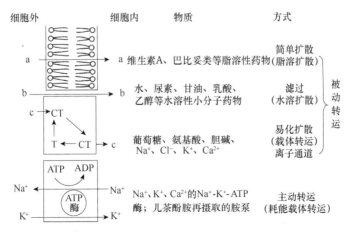

图 2-2　药物的转运方式

一、药物的被动转运

被动转运（passive transport）也称被动扩散，是指药物从浓度高的一侧移向浓度低的一侧的跨膜转运。其转运速率与膜两侧浓度差或浓度梯度成正比，浓度梯度越大，扩散越容易，当膜两侧药物浓度达到平衡时，转运即停止，转运过程中不消耗 ATP。被动转运又分为简单扩散、滤过和易化扩散 3 种情况。

1. 简单扩散（simple diffusion） 又称脂溶扩散，是指药物依靠其脂溶性先溶于脂质膜，而后从高浓度一侧移向低浓度一侧的被动转运方式。它是药物跨膜转运中一种最常见、最重要的转运方式。影响药物简单扩散的主要因素：①膜面积和膜两侧的浓度差；②药物的脂溶性；③药物的解离度；④药物所在环境的 pH。

2. 滤过（filtration） 又称水溶扩散，是指直径小于膜孔的水溶性药物借助膜两侧的静水压差、渗透压差及电化学差等，通过膜孔的水溶通道由细胞膜的一侧转运到另一侧的过程。相对分子质量小于 100，不带电荷的极性分子，如水、乙醇、尿素、乳酸等水溶性小分子药物，以及 O_2、CO_2 等气体分子通过水溶扩散实现跨膜转运，但甘油较难通过。

3. 易化扩散（facilitated diffusion） 易化扩散是指药物借助细胞膜上的特异性载体由高浓度一侧向低浓度一侧转运的过程。易化扩散不消耗 ATP，但需要载体或通道介导，因此存在饱和现象和竞争性抑制现象。例如，体内葡萄糖和一些离子（Na^+、K^+、Ca^{2+} 等）的吸收即采用此种转运方式，其转运速率远比简单扩散大得多。

二、药物的主动转运

主动转运（active transport）是指药物从低浓度一侧向高浓度一侧的转运，又称逆流转运、上山转运。这种转运方式的特点是消耗能量、需要载体、有饱和现象和竞争性抑制现象。采用主动转运方式的药物并不多，一般与药物的吸收关系不大。例如，儿茶酚胺通过胺泵进入囊泡、青霉素从肾小管的主动排泌等都属于这种转运类型。所以，当丙磺舒和青霉素合用时，两个弱酸性药物在肾小管管壁细胞中依靠同一载体排泌，可发生竞争性抑制，从而延缓青霉素的排出，进而增加其作用的持续时间。

三、药物的膜动转运

极少数药物还可以通过膜的运动促进大分子物质的转运，主要有胞饮和胞吐两种方式。

1. 胞饮（pinocytosis） 又称吞饮或入胞，是指某些液态蛋白质或大分子物质可通过生物膜的内陷形成小泡而进入细胞内，如脑垂体后叶粉剂可通过鼻黏膜给药吸收。

2. 胞吐（exocytosis） 又称胞裂外排或出胞，是指某些液态大分子物质可从细胞内转运到细胞外，如腺体的分泌及递质的释放等。

总之，药物的跨膜转运是一个复杂的过程，具体药物的跨膜转运取决于药物本身的理化性质、转运部位的生理及病理状况等。一种药物可经过一种转运方式转运，也可经过多种方式转运，如转运载体的介导，因此，要综合判断分析药物的转运过程。

第二节 药物的体内过程

一、药物的吸收

药物的吸收（absorption）是指药物从用药部位进入血液循环的过程。除静脉注射和静脉滴注给药外，其他给药途经都存在吸收过程。药物吸收的速度和程度与药物的理化性质、给药途径及药物的剂型、用药部位的血流情况等因素密切相关。

1. 药物的理化性质 一般来说，影响药物被动转运吸收的因素有脂溶性、解离度和分子质量等。脂溶性药物可溶于生物膜的类脂质中而扩散，故容易被吸收。水溶性药物单纯经被动扩散不易被吸收，如经转运体转运，则易被吸收。对于弱酸性或弱碱性药物而言，由于受到胃肠道内 pH 的影响，其吸收也会发生改变，如弱酸性药物在碱性环境下解离度大，不易被吸收，弱碱性药物则在此环境下易被吸收。药物的吸收与其分子质量的大小也有直接关系，不管是脂溶性药物还是水溶性药物，分子质量越大越不易被吸收。

2. 给药途径 常用的给药途径除静脉注射外，还腹腔注射、口服、舌下、直肠、吸入、皮肤、肌内注射、皮下注射等。一般来说，药物吸收速度的顺序依次为：腹腔注射＞吸入＞舌下＞直肠＞肌内注射＞皮下注射＞口服＞皮肤，其中以吸入、舌下、直肠、肌内注射和皮下注射吸收较为完全，口服次之，完整的皮肤除对少数脂溶性较大的药物能吸收外，多数药物均不宜直接透过皮肤而进入体内。

某些药物口服后首先通过肠壁或肝时被其中的酶代谢，使进入体循环的有效药量减少，药效降低，这种现象称为**首过效应**（first pass effect），又称首过消除。首过效应比较明显的药物不宜口服给药，如硝酸甘油，首过灭活约 95%。增加药物的剂量或改变给药途径（如舌下、直肠给药）可不同程度地克服首过效应。

此外，药物的剂型、用药部位的血流情况等也可影响药物的吸收，如片剂崩解、胶囊剂溶解也是影响药物吸收的限速步骤。油注射剂或混悬剂可以在注射部位形成小型储库，使药物吸收比较缓慢。如果注射部位的血液循环不佳，则吸收缓慢且量也较少。

二、药物的分布

药物的分布（distribution）是指药物吸收后随血液循环到达各组织器官的过程。药物的分布不但与药效有关，而且与毒性有关，对安全用药意义重大。大多数药物在体内各组织间的分布不均匀，受多种因素影响，包括药物与血浆蛋白的结合力、局部组织器官的血流量、药物与组织的亲和力、体液的 pH、药物的理化性质及体内屏障等因素。

药物在血浆中有两种存在形式，一种是结合型药物，另一种是游离型药物。大多数药物可与血浆蛋白不同程度地结合，称为结合型药物，未与血浆蛋白结合的药物称为游离型药物。结合型药物不能跨膜转运，故无药理活性。药物与血浆蛋白的结合是可逆的，当血浆中游离型药物的浓度随着分布、消除而降低时，结合型药物可释放出游离药物。

血流量决定了药物由血液向组织器官的分布速度和多少，人体各组织器官的血流量是不均一的（表 2-1），血流量大的组织器官，药物分布较快而多。人体组织中肝、肾、脑、肺等血流相对丰富。人体脂肪组织虽然血流不丰富，但总量很大，是脂溶性药物的储库。

在某些情况下，药物先向血流量相对多的组织器官分布，然后向血流量相对少的组织器官转移，这种现象称为**重分布**。例如，静脉注射麻醉药硫喷妥钠，首先分布到血流量大的脑组织发挥作用，随后由于其脂溶性高又向血流量少的脂肪组织转移，以致患者迅速苏醒。

表 2-1 人体组织器官的血流量分布情况

组织器官	质量 /kg	血流量 /（ml/min）	占心输出量 /%
肝	2.9	1500	27.8
肾	0.3	1260	23.3
脑	1.4	750	3.9
心	0.3	250	4.7
骨骼肌	34.4	840	15.6
皮肤	4.0	462	8.6
脂肪组织	10.5	108	2.0
结缔组织	5.0	54	1.0
人体	70.0	5400	100.0

药物在体内的分布具有一定的选择性，多数药物呈不均匀分布。分布选择性的基础是药物与组织的亲和力，亲和力大，则该组织中的药物分布多。例如，碘主要集中分布在甲状腺；钙沉积于骨骼；汞、砷、锑等金属和类金属在肝、肾分布较多，中毒时可损害这些器官；氯喹在肝内分布浓度高；庆大霉素与角质蛋白亲和力强，故易分布到皮肤、毛发、指甲等。有些药物与组织可发生不可逆结合而引起毒性反应，如四环素与钙形成络合物储存于骨骼和牙齿中，能抑制小儿生长及使牙齿变黄或畸形。

另外，体液的 pH 和药物的解离度及体内屏障（如血脑屏障、胎盘屏障和血眼屏障）等也是影响药物分布的因素。

三、药物的代谢

药物的代谢（metabolism）又称生物转化（biotransformation），是指药物在体内发生结构变化的过程。大多数药物主要在肝代谢，部分药物也在其他组织（如胃肠道、肺、皮肤、肾等）被有关酶催化而进行化学变化，这些酶称为药物代谢酶，简称药酶。

药物生物转化的意义在于：使药理活性发生改变。由有活性药物转化为无活性的代谢物，称为**灭活**（inactivation）；由无活性或活性较低变为有活性或活性强的药物，称为**活化**（activation）。大多数脂溶性药物，在体内经生物转化变成极性大或解离型的代谢物，使其水溶性加大，不易被肾小管重吸收，以利于从肾排出。某些水溶性高的药物，在体内也可不转化，以原型从肾排泄。药物转化的最终目的是促进药物排出体外。

（一）参与药物代谢的主要酶系

1. 肝微粒体酶系 肝微粒体酶系存在于肝细胞内质网上，微粒体是肝细胞匀浆超速离心内质网碎片形成的微粒，能催化药物等外源性物质的代谢。其中主要的氧化酶系是细胞色素 P450（cytochrome P450，CYP），其结构与血红蛋白相似，有以 Fe^{2+} 为中心的血红素，为一类亚铁血红素-硫醇盐蛋白的超家族。由于与 CO 结合时的吸收峰在 450nm 处，故名 P450 酶系。肝药酶具有专一性低、个体差异大和酶活性有限等特性。

2. 非微粒体酶 少数脂溶性小、水溶性较大的药物，其结构与体内正常代谢物相似，可在其他组织被非微粒体酶催化破坏，如细胞质中的醇脱氢酶、醛氧化酶、黄嘌呤氧化酶等。黄嘌呤氧化酶能使抗癌药 6-巯嘌呤及硫唑嘌呤被破坏。线粒体中的单胺氧化酶能使儿茶酚胺类、5-羟色胺等自身活性物质、外源性胺类（酪胺等）脱氨基氧化成醛。血浆中假性胆碱酯酶可使局部麻醉药普鲁卡因和肌松药琥珀胆碱水解而失活。

（二）药酶的诱导与抑制

某些药物可使肝药酶的活性增强或减弱，改变药物的代谢速率，从而影响药物作用的强度和持续时间，在临床合并用药时应注意。

1. 药酶诱导 有些药物可使肝药酶合成加速或降解减慢。药酶诱导作用可解释连续用药产生的耐受性、交叉耐受性、个体差异及性别差异等。具有药酶诱导作用的化学物质称为酶的诱导剂，常见的诱导剂有苯巴比妥、苯妥英钠、卡马西平、利福平、乙醇、水合氯醛等。药酶的诱导作用可产生两种临床结果：①使疗效减弱，如苯巴比妥是典型的酶诱导剂，它能加速华法林的代谢，使其抗凝效果降低；②使疗效增强，如乙醇可诱导药酶，使其活性增强，长期饮酒可增加对乙酰氨基酚的肝毒性。

2. 药酶抑制 某些药物能抑制肝药酶的活性，使其代谢药物的速率减慢。具有药酶抑制作用的化学物质称为酶的抑制剂，常见的抑制剂有别嘌醇、氯霉素、异烟肼、磺胺吡唑、西咪替丁等。药酶的抑制作用也可产生两种临床结果：①使疗效减弱，如可待因在体内与葡糖醛酸结合而被代谢；②使疗效增强，如酮康唑是 CYP3A4 的竞争性抑制剂，当与被同种酶催化的特非钠定合用时，导致特非钠定代谢明显减慢，血药浓度明显增加，可诱导致命性的心律失常。

四、药物的排泄

药物的排泄（excretion）是指药物的原型或其代谢产物通过排泄器官或分泌器官排出体外的过程。药物在体内经过吸收、分布、代谢后，最终以原型或代谢产物经不同的途径排出体外。挥发性药物主要经呼吸道排出，非挥发性药物主要由肾排泄。

1. 肾排泄 肾是药物排泄的重要器官，肾对药物的排泄方式为肾小球滤过和肾小管分泌。肾小球毛细血管的膜孔较大，滤过压也较高，故通透性大。除了与血浆蛋白结合的药物外，解离型药物及其代谢产物均可水溶性扩散，其过滤速度受肾小球滤过率及分子大小的影响。在近曲小管内已滤过的葡萄糖和氨基酸可分别与 Na^+ 同向转运，也可易化扩散而重吸收。有些弱酸性药物（如丙磺舒、青霉素、氢氯噻嗪等）或弱碱性药物（如普鲁卡因胺、奎宁等），可分别通过两种不同的非特异性转运过程，从近曲小管分泌排出。弱酸性药物和弱碱性药物在肾小管内可通过简单扩散而被重吸收。尿液的 pH 能影响药物从肾的排泄，在临床上通过改变尿液的 pH 来解救药物中毒。例如，苯巴比妥、水杨酸等弱酸性药物中毒时，碱化尿液可使药物的重吸收减少，消除增加而解毒。而对于弱碱性药物氨茶碱、哌替啶及阿托品等药物中毒时，则通过酸化尿液加速药物排泄而解毒。

临床上，肾功能状态不良患者使用主要经肾排泄的药物时，应减少药量以防药物蓄积中毒。

2. 胆汁排泄 某些药物经肝转化为极性较强的水溶性代谢产物，可自胆汁排泄。从胆汁排泄的药物通常具有一定的化学基团及极性，且相对分子质量大于 500，而相对分子质量超过 5000 的大分子化合物则较难从胆汁排泄。

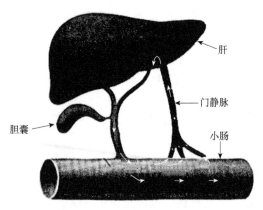

图 2-3　药物的肝肠循环模式图

由胆汁排入十二指肠的药物可随粪便排出体外，但有些药物随胆汁排入肠道后，再经肠黏膜上皮细胞被重新吸收进入血液循环，这种现象称为**肝肠循环**（hepatoenteral circulation）（图 2-3）。肝肠循环具有两方面的临床意义：①可延长药物的作用时间，延迟药物的消除；②在某些药物中毒时，中断肝肠循环可促进药物排泄而解毒。例如，强心苷中毒时，可给患者口服络合剂考来烯胺，后者在肠道中与强心苷形成络合物而不被吸收，随粪便排出体外。

3. 乳汁排泄　药物从乳腺排出属于被动转运过程。乳汁偏酸性，一些弱碱性药物（如吗啡、阿托品等）易自乳汁排出。因此，哺乳期妇女用药应慎重，以免婴幼儿发生中毒反应。

4. 其他　药物还可通过肠液、唾液、泪液或汗液等排泄。由于某些药物在唾液中的浓度与血药浓度相关性良好，且唾液容易采集，临床上常用唾液代替血浆用于治疗药物的监测。挥发性药物，如麻醉性气体、可挥发的液体药物，主要的排泄途径是肺。

总之，了解药物在体内的生物转化和排泄过程，对临床用药具有十分重要的意义，决定着药物作用的强度和持续时间。肝功能不全者，应慎用在肝内灭活的药物；肾功能不全者，应慎用经肾排泄的药物。新生儿及早产儿的肝肾功能发育不完全，用药尤为慎重。

第三节　药物代谢动力学过程

一、房室模型

药物应用后，其吸收、分布、代谢、排泄过程是同时进行的，故药物在体内的量随时间而不断变化。**房室模型**（compartment model）是为了使复杂的生物系统简化，从而能定量地分析药物在体内的动态过程和规律的一种模型。药物代谢动力学的房室模型有别于生理解剖学上的体液房室概念，其是按照药物的转运速率用数学方法划分的药动学概念，是进行药动学分析的一种抽象的空间概念。

房室模型概念把机体视为一个系统，系统内部按动力学特点分为若干个房室，一个是中央室，其余为周边室。只要体内某些部位接受药物或消除药物的转运速率相同，而不管这些部位的解剖位置与生理功能如何，均视为同一室。最简单的药动学模型为一室模型，稍复杂的为二室模型（图 2-4），另外还有多室模型。

1. 一室模型　假定给药后，药物一进入血液循环便立即分布到全身各部位，体内药物瞬时在各部位达到平衡，即血液浓度和全身各组织器官浓度达到平衡，因此可将整个身体看作一个房室。按一室模型进行药动学计算最方便，但多数药物在体内分布都要经过一定的过程才能达到平衡。例如，在静脉注射某种药物形成一定血药浓度后，由于分布、代谢和排泄而使血药浓度衰减。虽然其消除是经过分布、代谢和排泄 3 种方式，但血药浓度的衰减速率始终一致，在血药浓度-时间（药-时）曲线上表现为一条直线，因

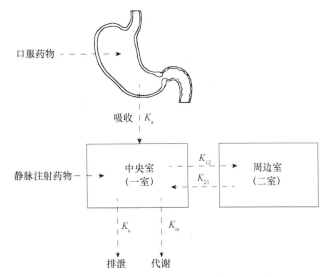

图 2-4　药物经静脉注射和口服给药的二室模型

K_a. 吸收速率常数；K_{12}. 药物按一级动力学由一室向二室转运的速率常数；K_{21}. 药物按一级动力学由二室向一室转运的速率常数；K_m. 代谢速率常数；K_e. 排泄速率常数

此可以将机体看作单一的房室，此即所谓的一室模型，该药即符合一室模型药物。

2. 二室模型　二室模型包括中央室和周边室。中央室是药物首先进入的区域，一般包括血浆、细胞外液、心脏、肝、肾、脑、内分泌腺体等血管丰富、血流量大的器官。周边室一般代表血管较少、血流缓慢的组织，如脂肪、皮肤、骨骼及静止状态下的肌肉等组织。药物进入体内立即分布到血流丰富的中央室，并瞬间达到平衡，然后中央室的药物较缓慢地向周边室分布，同时也被消除，最终全身药物分布达到动态平衡。

二、药物消除速率过程

药物经各种途径进入体内，并进行吸收、分布和消除，在不同时间和空间位置上发生数量变化，这就涉及速率过程。体内某一部位药物减少的速率 dC/dt 与该部位药量（C）的关系符合下列公式

$$dC/dt = -KC^N \ (N \geqslant 0)$$

式中，K 为比例常数，等号右侧的负号表示向药物量减少的方向进行，称该速率过程为 N 级速率过程。

（一）一级速率过程

一级速率过程（first order rate process）又称一级动力学过程，是指药物在某房室或某部位的转运速率与该房室或该部位的药量或浓度的一次方成正比。描述一级速率过程的公式为

$$dC/dt = -KC$$

将上式积分得

$$C_t = C_0 \, e^{-Kt}$$

写成对数方程式为

$$\ln C_t = \ln C_0 - Kt \text{ 或 } \lg C_t = \lg C_0 - Kt/2.303$$

式中，C_0 为初始血药浓度；C_t 为给药后任一时间的血药浓度；K 为一级速率常数（单位为 h^{-1}），表示体内药量 C 衰减的特性，这种速率常数并不随体内药物浓度的增大而变化。将 t 时的血药浓度与时间作图可得一条曲线，而将 t 时的血药浓度的常用对数与时间作图可得一条直线，其斜率为 $-K/2.303$。

由于多数药物的转运都是简单扩散，因此多数药物属于一级速率过程，它的特点如下。

1）药物转运呈指数衰减，单位时间内转运的百分比不变，即等比转运，但单位时间内药物的转运量随时间而递减。

2）半衰期（$t_{1/2}$）恒定，与给药剂量或浓度无关。

3）一次给药的药-时曲线下面积（area under the cure，AUC）与给药剂量成正比。

4）按照相同剂量和相同间隔时间给药，约经 5 个半衰期达到稳态浓度，此时，药物在体内消除近于完成。

（二）零级速率过程

零级速率过程（zero order rate process）又称零级动力学过程，是指药物自某房室或某部位的转运速率与该房室或该部位的药量或浓度的零次方成正比。描述零级速率过程的公式为

$$dC/dt = -K_0 C^0 = -K_0$$

将上式积分得

$$C_t = C_0 - K_0 t$$

式中，K_0 为零级速率常数。将 t 时的药物浓度与时间在普通坐标纸上作图可得一条直线，其斜率为 $-K_0$，而大剂量给药后 t 时的药物浓度与时间在半对数坐标纸上作图可得一条曲线。零级速率过程的特点如下。

1）转运速率与剂量或浓度无关，按恒量转运，即等量转运。但单位时间内转运的百分比是可变的。

2）半衰期不恒定。剂量加大，半衰期可超比例延长。

3）血药浓度对时间曲线下的面积与剂量不成比例，剂量增加，其面积可超比例增加。

产生零级速率过程的主要原因是药物代谢酶、药物转运体及药物与血浆蛋白结合的饱和过程。恒速静滴药物是零级速率过程给药的典型例子。长效制剂中缓释部分的释放速率也是零级速率过程。按零级速率过程消除的药物，在临床上增加剂量时，有时可使血药浓度突然升高而引起中毒，因此对于这类药物，临床上增加给药剂量时一定要加倍注意。

三、药代动力学参数

1. 生物利用度 生物利用度（bioavailability，F）是形容药物被吸收进入血液循环的速度和程度的一种量度。它是评价药物制剂质量（优劣）的重要参数，与药物起效快慢和作用强度密切相关。药物制剂因素如药物颗粒的大小、晶型、赋型剂、生产工艺等及给药途径均可影响生物利用度，从而影响药物疗效。

生物利用度可用给予一定剂量的药物后，药物被机体吸收的百分率来表示。

$$F=A/D\times100\%$$

式中，A 为进入人体循环的药物总量，实际工作中通常用给药后药-时曲线下面积（AUC）表示；D 为用药剂量，通常用血管内给相同剂量药物所得的 AUC 表示。静脉注射后药物全部进入血液循环，$F=100\%$，其他各种给药途径均存在吸收过程，由于各因素的影响，$F<100\%$。根据比较标准的不同，生物利用度可分为绝对生物利用度和相对生物利用度，其计算方式分别为

绝对生物利用度 $F_{绝对}$＝口服制剂的 AUC/ 静注制剂的 AUC×100%

相对生物利用度 $F_{相对}$＝被试制剂的 AUC/ 参比制剂的 AUC×100%

绝对生物利用度可用于评价同一药物不同给药途径的吸收率大小；相对生物利用度则可用于评价不同生产厂家同一制剂的吸收率差异或同一厂家的不同批号药品间的吸收率差异。

2. 表观分布容积 表观分布容积（apparent volume of distribution，V_d）是指药物在体内分布达到动态平衡时，体内药量与血药浓度的比值。计算公式为

$$V_d＝体内总药量（A）/ 血药浓度（C）$$

表观分布容积并不代表真正的生理体积，只是一个理论容积，是便于进行体内药量与血药浓度互换运算的一个比值。但其可反映药物在体内分布的广泛程度及与组织结合程度。

表观分布容积的临床意义：①根据药物的表观分布容积，可计算产生期望药物浓度所需要的给药剂量。②根据表观分布容积的大小，可估计药物的分布范围。当 V_d 为 5L 左右时，相当于血浆的容量，药物主要分布于血液并可能与血浆蛋白有较高比例的结合，如华法林、肝素等；当 V_d 为 10～20L 时，相当于血浆和细胞外液的容量，药物可能分布于血浆与细胞外液，如溴化物、碘化物等；当 V_d 为 40L 时，相当于细胞内液与细胞外液的容量，药物分布于全身体液，如安替比林等；而当 V_d 为 100～200L 时，大大超出了体液的总容积，表明药物在体内可能与某些组织有特殊亲和力，如放射性碘在甲状腺浓集。③表观分布容积可因年龄、性别、生理病理状态等而发生改变，从而影响治疗效果。例如，体内水分增加时水溶性药物的血药浓度下降，水分减少时水溶性药物的血药浓度升高；肥胖者与老年人脂肪比例增加，脂溶性药物分布容积增大，血药浓度下降等。④表观分布容积可用于静脉恒速滴注药物时计算首次负荷量。

3. 消除率 消除率（clearance，Cl）是指单位时间内，血浆中有多少体积（ml）药物被机体消除。消除率是反映药物自体内消除的一个重要指标，其与消除率常数（k）及表观分布容积的关系可用下式表示

$$Cl＝kV_d$$

由于消除率是肝、肾和其他所有消除器官消除药物的总和，因此临床上可直接反映组织器官的功能状态。药物消除率减少，表示消除器官功能减退。临床上还可根据已知药物的有效浓度，利用 Cl 值，确定给药剂量。

4. 半衰期 通常是指血浆半衰期（half life time，$t_{1/2}$），即血浆药物浓度下降一半所需的时间。半衰期可反映药物在体内的消除速度，消除快的药物，其半衰期短，消除慢的药物，其半衰期长。由于大多数药物在体内按一级动力学方式消除，其半衰期是一个常数。

半衰期的临床意义：①是确定临床给药间隔的重要依据，$t_{1/2}$ 长的药物，给药间隔时间长，$t_{1/2}$ 短则给药间隔时间短，通常给药间隔时间约为 1 个半衰期；②作为药物分类的依据，根据半衰期的长短，可将药物分为长效、中效、短效等类药；③预测药物达到稳态血药浓度的时

间，连续恒速给药时，经过 4～5 个 $t_{1/2}$，可达到稳态血药浓度；④预测药物从体内基本消除的时间，一次给药后，经过 5 个 $t_{1/2}$，体存药量在 5% 以下，可认为药物已基本消除。

$t_{1/2}$ 常受机体肝肾功能状态的影响，肝肾功能不良者，绝大多数药物 $t_{1/2}$ 延长，用药时应予注意。

四、体内药物的药-时关系

（一）单次给药的药-时曲线下面积

用药后，药物的体内过程，使药物在血浆中的浓度随时间的推移而发生变化。以血药浓度为纵坐标，以时间为横坐标，绘出的曲线称为血药浓度-时间曲线，简称药-时曲线。整体情况下，单次血管外给药的药-时曲线呈山峰状，如图 2-5 所示，一般可分为 3 个时期，即潜伏期、持续期和残留期。

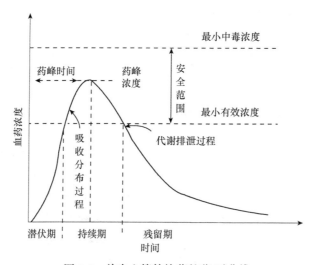

图 2-5　单次血管外给药的药-时曲线

潜伏期（latent period）：是指自用药开始到出现作用的一段时间，主要反映药物的吸收和分布过程。静脉注射给药一般无潜伏期。

持续期（persistent period）：是指药物维持有效浓度的时间，其长短取决于药物的吸收和消除速度。药峰浓度（C_{max}）是指用药后所能达到的最高药物浓度，且通常与药物剂量成正比。药物的达峰浓度能够在一定程度上反映药物吸收的程度，可间接地反映药效产生的强弱。药峰时间（T_{max}）是指用药后达到最高药物浓度的时间。药物的达峰时间能够在一定程度上反映药物吸收的速度，可间接地反映药效产生的程度。不同给药途径的 C_{max} 和 T_{max} 可有明显的差异，从而影响药物作用的强度和药物起效的快慢，进而影响药物的临床治疗效果。

残留期（residual period）：是指体内药物浓度已降至最小有效浓度以下，但又未从体内完全消除的一段时间。残留期的长短与消除速度有关，残留期长，反映药物消除慢，反复应用易引起积蓄中毒。

总之，药-时曲线可反映药物在体内的吸收、分布、代谢和排泄与血药浓度变化的关系，即反映药物的 A、D、M、E 之间的相互消长关系。

坐标轴与药-时曲线之间所围成的面积称为**血药浓度-时间曲线下面积**，简称**曲线下面积**（area under the curve，AUC）。对于同一种药物，AUC 表示一段时间内药物在血浆中的相对累积量，这一指标在连续给药时尤为重要。AUC 是药物生物利用度和生物等效性的主要决定因素。

（二）多次给药的稳态血药浓度

临床治疗中多数药物常需连续多次给药，方能维持有效血药浓度，以达到预期疗效。当每次用药剂量（X_0）和给药间隔时间（τ）均相同时，给药过程中血药浓度可依次递增，药-时曲线呈锯齿形上升，约经过 5 个半衰期，当给药速度与消除速度达到平衡时，血药浓度将在一个相对稳定水平范围内波动，此血药浓度称为稳态血药浓度（steady state concentration，C_{ss}），又称坪浓度（plateau concentration）或坪值（plateau），其药-时曲线见图 2-6。

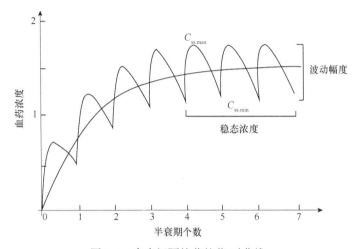

图 2-6　多次间隔给药的药-时曲线

坪浓度是多次用药的常用指标之一，对于指导临床用药有实际意义。

1）坪浓度的高低与一日的给药总量成正比。一日给药剂量越大，坪浓度越高，剂量加倍，坪浓度也提高 1 倍。因此，调整一日用药总量，可改变坪浓度的高低。若一日总量不变，而增加或减少给药次数则坪浓度不变，见图 2-7（a）。据此，临床上小儿用药常一日总量，分几次给药可酌情而定。

2）坪浓度峰谷的波动范围与每次用药量及给药间隔时间成正比。一日给药总量不变，服药次数越多，每次用药量越小，血药浓度的波动也越小。对于安全范围较小的药物，宜采用少量多次分服的给药方案。

3）预测药物达坪时间和基本消除时间，达坪时间为 4～5 个 $t_{1/2}$；单次给药或停药，经 4～5 个 $t_{1/2}$，体内药物可基本消除。

4）采用首剂加倍（负荷量）的给药方法可迅速达到坪浓度，即首次剂量给予负荷剂量（$2X_0$），然后再给予维持剂量（X_0），按 $t_{1/2}$ 给药，经给药 1 次即可达到坪浓度，见图 2-7（b）。临床上对于危重患者可采用此种给药方式。

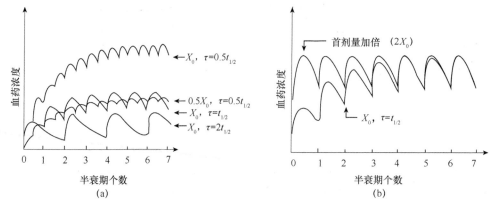

图 2-7 给药方式与达到稳态血药浓度时间的关系
（a）不同 X_0 与 τ 的药-时曲线；（b）首剂量加倍的药-时曲线

第四节 药物的个体化给药设计

临床药物治疗一般开始于明确诊断之后，通常涉及两个方面的问题，即选择何种药物和如何使用药物，也就是药物治疗方案，而如何使用药物即给药方案设计。就疾病的药物治疗而言，追求最优化的给药方案，是设计的终极目标，但这是十分困难的。目前对给药方案的要求是合理、安全、有效、方便、经济。

药动学的研究提供了给药方案设计的基础。药物在体内的过程受各个阶段的多种不同因素的影响，相同的给药方案用于不同患者其血药浓度和疗效会有差异，即使同一患者在不同的身体状态下，血药浓度也不相同。不同患者对于相同血药浓度的反应性也有较大差异。要使患者获得有效的治疗，并避免不良反应就要根据患者的具体情况，利用药动学知识设计个体化给药方案。常用的个体化给药方案设计是在一定给药间隔时间内取一定血样，应用现代科学仪器和方法，测定血药浓度，估算个体药动学参数，制订给药方案。群体药动学的发展，使血样只需 1～2 个，将此血药浓度数据与文献上该药的群体参数混合运算，也可获得相关药动学参数。治疗药物监测主要适用于血药浓度与临床疗效或毒性作用具有良好相关性的药物。

一般下列情况适用于治疗药物监测的有：①治疗指数窄、毒性反应大的药物，如茶碱等；②个体间血药浓度变化较大的药物，如三环类药物等；③具有非线性动力学特征的药物，如苯妥英钠等；④肝肾功能不良的患者使用主要经肝肾代谢、排泄的药物，如氨基糖苷类抗生素、利多卡因等；⑤长期使用可能积蓄的药物；⑥中毒症状与剂量不足的症状类似的药物，如地高辛等；⑦合并用药产生相互作用而影响疗效的药物；⑧常规剂量下出现毒性反应的药物或诊断处理药物中毒。

给药方案的设计方法有多种，可根据半衰期、平均稳态血药浓度、稳态血药浓度范围、稳态最大浓度或稳态最小浓度等设计给药方案，每种设计方案都有其适用范围和设计步骤，有关具体要求可参考临床药物治疗学等内容。

【学习小结】

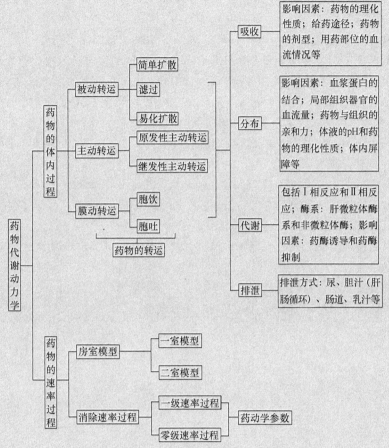

【目标考核】

1. 名词解释：一级速率过程；零级速率过程；半衰期；生物利用度；表观分布容积；消除率；稳态血药浓度。

2. 药物跨膜转运的方式有哪些？各有哪些特点？

3. 药物经酶的诱导和酶的抑制后分别产生什么后果？

4. 试述个体化给药的意义。

【能力训练】

实验一　水杨酸钠半衰期（$t_{1/2}$）测定

【目的】用分光光度计测定水杨酸钠的血药浓度并计算半衰期。

【原理】标准含量推算法。用标准管内水杨酸钠浓度 y 与光密度 x，求比值 $k=y/x$。利用比色法测定药物在血中两个或两个以上的浓度值，可求得药物的血浆半衰期。根据 $k=y/x$，由 x_1 和 x_2，求得 y_1 和 y_2，代入公式 $t_{1/2}=0.301\Delta t/(\lg y_1-\lg y_2)$，其中 Δt 为两次取血时间间隔，进行半衰期的计算。

【动物】家兔，体重 2.5～3kg。

【药品】10% 三氯乙酸、0.5% 肝素、10% 水杨酸钠、0.02% 水杨酸钠、10% 三氯化铁。

【器材】移液管、注射器、镊子、750 型分光光度计。

【方法步骤】

1）取离心管 3 支，分别标记 A～C，各加入 10% 三氯乙酸 3.5ml。

2）取家兔 1 只，称重后由耳缘静脉取血 1ml 置于 A 管内。

3）由耳缘静脉缓慢注射 10% 水杨酸钠 150mg/kg，并记录注射完毕时间。

4）给药后 5min 及间隔 25min，先后由耳缘静脉取血 1ml 分别置于 B、C 管内，记录取血的准确时间 t_0 及 t_1，算得时间间隔 Δt 值。

5）将 3 支离心管摇匀，以 2000r/min 的转速离心 5min，取上清液加 10% 三氯化铁 0.3ml，摇匀，显色。

6）以给药前管为对照，用 750 型分光光度计 510nm 波长测定 x_1 和 x_2。

7）配标准管：水杨酸钠 0.02% 2ml＋三氯化铁 0.6ml。

空白管：蒸馏水 2ml＋三氯化铁 0.6ml。

【结果】用 750 型分光光度计测定结果，代入公式，计算水杨酸钠的半衰期。

【注意事项】

1. 剂量要准确，时间掌握好。

2. 给药后应保持室内安静，避免刺激实验动物。

（贾绍华）

第三章 药物效应动力学

【学习目标】
1. 掌握激动药、拮抗药、质反应、量反应、效能、效价强度、LD_{50}、ED_{50}、治疗指数的基本概念；掌握药物量效关系的概念及意义。
2. 熟悉受体的特性和类型、药物不良反应及其类型。
3. 了解药物作用选择性及其临床意义、受体学说和特异性药物作用机制。
4. 掌握药物半数致死量（LD_{50}）的测定方法。

第一节 药物作用的基本规律

药物作用是指药物与机体细胞间的初始作用。药物效应是指继发于药物作用之后所引起的机体器官原有功能的改变。药物作用是动因，药物效应是结果，但因为两者意义相近，所以常相互通用。

一、药物的基本作用

兴奋作用：凡能使机体原有生理、生化功能增强的作用均称为兴奋作用，如肾上腺素升高血压、尼可刹米加快呼吸频率等。

抑制作用：凡能使机体原有生理、生化功能减弱的作用均称为抑制作用，如地西泮降低中枢神经兴奋性、西咪替丁减少胃酸分泌等。

二、药物作用的方式

局部作用：药物吸收入血前，在用药局部产生的作用称为局部作用，如抗酸药氢氧化铝中和胃酸作用、口服硫酸镁的导泄和利胆作用。

全身作用：药物从给药部位吸收入血后，分布到机体各组织器官而产生的作用称为全身作用或吸收作用，如口服阿司匹林的退热作用，肌内注射硫酸镁的降血压和抗惊厥作用。

三、药物作用的选择性和两重性

（一）药物作用的选择性

机体不同组织器官对药物的敏感性是不一样的，大多数药物在治疗剂量时只对某组织器官有明显作用，而对其他组织器官无作用或无明显作用，这种特性称为药物作用的选择性。例如，抗慢性心功能不全药洋地黄，对心肌有很强的选择性，很小剂量就有正性肌力作用，而对骨骼肌，即使应用很大剂量也无影响。药物作用的选择性与药物在体内的分布、机体组织细胞的结构及生化功能等方面的差异有关。

药物作用的选择性具有重要的意义，在理论上可作为药物分类的基础，在应用上可作为临床选药的依据。药物作用的选择性是相对的而不是绝对的，目前临床应用的药物几乎没有一个具有唯一的选择性。一般而言，选择性高的药物不良反应少，但应用范围窄；而选择性低的药物作用广泛，应用范围广，但不良反应较多。

（二）药物作用的两重性

药物对机体的作用既可体现治疗作用，也会产生不良反应，从而体现药物作用的两重性。

1. 治疗作用（therapeutic action） 凡符合用药目的，有利于防治疾病的作用均称为药物的治疗作用。根据治疗作用的效果，可分为以下 3 种。

（1）对因治疗（etiological treatment） 用药目的在于消除原发致病因子、彻底治愈疾病的治疗称为对因治疗，或称治本，如抗生素对病原体的抑制和杀灭作用。

（2）对症治疗（symptomatic treatment） 用药目的在于改善症状、减轻患者痛苦的治疗称为对症治疗，或称治标。例如，高烧时，应用解热镇痛药阿司匹林解除发病给患者带来的痛苦。

一般情况下，对因治疗比对症治疗重要，但对一些严重危及患者生命的症状如休克、哮喘、惊厥、心功能不全、高热及剧痛等，对症治疗比对因治疗更为迫切，故应急则治标，缓则治本，标本兼治。

（3）补充疗法（supplementary therapy） 又称替代疗法（replacement therapy），用药目的在于补充体内营养物质或代谢物质的不足，如维生素 C 治疗维生素 C 缺乏症，但其不能消除原发病灶，与对因治疗有一定区别。

2. 不良反应（adverse reaction） 凡是不符合用药目的并给患者带来痛苦与危害的反应均称为不良反应，主要包括以下几方面。

（1）副作用 药物在治疗剂量时出现的与用药目的无关的作用称为副作用（side action）或副反应（side reaction）。产生副作用的原因是药物的选择性低，作用所涉及的范围广泛。当把其中一种或两种药理效应作为治疗作用时，其他效应就成为副作用。副作用具有下列特点：①药物固有的作用；②副作用可因用药目的不同而相互转变；③一般反应较轻，并可预知。例如，阿托品阻断 M 胆碱受体，可同时出现松弛平滑肌和抑制腺体分泌效应，当缓解肠痉挛作为治疗作用时，抑制腺体分泌引起的口干就称为副作用；相反，当用作麻醉前给药以减少呼吸道分泌物作为治疗作用时，松弛平滑肌引起的肠蠕动缓慢、腹胀就成为副作用。

（2）毒性反应 毒性反应（toxic reaction）是指药物在用药剂量过大、用药时间过长或机体对药物敏感性过高时产生的危害性反应。对患者的危害性较大，在性质上和程度上与副作用不同，但是可以预知，也是应该避免发生的不良反应。急性毒性是短期大量应用药物时发生的，多损害循环、呼吸和神经系统的功能。长期使用由于药物在体内积蓄而缓慢发生者称为慢性毒性，常多损害肝、肾、骨髓、内分泌系统等功能。

（3）变态反应 变态反应（allergic reaction）是指药物引起的异常免疫反应，也称为过敏反应。致敏物质可以是药物本身、药物的代谢产物或药物制剂中的杂质或辅料。药物变态反应的特点：①见于少数过敏体质患者；②是否发生与剂量无关，但反应程度与剂量有关；③反应性质不尽相同，且不易预知；④结构相似的药物可有交叉过敏反应。常见表现有发热、皮疹、血管神经性水肿、哮喘及血清病样反应，最严重的表现是过敏性休克，如微量青霉素可引起过敏性休克。对于易致敏的药物或过敏体质的患者，用药前应做过敏试验，阳性反应者禁用。

（4）继发性反应 继发性反应（secondary reaction）是指药物治疗作用所引起的不良后果，又称治疗矛盾。例如，长期服用广谱抗生素，可使肠道正常菌群共生状态遭到破坏，敏感菌被抑制，耐药菌乘机繁殖，引起真菌或耐药菌继发性感染，如长期服用四环素类广谱抗生素引起的二重感染。

（5）停药反应 停药反应（withdrawal reaction）是指患者长期应用某种药物，突然停药后病情发生变化的情况。例如，高血压患者长期服用β受体阻断药普萘洛尔，突然停用时，可出现血压急剧升高。

（6）后遗效应 后遗效应（residual effect）是指停药后血药浓度已降至阈浓度以下时仍残存着药理效应。例如，服用催眠药苯巴比妥钠后次晨出现乏力、困倦等现象；长期应用糖皮质激素，停药后出现肾上腺皮质功能低下，数月内难以恢复。

（7）三致反应 即致畸（teratogenesis）、致癌（carcinogenesis）和致突变（mutagenesis）。基因突变发生于胚胎生长细胞中可致畸；药物造成DNA或染色体损伤，使抑癌基因失活或原癌基因激活，导致正常细胞转化为癌细胞的作用称为致癌；药物损伤DNA、干扰DNA复制所引起的基因突变或染色体变异称为致突变。

第二节 药物的作用机制

药物的作用机制是药效学研究的重要内容之一，研究的是药物为什么起作用和如何产生作用。学习和掌握药物的作用机制，有助于了解药物的治疗作用和不良反应的本质，为临床合理用药、新药开发的设计和深入认识机体内在的生理、生化或药理过程提供帮助。

根据药物的化学结构和理化性质，药物的作用机制主要包括非特异性药物作用机制和特异性药物作用机制。

一、非特异性药物作用机制

非特异性药物作用机制主要与药物的理化性质如溶解度、解离度、渗透压、表面张力等有关，通过化学反应或物理作用改变细胞周围环境的理化条件而产生药理效应。例如，口服碳酸氢钠碱化尿液，促进巴比妥类等酸性药物的排泄；静脉注射甘露醇高渗溶液降低颅内压等。此类作用机制比较简单，所涉及药物也较少。

二、特异性药物作用机制

特异性药物也称结构特异性药物，大多数药物属于此类。药物的生物活性与其化学结构密切相关。这类药物大多数作用于受体、酶、离子通道、载体分子等靶点（药物与机体结合的部位），产生一系列药理效应。

1. 作用于受体 随着分子药理学的发展，对受体的认识不断深入，现已证明许多药物是通过激动或拮抗相应的受体而发挥作用的。有关受体的概念与理论详见本节下文"药物与受体"。

2. 参与或干扰细胞代谢过程 补充生命代谢物质以治疗相应缺乏症，如铁剂治疗缺铁性贫血，维生素D治疗佝偻病等。有些药物可通过其化学结构与正常代谢物质相似，在体内干扰正常所需物质参与的生化代谢过程而起作用，如氟尿嘧啶与尿嘧啶结构相似而无尿嘧啶的生理作用，结合到恶性肿瘤细胞的 DNA 及 RNA 中，干扰蛋白质合成而发挥抗癌作用。

3. 影响自身活性物质　激素、神经递质、前列腺素、组胺等在维持和调整机体生理功能方面起重要作用。阿司匹林抑制前列腺素的合成，发挥解热镇痛作用；大剂量碘剂可抑制甲状腺素分泌，起到抗甲状腺功能亢进作用。

4. 影响酶的活性　奥美拉唑不可逆抑制胃黏膜 H^+,K^+-ATP（质子泵），抑制胃酸分泌，治疗消化性溃疡；新斯的明抑制胆碱酯酶，用于治疗重症肌无力。

5. 影响细胞膜离子通道　奎尼丁可阻滞钠通道，治疗心律失常；硝苯地平阻滞血管平滑肌的钙通道，可治疗高血压。

6. 影响免疫功能　环孢素能选择性抑制 T 细胞的增殖和分化，具有抗排异作用；白介素-2 能诱导 B 细胞、辅助性 T 细胞和杀伤性 T 细胞的增殖与分化，具有增强免疫功能的作用。

三、药物与受体

受体理论是药效学的基本理论之一，它从分子水平阐述生命现象的生理和病理过程，是解释药物作用机制及药物分子构效关系的一种基本理论。

（一）受体的概念和特性

受体（receptor）是存在于细胞膜、细胞质和细胞核上的大分子蛋白质，能识别、结合特异性配体并引起特定的生理效应。配体（ligand）是指能与受体特异性结合的物质，包括内源性配体（如神经递质、激素、自身活性物质等）和外源性配体（如药物）。配体仅与受体大分子中的一部分结合，该结合部位称为**受点**（receptor site）或**活性中心**（active center）。受体具有下列特性。

1）特异性：受体对配体具有高度的识别能力，一种特定的受体只能与其特定的配体结合，产生特定的生理效应，同一化合物的不同光学异构体与受体的亲和力相差很大。

2）可逆性：受体与配体的结合是可逆的。受体与配体所形成的复合物可以解离，也可被另一种特异性配体所置换。

3）饱和性：受体的数量有限，其能结合的配体量也是有限的，在药物的作用上表现为最大效应。当药物达到一定浓度后，其效应不会随其浓度的增加而继续增强。

4）多样性：同一受体可分布于不同的组织细胞，产生不同的效应；不同组织或同一组织的不同区域，受体密度不同。受体多样性是受体亚型分类的基础。

5）灵敏性：受体识别周围环境中微量的配体，只要很低浓度的配体就能与受体结合而产生显著的效应。例如，5×10^{-19}mol/L 的乙酰胆碱溶液就能对蛙心产生明显的抑制作用。

（二）受体学说

为了阐明药物作用及其作用机制、药物分子结构与其药理效应之间的关系，自 1913 年 Ehrlich 提出"锁钥学说"作为配体-受体相互作用的模型以来，受体学说不断被修改、补充和发展，具体学说如下。

1. 占领学说　该学说认为药物必须占领受体才能产生效应，效应的大小与药物占领的受体数量成正比，当受体全部被占领时，药物效应达到最大值。药物至少应具备两种特性即亲和力和内在活性，才能产生生物效应，只有亲和力而无内在活性的药物不能产生效应。

2. 速率学说 该学说认为药物作用主要取决于药物与受体结合和解离的速率，而与药物占领受体的数量无关。激动药结合与解离的速率均较快；部分激动药结合快，解离慢；拮抗药结合快，解离很慢。

3. 变构学说（二态学说） 该学说认为受体有两种可相互转化的构象状态，即活化状态（R*）和静息状态（R），激动药与 R* 受体亲和力大，结合后产生效应并促使 R 向 R* 转化；拮抗药与 R 受体亲和力大，结合后不产生效应并促使 R* 向 R 转化，故具有拮抗激动药的作用；部分激动药对两种状态的受体都有一定的亲和力，故有弱的效应。

（三）受体的类型

根据受体的结构、位置和作用特点等，可将受体分为以下 4 种类型。

1. 离子通道受体 此类受体组成贯通细胞膜内外的离子通道，当受体激动时，离子通道开放，促使细胞内外离子跨膜转运，使细胞膜去极化或超极化，引起兴奋或抑制效应（图 3-1），如 N 胆碱受体、GABA 受体等。

2. G 蛋白偶联受体 G 蛋白是鸟苷酸结合调节蛋白的简称，存在于细胞膜内侧，含有 7 个穿膜区。G 蛋白偶联受体是通过 G 蛋白连接细胞内效应系统的膜受体。其主要特点是：受体与激动剂结合后，经过 G 蛋白的转导将信号传递至效应器而引起药理效应（图 3-2）。此类受体最多，如肾上腺素受体、多巴胺受体、前列腺素受体等。

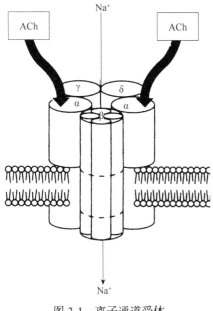

图 3-1 离子通道受体

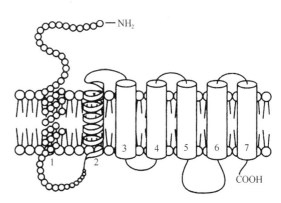

图 3-2 G 蛋白偶联受体

1～7 为 7 个穿膜区

3. 具有酪氨酸激酶活性的受体 这类受体镶嵌于细胞膜上，由 3 部分组成，细胞外段为配体结合区，中段穿透细胞膜，胞内段具有酪氨酸激酶活性，能激活细胞内的蛋白激酶，增加 DNA 和 RNA 合成，加速蛋白质合成，从而产生细胞生长、分化等效应（图 3-3），如胰岛素受体、表皮生长因子受体等。

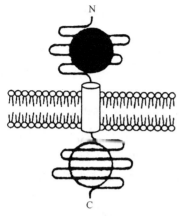

图 3-3　具有酪氨酸激酶活性的受体

4. 调整基因表达的受体　又称细胞内受体。此类受体位于细胞内，其配体较易通过细胞膜的脂质双分子层结构，与细胞内的受体结合并发生反应，产生诱导蛋白而发挥作用（图 3-4），如肾上腺皮质激素受体、甲状腺素受体等。

（四）作用于受体的药物

药物与受体结合产生效应，必须具备两个条件，即亲和力和内在活性。**亲和力**（affinity）是指药物与受体结合的能力，亲和力大则结合强，亲和力小则结合弱。亲和力大小用亲和力指数 pD_2 表示，其值与亲和力成正比。**内在活性**（intrinsic activity）是指药物与受体结合并激动受体产生最大效应的能力，也称**效能**（efficacy），用常数 α 表示。根据药物与受体结合后所产生的效应不同，可将作用于受体的药物分为 3 类，即激动药、部分激动药和拮抗药。

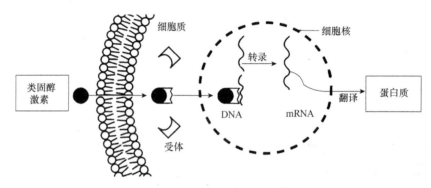

图 3-4　调整基因表达的受体

1. 激动药和部分激动药

（1）激动药　激动药（agonist）也称为完全激动药（full agonist），是指与受体既有较强亲和力，又具有较强内在活性（$\alpha=1$）的药物，能与受体结合产生最大效应，如吗啡可激动阿片受体，产生强效镇痛作用。

（2）部分激动药　部分激动药（partial agonist）是指与受体有较强的亲和力，但仅有较弱的内在活性（$\alpha<1$）的药物。其与受体结合后只能产生较弱的效应，即使浓度增加，也不能达到完全激动药那样的最大效应，却因占据受体而能拮抗激动药的部分效应，即表现为部分阻断作用。例如，喷他佐辛可产生较弱的镇痛效应，当其与吗啡合用时，可对抗后者镇痛作用的发挥，见图 3-5（c）。

2. 拮抗药　拮抗药（antagonist）是指与受体有较强亲和力，但无内在活性（$\alpha=0$）的药物。此类药物本身不引起效应，但其占据受体后，可阻碍激动药与受体结合，对抗激动药的作用。例如，普萘洛尔与 β 受体结合，能阻断肾上腺素与 β 受体结合，呈现拮抗肾上腺素的作用，使心脏抑制。根据拮抗药与受体结合性质的不同，将其分为竞争性拮抗药和非竞争性拮抗药。

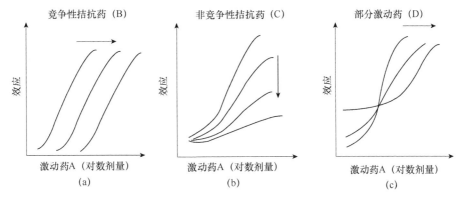

图 3-5　激动药 A 与拮抗药、部分激动药合用时的量效曲线

（1）竞争性拮抗药（competitive antagonist）　可与激动药相互竞争与同一受体的结合，产生竞争性抑制作用，可使激动药的量效曲线平行右移，但最大效应不变，如图 3-5（a）所示。这说明在竞争性拮抗药存在的情况下，可通过增加激动药剂量的方法使其效应恢复原先单用激动药时的水平，即保持最大效应不变。

（2）非竞争性拮抗药（non-competitive antagonist）　不与激动药竞争相同的受体，但它与受体结合（牢固或不可逆结合）后，可妨碍激动药与特异性受体结合，即使增加激动药的剂量，也不能达到单独应用激动药时的最大效应，即亲和力和内在活性均降低，不仅使激动药的量效曲线右移，还使最大效应降低，见图 3-5（b）。

（五）受体调节

受体调节（receptor regulation）是指受体的数量、亲和力和效应在生理、病理和药理等因素的影响下发生的变化，包括向上调节和向下调节。

1. 向上调节　受体数量增多，亲和力加大和效应增强。向上调节（up regulation）的受体对药物非常敏感，可使药效增强，此现象称为受体超敏。长期使用受体拮抗药可造成受体超敏。例如，长期应用 β 受体阻断药后，可使 β 受体向上调节，一旦突然停药，会出现反跳现象。

2. 向下调节　受体数量减少，亲和力减弱和效应降低。向下调节（down regulation）的受体对药物反应迟钝，药物效应减弱，此现象称为受体脱敏。受体脱敏可由多次使用受体激动药引起，是产生耐药性的原因之一。例如，长期应用 β 受体激动药异丙肾上腺素，可导致该药疗效逐渐变弱。

第三节　药物的构效关系和量效关系

一、药物的构效关系

药物的构效关系（structure activity relationship）是指药物的化学结构与药理效应或毒性之间的关系。药物作用的性质取决于药物的化学结构，结构相似的药物可通过作用于同一靶点，引起相似或相反的效应，如烯丙吗啡虽与吗啡结构相似，但为吗啡拮抗剂（图 3-6，表 3-1）。有些药物结构式相同，但光学活性不同而称为光学异构体（对映体），

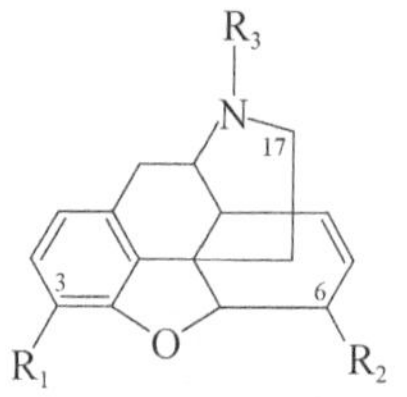

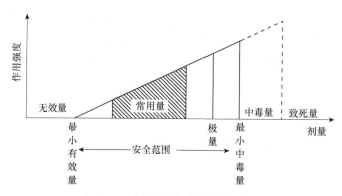

图 3-6 吗啡衍生物的化学结构

它们的药理效应不全相同。例如，抗炎镇痛药萘普生，S-萘普生的抗炎作用是 R-萘普生的 28 倍；氯霉素的左旋体有抗菌作用，而右旋体无抗菌作用；左旋体的奎宁有抗疟作用，而右旋体奎尼丁产生的却是抗心律失常作用。因此，了解药物的构效关系有助于深入认识药物的作用，对定向设计药物结构、研制开发新药等有重要的指导意义。

表 3-1 吗啡衍生物的构效特点

药物	R_1	R_2	R_3	作用特点
吗啡	—OH	—OH	—CH₃	镇痛、易成瘾
可待因	—OCH₃	—OH	—CH₃	镇痛、止咳
烯丙吗啡	—OH	—OH	—CH₂CH＝CH₂	吗啡拮抗剂

二、药物的量效关系

药物剂量与效应的关系称为**量效关系**（dose-effect relationship）。量效关系是从量的角度阐明药物作用的规律性。

1. 药物剂量　药物剂量是指用药的分量，是决定血药浓度和药物效应的主要因素。在一定范围内，药物剂量与血药浓度成正比，效应随着剂量的增加而增强。但若剂量够大，则可引起毒性反应，出现中毒甚至死亡（图 3-7）。

图 3-7 药物剂量与作用强度关系

常用的药物剂量名称包括：①无效量，不能出现药理效应的药物剂量；②最小有效量（阈剂量），能产生药理效应的最小剂量；③最小中毒量，能引起毒性反应的最小剂量；④极量（最大治疗量），是能产生最大治疗作用，但尚未引起毒性反应的剂量；⑤常用量，也称治疗量，常用量一般大于最小有效量，小于极量；⑥致死量，能引起机体中毒死亡的剂量；⑦安全范围，是最小有效量与最小中毒量之间的范围，安全范围越大，药物毒性越小，用药越安全。

2. 药物反应（效应）　药物的药理效应按所观察的指标不同，可分为量反应和质反应两种类型。

（1）量反应　　量反应是指药理效应的强弱可用连续增减的数量或最大效应的百分率表示，如心率、血压、尿量、血糖浓度、平滑肌收缩或松弛的程度等。其研究对象为单一的生物个体。

（2）质反应　　观察的药理效应只能用全或无、阴性或阳性表示，结果以反应的阳性率或阴性率作为统计量的反应类型，如死亡、惊厥、睡眠、麻醉等。研究对象为一个群体。

3. 量效曲线　　量效曲线是以药物的效应（E）为纵坐标，药物剂量或浓度（血药浓度）为横坐标，进行作图。

（1）量反应量效曲线　　为一先陡后平的曲线，如图 3-8（a）所示。为使量效规律更加直观，将横坐标的剂量转换成对数剂量，将效应转换成最大效应百分率，则量效曲线呈对称的 S 形曲线，如图 3-8（b）所示。

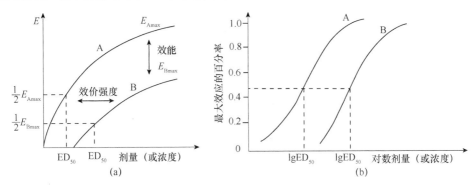

图 3-8　量反应量效关系曲线
A 和 B 为两种不同的药物

（2）质反应量效曲线　　有两种状态，横坐标采用对数剂量，纵坐标采用反应频数时为常态分布曲线，说明大多数个体是在中等剂量时发生反应，少数是在较小剂量或很大剂量时才发生反应；若改用累加反应频数（发生反应的个数相加）为纵坐标，则为对称的 S 形曲线（图 3-9）。

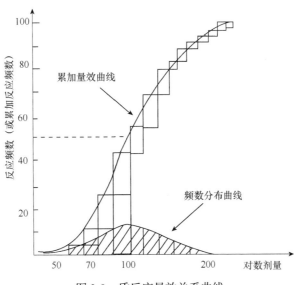

图 3-9　质反应量效关系曲线

从量反应和质反应的两种量效曲线衍生出一些药理学基本概念，其在临床中有重要意义。

效能（efficacy）：指药物所能产生的最大效应（maximal effect，E_{max}），在质反应中阳性率达 100%。效能反映了药物的内在活性，如吗啡类镇痛药效能高，能解除剧痛；阿司匹林类解热镇痛药效能低，只能用于轻度、中度疼痛。

效价强度（potency）：用于作用性质相同的药物之间的等效剂量的比较，是指能引起等效反应的相对剂量或浓度。一般反映药物与受体的亲和力，其值越小，则强度越大。如图 3-8（a）所示，A、B 两药的最大效应不同，$E_{Amax} > E_{Bmax}$；而在图 3-8（b）中，A、B 两药效能相同，而效价强度是 A 药大于 B 药。

效能和效价强度反映药物的不同性质，二者具有不同的临床意义，常用于评价同类药物中不同品种的作用特点。例如，利尿药以每日排钠量作为效应指标进行比较，氢氯噻嗪的利尿强度较呋塞米强，但以效能比较，则呋塞米较氢氯噻嗪强，见图 3-10。因此，在比较两种或两种以上具有相同效应药物时，应从效能和效价强度两项指标综合考虑，单纯说某种药比另一种药强是不适宜的。

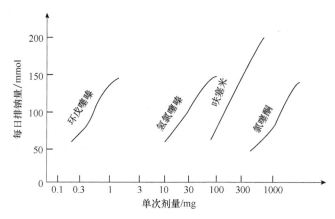

图 3-10　几种利尿药的效价强度和效能的比较

半数有效量（median effective dose，ED_{50}）：是指能引起 50% 阳性反应（质反应）或 50% 最大效应（量反应）的剂量。半数有效量越小，表明药物活性（药理效应）越强；反之，药物活性越弱。

半数致死量（median lethal dose，LD_{50}）：是指能引起 50% 实验动物死亡的剂量。半数致死量是反映药物毒性的重要指标，其值越小，毒性越大，其值越大，毒性越小。

4. 药物的安全性评价　　量效曲线可用于分析药物的安全性。常用的安全性指标有治疗指数和安全指数。

（1）治疗指数　　治疗指数（therapeutic index，TI）是指药物半数致死量与半数有效量的比值，即 $TI = LD_{50}/ED_{50}$。治疗指数越大的药物相对安全性越大。

（2）安全指数　　安全指数（safety index，SI）是指药物最小中毒量（LD_5）与最大有效量（ED_{95}）的比值，即 $SI = LD_5/ED_{95}$。安全指数越大的药物安全性越大。

【学习小结】

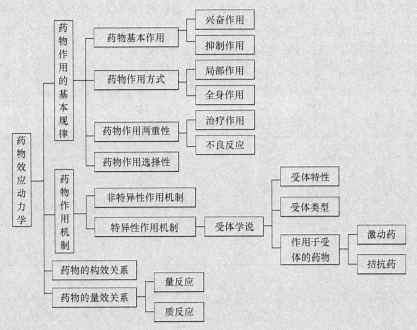

【目标考核】

1. 名词解释：效能；效价强度；质反应；量反应；半数有效量；半数致死量；治疗指数。

2. 试述药物的效能与效价强度的临床意义。

3. 从药物的量效曲线上可获得哪些与临床用药有关的信息？

【能力训练】

实验二 药物半数致死量（LD_{50}）的测定

【目的】了解半数致死量的概念和意义；学习 LD_{50} 的测定方法及其计算方法。

【原理】急性毒性试验是指受试动物在一次大剂量给药后所产生的毒性反应和死亡情况。药物毒性的大小常用动物的致死量来表示，致死量的测定常用半数致死量 LD_{50} 作为标准。LD_{50} 是指能够导致 50% 实验动物死亡的药物剂量。LD_{50} 越大，药物毒性越小。

【动物】昆明种小白鼠（18～22g，雌雄各半）。

【药品】2% 普鲁卡因溶液（也可用戊巴比妥钠、氯化钙等其他药物）。

【器材】天平、鼠笼、注射器。

【方法步骤】

1）探索剂量范围：取小鼠 8～10 只，2 只为一组，分成 4～5 组，选择组距较大的一系列剂量，分别按组腹腔注射普鲁卡因溶液，观察出现的症状并记录死亡数，找出引起 0 及 100% 死亡剂量的所在范围。

2）进行正式实验：在预初实验所获得的 0 和 100% 致死量的范围内，选用几个剂量（一般用3~5个剂量，按等比级数增减，相邻剂量之间呈1:0.8或1:0.7）。例如，取小鼠50只，随机分成5组，按5个剂量分别腹腔注射2%盐酸普鲁卡因，观察并记录小鼠死亡情况。

【结果】给药后经过一定时间，清点各组的死亡小鼠数。结果用改良寇氏法计算LD$_{50}$。小鼠注射1~2min出现中枢兴奋，后转为抑制，最后死亡。不死者一般在15~20min内恢复正常，故观察30min内死亡即可，将结果列入表3-2中。

表3-2　普鲁卡因急性毒性试验数据表

组别	小鼠/只	剂量（D）/（mg/kg）	lg$D$（X）	死亡数/只	死亡率（P）/%
1	10				
2	10				
3	10				
4	10				
5	10				

将上述实验结果代入公式，计算LD$_{50}$：

$$LD_{50}=lg^{-1}\left[X_m-i\left(\sum P-0.5\right)\right]$$

式中，X_m为最大剂量的对数值；i为相邻两组对数剂量的差值（大剂量组减小剂量组）；P为各组动物的死亡率（以小数表示）；$\sum P$为各组动物死亡率的总和（$P_1+P_2+P_3+\cdots$）。

LD$_{50}$的标准误：

$$S_{lgLD_{50}}=i\sqrt{\left(\sum P-\sum P^2\right)/(n-1)}$$

式中，$S_{lgLD_{50}}$为标准误；lgLD$_{50}$为LD$_{50}$的对数值；$\sum P^2$为各组动物死亡率平方之和；n为每组的动物数。

LD$_{50}$的平均可信限=LD$_{50}\pm4.5\,S_{lgLD_{50}}\times$LD$_{50}$（$P=0.05$）或

LD$_{50}$的平均可信限=LD$_{50}\pm5.9\,S_{lgLD_{50}}\times$LD$_{50}$（$P=0.01$）

【注意事项】

1. 剂量要准确，时间要掌握好。

2. 给药后应保持室内安静，避免刺激实验动物。

【讨论题】什么是LD$_{50}$？测量LD$_{50}$的目的和意义是什么？

（贾绍华）

第四章 影响药物作用的因素及合理用药

【学习目标】
1. 掌握影响药效的主要因素。
2. 熟悉药物相互作用的基本内容及其意义。
3. 了解合理用药的基本要素和原则。
4. 通过实验学会分析药物剂量、给药途径对药物作用的影响。

药物进入机体产生作用的过程往往受到许多因素的影响，既包括机体方面的因素，如心理、年龄、性别、生理和病理状态与遗传等因素，也包括药物方面的因素，如给药剂量、剂型与给药途径、时间、疗程和药物相互作用等，这些因素可影响药物作用的强度，甚至改变药物作用的性质。因此，临床用药时，各种可能影响药物作用的因素必须加以考虑，以达到科学合理用药。

第一节　机体方面的因素

一、心理因素

心理因素主要是指患者心理活动变化可对药效产生影响。研究表明，即使给予患者不具药理作用的安慰剂（一种在外观上与药物完全相同，但不含药理活性成分的制剂），也可对头痛、失眠、心绞痛、术后疼痛、神经官能症等产生 30%～50% 的疗效。安慰剂的效应主要是由患者的心理因素引起的，它来自于患者对医生和药物的信赖，这种信赖会转化成一系列精神和生理上的变化，引起患者主观感觉和许多客观指标的变化。同样，若患者对医生和药物不信赖，情绪悲观沮丧，则会对药效产生不利影响。

影响药物效应的因素很多，包括疾病性质、制剂颜色、包装、价格及医务人员的语言、行为、态度等，因此，医务工作者应充分利用这一效应，树立良好的职业道德，使任何医疗活动，包括一言一行等服务态度都尽可能发挥安慰剂作用，以求达到满意的疗效。

二、年龄和性别

（一）年龄

年龄对药物作用的影响主要表现在婴幼儿和老年人，这主要与他们的生理功能特点有关。

婴幼儿各种生理功能和自身调节功能都不完善，对药物的敏感性较成年人高，其肝对药物的代谢能力和肾对药物的排泄能力较差，对药物的消除较慢，易发生毒性反应。例如，新生儿对氯霉素的消除能力差，易发生蓄积中毒，引起灰婴综合征；新生儿的血脑屏障及脑组织未发育完善，对吗啡类药物特别敏感，易引起呼吸抑制。因此，对婴幼儿用药必须依据其生理特点，遵守药典用药原则，根据体重、年龄或体表面积来计算用药量。

老年人由于各系统器官功能随着年龄增长而逐渐衰退，血浆蛋白含量降低，尤其是肝肾功能减弱，使药物的消除能力降低，对药物的耐受性降低，敏感性增强，易导致作用过强。例如，老年人应用地西泮较易引起精神错乱；老年人对心血管药、胰岛素、利尿药等的敏感性也较成年人高。因此，老年人的用药量应比成年人有所减少，一般为成年人剂量的 3/4。此外，还应考虑到老年人常患有多种疾病，同时应用多种药物时要注意药物间的相互作用。

（二）性别

一般女性的脂肪占体重的比率高于男性，而体液总量占体重的比率低于男性，这些因素都可影响药物的分布。女性有月经、妊娠、分娩、哺乳期等特点，用药时应注意。月经期和妊娠期应禁用作用强烈的泻药和抗凝血药，以免引起月经过多、流产、早产或出血不止。妊娠期用药应特别谨慎，禁用有致畸作用的药物，如抗肿瘤药、苯妥英钠、激素等。临产前禁用吗啡，以免抑制胎儿呼吸。哺乳期用药也应注意，因有些药物如吗啡、阿托品、氯霉素、异烟肼等可进入乳汁影响婴儿。

三、生理和病理状态

机体内各种不同的生理活动按一定的时间顺序呈现有规律的周期性变化，这种变化的节律称为生物节律，如肾上腺皮质激素的分泌，清晨为分泌高峰期，午夜为分泌低值期。随着该方面研究的不断深入，已形成了药理学的一门分支学科——时辰药理学（chronopharmacology）。运用时辰药理学理论可为制订最佳给药时间和合理给药方案提供参考。

病理状态能改变药物在体内的药动学，并能改变机体对药物的敏感性，从而影响药物的疗效。例如，营养不良导致的低蛋白血症可使药物与血浆蛋白结合率降低，使游离型药物浓度增多、作用增强，甚至引起毒性反应；肝功能不全，可使在肝生物转化的药物代谢减慢，持续时间延长。相反，对可的松等需在肝内活化的药物则作用减弱；肾功能不全时，可影响自肾排泄药物的清除率，半衰期延长，易引起蓄积中毒。另外，应该注意患者有无潜在性疾病影响药物疗效。例如，氢氯噻嗪加重糖尿病，水杨酸类诱导潜在性溃疡等。

四、遗传因素

在基本条件相同的情况下，多数患者对药物的反应基本相似，但有少数患者对药物出现极敏感或极不敏感的反应，这种现象称为个体差异（individual difference）。产生个体差异的原因很多，其中作用强度上的差异，主要与药物药动学过程存在差异有关；而作用性质上的差异，主要与遗传因素有关。

1. 量的差异　　量的差异表现为高敏性和耐受性。高敏性（hypersensitivity）是指少数人对某些药物极敏感，使用很小剂量就能产生较强的药理效应。与此相反，有些人对药物极不敏感，需要较大剂量才能产生药理效应，称为耐受性（tolerance）。例如，异戊巴比妥的麻醉剂量平均为 12mg/kg，高敏性人只需 5mg/kg 即能产生麻醉作用，而耐受性人要应用 19mg/kg 才能引起麻醉作用。

2. 质的差异　　质的差异表现为特异质反应和变态反应。这两种反应与药物剂量及药理效应关系不大，而主要与用药者体质相关，而体质主要由遗传因素决定。例如，对于红细胞中先天缺乏葡萄糖-6-磷酸脱氢酶者，治疗量的伯氨磺胺类药、呋喃妥因、维生素 K、蚕豆等均可引起溶血。少数过敏体质的人，对某些具有抗原性的药物可产生病理性免疫反应，严重时可引起过敏性休克，青霉素的应用就是这方面的典型例子。

由于个体差异的存在，因此临床用药时，必须根据患者的具体情况，选择药物和调整剂量，以确保用药安全有效。

此外，种属差异在很大程度上也是由遗传因素决定的，包括动物种属差异和人种或民族差异。不同种属的动物对同一种药物的反应，在大多数情况下表现为量的差异，即作用强弱与维持时间长短不同，有时也可表现为质的差异。例如，吗啡对人、狗、大鼠和小鼠的作用表现为抑制，对猫、马、虎则表现为兴奋作用。同时，不同种族对药物的代谢也不尽相同。例如，对于异喹胍等的羟化代谢或对异烟肼等的乙酰化代谢，就存在着种族差异。

第二节 药物方面的因素

一、给药剂量、剂型及给药途径

（一）给药剂量

药物剂量与药物效应密切相关，剂量太小时，血药浓度过低，达不到有效的浓度，难以产生药理效应；剂量太大，血药浓度超过最小中毒浓度，易产生毒性反应，故临床一般采用常用量。同一药物在不同剂量时，对机体的作用强度不同，用途也不同。例如，镇静催眠药地西泮，在低剂量下即可产生抗焦虑作用，对各种原因引起的焦虑症均有明显疗效；剂量增加，可产生镇静催眠作用；剂量再增加，则有抗惊厥、抗癫痫及中枢性肌肉松弛作用。

（二）剂型

一种药物常可制成多种不同的剂型。同一药物的剂型不同，其吸收的速度和程度不同，生物利用度也不同。口服给药时，液体制剂的吸收比固体制剂快。同是固体制剂，吸收顺序为：胶囊剂＞片剂＞丸剂；肌内注射时，水溶剂＞混悬剂＞油剂。控释制剂和缓释制剂可按要求缓慢释放药物，从而使药物作用持续时间延长，可减少给药次数，并可使血药浓度保持平稳。靶向制剂可使药物定向分布到靶器官，可提高疗效，减少不良反应。

（三）给药途径

给药途径可直接影响药物的作用。对大多数药物而言，给药途径不同，药物效应出现的快慢和强弱不同。各种不同给药途径药效出现的顺序依次是：静脉注射＞吸入＞舌下含服＞肌内注射＞皮下注射＞口服＞直肠给药＞皮肤给药。对少数药物来说，给药途径不同，有时会产生药物效应质的变化。例如，硫酸镁口服应用具有导泻利胆作用，而注射给药则产生抗惊厥和降压作用。因此，临床用药应根据病情需要和制剂特点选择适当的给药途径。

二、给药时间和次数

何时用药应根据病情需要和药物特点而定。一般来说，饭前服药吸收较好，起效较快；饭后服药吸收较差，起效较慢，有刺激性的药物如水杨酸类，宜饭后服用，可减少对胃肠道的刺激。针对不同的治疗目的，也应有相应的选择，如催眠药应睡前服，降血糖药胰岛素应餐前给药。

用药次数应根据病情需要，以及药物在体内的消除速率而定。通常可参考药物的半衰期。半衰期短的药物，给药次数要相应增加；半衰期长的药物，给药次数相应减少。对毒性大或消除慢的药物，应规定一日的用量和疗程。长期用药应避免蓄积中毒，当患者的肝肾功能不全时，应适当调整给药次数及给药的间隔时间。

三、联合用药与药物相互作用

联合用药（drug combination），又称配伍用药，是指为了达到治疗目的而将两种或两种以上药物同时或先后应用。联合用药时，药物之间往往可能发生相互作用。

药物相互作用（drug interaction）是指同时或先后使用两种或两种以上药物时，而引起的药物效应或毒性作用的变化。药物相互作用可能使药效加强或不良反应减少，也可能使药效降低或药物毒性增强，前者为期望的药物相互作用，也是联合用药的目的；后者则为不良的药物相互作用，是联合用药时应注意避免的。药物相互作用的部位见图 4-1。药物的相互作用可以发生在体外和体内，前者称为配伍禁忌，是指药物在体外配伍时发生的物理或化学变化而影响药物的疗效。药物体内的相互作用又分为药动学相互作用和药效学相互作用两个方面。

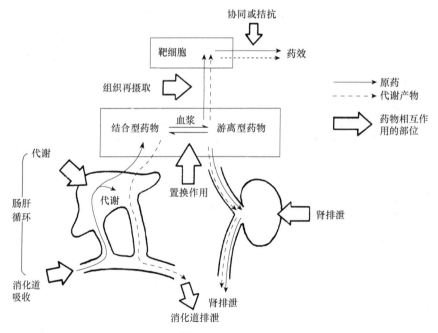

图 4-1　药物相互作用的可能部位

（一）药动学相互作用

药动学相互作用是指一种药物的体内过程被另一种药物改变，使前者的药动学发生明显的变化。

1. 影响吸收　改变胃肠道 pH 可影响药物解离度，影响药物吸收。例如，服用抗酸药可提高胃肠道 pH，减少阿司匹林等弱酸性药物的吸收。有些药物同时服用，可发生吸附或络合作用而妨碍吸收。例如，铁剂可与四环素类药物形成可溶性难解离的络合物，相互影响吸收；多潘立酮（吗丁啉）等促胃肠动力药可增强胃肠蠕动，促使胃中药物迅速进入肠道，导致同时服用的其他药物在肠道吸收提前；而抗胆碱药抑制胃肠蠕动，使用时服用的其他药物在胃内滞留，使吸收延缓。

2. 影响分布　大多数药物在血液中不同程度地与血浆蛋白可逆性结合而暂时失去药理活性，由于血浆蛋白与药物的结合量有一定限度，若同时使用两种以上的药物时，可能会发生对血浆蛋白的竞争与置换现象，使被置换的药物游离型浓度增加，作用加强。例如，阿司匹林、对乙酰氨基酚或保泰松与血浆蛋白的亲和力较强，当与双香豆素合用时，可将双香豆素从血浆蛋白结合点上置换下来，导致血中游离型双香豆素浓度增高，抗凝作用增强，甚至导致出血反应。

3. 影响代谢　药酶诱导剂和抑制剂可通过影响药酶的活性而影响其他药物的代谢过程。例如，苯巴比妥为药酶诱导剂，当其与华法林合用时，可使华法林的代谢加快而抗凝作用减弱；氯霉素为药酶抑制剂，与双香豆素合用时，可使双香豆素的代谢受阻而引起出血；酮康唑可抑制特非那定的代谢，使其血药浓度升高而引起致命的室性心律失常。

4. 影响排泄　许多药物在体内主要由肾排出。药物经肾小管分泌排泄是一种主动转运过程，需特殊载体且具有饱和性。当两种或两种以上通过肾小管主动排泄的药物联用时，可发生竞争性抑制，使药效延长。例如，丙磺舒与青霉素合用时，可减少后者的分泌排泄，从而起到增效作用；丙磺舒也可竞争性抑制对氨基水杨酸等的分泌使其毒性增加。药物由肾小球滤过或肾小管分泌而进入肾小管，可随尿液的浓缩被重吸收，这是被动转运过程，主要取决于药物在尿液中的解离度。因此，改变尿液 pH，可影响药物的解离度，影响药物的重吸收和排泄。例如，碳酸氢钠、枸橼酸钠等可碱化尿液，减少苯巴比妥、保泰松、水杨酸盐等弱碱性药物的重吸收而促进其排泄；用氯化铵酸化尿液，可加速碱性药物排泄。

（二）药效学相互作用

药效学相互作用是指一种药物对另一种药物药理效应的影响，主要有协同作用和拮抗作用。

1. 协同作用　协同作用（synergism）是指两药联合应用时，可使原有的药效增强，包括相加作用、增强作用和增敏作用。

（1）相加作用　相加作用是指两药合用的效应是两药单用效应之和。例如，阿司匹林与对乙酰氨基酚合用时，可使解热镇痛作用相加；在高血压治疗中，常采用两种作用环节不同的药物合用，可使降压作用相加。

（2）增强作用　增强作用是指两药合用的效应大于两药单用效应的总和。例如，磺胺甲噁唑与甲氧苄啶合用时（SMZ＋TMP），不仅可使抗菌作用明显增强（10 倍），还可延缓细菌耐药性的产生。

（3）增敏作用　增敏作用是指某药可使组织或受体对另一种药的敏感性增强。例如，呋塞米可使血钾降低，从而使心肌对强心苷的作用敏感，易引起心脏毒性反应。

合理利用药物的协同作用，可使药物效应增强，同时减少药物的不良反应。但不合理的配伍用药，有时也会使毒性作用增加，如链霉素与肌松药合用时，可加强或延长肌松药的作用，甚至引起呼吸麻痹。故在利用药物协同作用时应注意趋利避害。

2. 拮抗作用 拮抗作用（antagonism）是指联合用药后使原有的效应减弱，包括药理性拮抗、生理性拮抗、生化性拮抗和化学性拮抗。

（1）药理性拮抗 药理性拮抗是指一种药物与特异性受体结合后，阻止激动剂与其受体结合。例如，β受体阻断药普萘洛尔可拮抗异丙肾上腺素的β受体激动作用。

（2）生理性拮抗 生理性拮抗是指两个激动药分别作用于生理作用相反的两个特异性受体。例如，组胺可作用于H_1组胺受体，引起支气管平滑肌收缩，小动脉、小静脉和毛细血管扩张，血管通透性增加，引起血压急剧下降甚至发生休克；肾上腺素可作用于β受体，使支气管平滑肌松弛，小动脉、小静脉和毛细血管收缩，可迅速缓解休克。

（3）生化性拮抗 苯巴比妥能诱导肝微粒体P450酶系，使苯妥英钠的代谢加速，效应降低，这种类型的拮抗称为生化性拮抗。

（4）化学性拮抗 重金属或类金属中毒用二巯丙醇解救，因两者可形成络合物而排泄，这种类型的拮抗称为化学性拮抗。

第三节 合理用药原则

合理用药是指根据疾病种类、患者状况和药理学理论选择最佳的药物及制剂，制订或调整给药方案，以期有效、安全、经济地防治和治愈疾病的措施。当前我国不合理用药现象仍然比较普遍，成为危害公众用药安全的突出问题。据统计，2016年全国药品不良反应监测网络共收到国家基本药物的不良反应/事件报告59.5万例（占2016年总体报告的41.6%），其中严重报告4.5万例，占7.5%。因此，为了人类的生存和健康，不仅要研制更多、更有效的药物，还应当合理使用现有药物。

一、合理用药的基本要素

合理用药的基本要素包括安全性、有效性、经济性和适当性4个方面。

1. 安全性 安全性是合理用药的首要条件，强调让用药者承受最小的治疗风险，获得最大的治疗效果。根据患者的病情及年龄、性别、生理状态和用药目的及药物性质，合理选用适宜的给药途径和给药方案。

2. 有效性 通过药物的作用达到预期的治疗目的，是合理用药的基本条件。

3. 经济性 经济性是获得单位用药效果所投入的成本（性能-价格）尽可能低，所获得的治疗效果应尽可能令人满意。尽可能少的药费支出换取尽可能大的治疗收益，合理使用有限的医疗卫生资源，减轻患者及社会的经济负担。

4. 适当性 适当性是合理用药最基本的要求，是将适当的药品，以适当的剂量，在适当的时间，经适当的途径，给适当的患者，使用适当的疗程，达到适当的治疗目标。

二、合理用药原则

1. 合理选择药物 根据具体适应证纵向选择药物，应严格掌握适应证，对症下药，因人施治，严禁滥用；对可用可不用的情况尽量不用；掌握药物的不良反应，权衡利弊。

2. 合理用量 每一种药品均规定了常用量，但患者个体因为药物的反应性、耐受性、吸收、代谢等受年龄、体重、性别、种族、遗传及病情等多种因素的影响而存在很大差异，因此药物合理用量要根据患者的情况用量个体化。

3. 合理停药 一些毒性较大、半衰期较长的药物，易蓄积中毒，应及时停药；精神药品久用易产生依赖性，一般用药不超过 3 个月；成瘾性药品如吗啡、哌替啶等不能超过 5d；长期应用广谱抗生素可引起二重感染，氯霉素可引起再生障碍性贫血，一般用药不超过 2 周。

4. 合理联合用药 两种或两种以上的药物合用时，应考虑其在药动学和药效学方面的相互影响。

【学习小结】

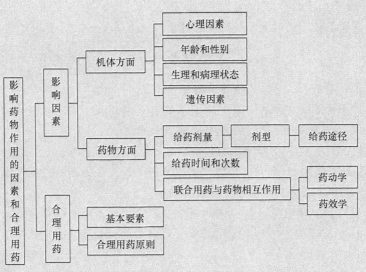

【目标考核】

1. 名词解释：个体差异；联合用药；药物相互作用；合理用药。
2. 试述制订给药方案时，选药、给药途径及间隔时间的依据。
3. 试从药效学和药动学两个方面论述药物相互作用与临床用药的关系。

【能力训练】

实验三 给药途径对药物作用的影响

【目的】比较不同给药途径对等剂量尼可刹米作用的影响。

【原理】大剂量的尼可刹米可兴奋脊髓，引起动物惊厥甚至死亡。给药途径不同，吸收速度有差别，药物反应的潜伏期和程度也有差别。

【动物】小鼠 3 只，体重 18～22g。

【药品】20g/L 尼可刹米溶液。

【器材】鼠笼、天平、注射器（1ml）、针头（5 号）、小鼠灌胃器。

【方法步骤】取性别相同、体重相似的小鼠 3 只，称重编号。每只小鼠给尼可刹米的剂量均为 4mg/10g（按 0.2ml/10g 给药）。1 号小鼠灌胃，2 号小鼠皮下注射，3 号小鼠腹腔注射。

【结果】记录给药时间、动物反应及潜伏期（从给药到首次出现惊厥的时间间隔）。将实验结果填入表 4-1 内。

表 4-1　不同给药途径对尼可刹米作用的影响

编号	尼可刹米剂量	给药途径	作用潜伏期 /min	动物反应
1				
2				
3				

【讨论题】一般情况下，给药途径不同对药物的作用产生什么影响？哪些情况可使药物的作用产生质的差异？

【注意事项】给小鼠灌胃，一定掌握要领，注意不要刺破食管和胃壁。

实验四　药物剂量对药物作用的影响

【目的】观察药物剂量对药物作用的影响。

【原理】咖啡因为中枢兴奋药，小剂量兴奋大脑皮层，中等剂量主要兴奋延髓呼吸中枢，中毒剂量则兴奋脊髓，引起惊厥甚至死亡。

【动物】小鼠 3 只，体重 18～22g。

【药品】2g/L、20g/L 和 40g/L 的苯甲酸钠咖啡因（安钠咖，CNB）溶液。

【器材】天平、鼠笼、注射器（1ml）、针头（5 号）。

【方法步骤】取小鼠 3 只，称重编号。腹腔注射 CNB 的剂量分别为 0.2mg/10g、2mg/10g、4mg/10g（均按 0.1ml/10g 给药），给药后密切观察小鼠的活动，并记录反应症状及出现时间。

【结果】自己设计表格，比较小鼠对 3 种剂量 CNB 反应的差别。

【讨论题】以苯甲酸钠咖啡因为例说明药物剂量对药物作用的影响，并简述临床用药应注意的问题。

【注意事项】小鼠兴奋性提高，常表现为活动增加，竖尾跳越等；脊髓兴奋后，表现为四肢、躯干骨骼肌阵挛性抽搐等惊厥症状。

（贾绍华）

第二篇　外周神经系统疾病用药

第五章

传出神经系统药理概论

根据传出神经末梢释放递质的不同，可将其分为**胆碱能神经和去甲肾上腺素能神经**。胆碱能神经能合成、释放乙酰胆碱（acetylcholine，ACh），包括：①交感神经和副交感神经的节前纤维；②全部副交感神经的节后纤维；③所有的运动神经；④极少数交感神经的节后纤维，如支配汗腺的分泌神经和骨骼肌的血管舒张神经。能合成、释放去甲肾上腺素的神经称为去甲肾上腺素能神经或肾上腺素能神经，几乎所有交感神经的节后纤维都属此类神经（图5-1）。此外，除上述两种经典的传出神经外，在某些效应器组织中还存在着其他神经，如多巴胺能神经（肾）、嘌呤能神经（肠）及肽能神经（结肠）。

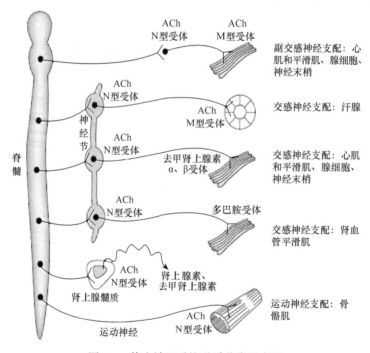

图 5-1 传出神经系统递质分类示意图

第一节 传出神经系统的受体

传出神经系统的受体命名常根据能与之选择性结合的递质或药物而定。能与乙酰胆碱结合的受体称为胆碱受体，能与去甲肾上腺素或肾上腺素结合的受体称为肾上腺素受体，能与多巴胺结合的受体称为多巴胺受体。传出神经系统的受体可分为不同的亚型。

1. 胆碱受体　胆碱受体分为 M 受体和 N 受体，其中 M 受体又分为 M_1 受体、M_2 受体和 M_3 受体，N 受体又分为 N_1 受体和 N_2 受体，具体受体情况见表 5-1。

表 5-1　胆碱受体亚型分布

分型	组织分布
M_1	胃壁细胞、自主神经节和中枢神经系统
M_2	心脏、脑、自主神经节和平滑肌
M_3	外分泌腺、平滑肌、血管内皮、脑和自主神经
N_1	神经节
N_2	神经肌肉接头

2. 肾上腺素受体　肾上腺素受体分为 α 受体和 β 受体。其中，α 受体包括 α_1 和 α_2 两种亚型，β 受体分为 β_1 受体、β_2 受体、β_3 受体 3 种亚型（表 5-2）。

表 5-2　肾上腺素受体亚型分布

分型	组织分布
α_1	血管平滑肌、瞳孔开大肌、尿道平滑肌、肝、胃肠及膀胱括约肌
α_2	血管平滑肌、血小板、脂肪细胞及神经末梢
β_1	心脏、肾小球旁细胞
β_2	支气管和血管平滑肌、骨骼肌
β_3	脂肪细胞

3. 多巴胺受体　多巴胺（DA）受体分为 DA_1（D_1）和 DA_2（D_2）受体。前者存在于中枢、肾和肠系膜血管等处，后者存在于脑和外周神经末梢等处。

第二节　传出神经系统药物的基本作用及其分类

作用于传出神经系统的药物，主要作用靶位是传出神经系统的递质和受体，可通过影响递质的合成、储存、释放、代谢等环节或通过直接与受体结合而产生生物效应。

一、传出神经系统药物的基本作用

（一）直接作用于受体

许多传出神经系统药物通过直接与受体结合而产生作用，如结合后产生与递质相似的作用，称为激动药（agonist）；如结合后不产生或较少产生类似递质的作用，相反却能妨碍递质与受体结合，从而阻断冲动的传递，产生与递质相反的作用，称为阻断药（blocker），相对于激动药而言可称为拮抗药（antagonist）。

（二）影响递质

影响递质的生物合成：有些药物可抑制递质合成，但影响这一环节的药物不但数量少，而且目前尚无临床应用价值，仅作为药理研究的工具药使用。

影响递质转化：有些药物可抑制胆碱酯酶活性，妨碍 ACh 水解，使突触间隙的 ACh 浓度增加而间接地产生胆碱受体激动作用，称为间接拟胆碱药，如新斯的明

（neostigmine）和有机磷酸酯类（organophosphates）农药。

影响递质的储存和释放：有些药物影响递质的储存，如利血平（reserpine）抑制去甲肾上腺素能神经末梢对去甲肾上腺素的主动摄取，使囊泡递质的储存减少甚至耗竭，而产生抗去甲肾上腺素能神经作用。

二、传出神经系统药物的分类

根据传出神经系统药物的作用性质（激动或拮抗）和对不同类型受体的选择性，将其按表5-3进行分类。

表5-3 传出神经系统药物的分类

拟似药	拮抗药
（一）胆碱受体激动药	（一）胆碱受体阻断药
M、N受体激动药（氨甲酰胆碱）	M受体阻断药
M受体激动药（毛果芸香碱）	（1）非选择性M受体阻断药（阿托品）
N受体激动药（烟碱）	（2）M_1受体阻断药（哌仑西平）
	N受体阻断药
	（1）N_1受体阻断药（六甲双胺）
	（2）N_2受体阻断药（琥珀胆碱）
（二）抗胆碱酯酶药（新斯的明）	（二）胆碱酯酶复活药（解磷定）
（三）肾上腺素受体激动药	（三）肾上腺素受体阻断药
α受体激动药	α受体阻断药
（1）α_1受体、α_2受体激动药（NA）	（1）α_1受体、α_2受体阻断药
（2）α_1受体激动药（去氧肾上腺素）	①短效类（酚妥拉明）
（3）α_2受体激动药（可乐定）	②长效类（酚苄明）
α、β受体激动药（AD）	（2）α_1受体阻断药（哌唑嗪）
β受体激动药	（3）α_2受体阻断药（育亨宾）
（1）β_1、β_2受体激动药（ISO）	β受体阻断药：1类（1A、1B）、2类（2A、2B）、3类
（2）β_1受体激动药（多巴酚丁胺）	
（3）β_2受体激动药（沙丁胺醇）	

【学习小结】

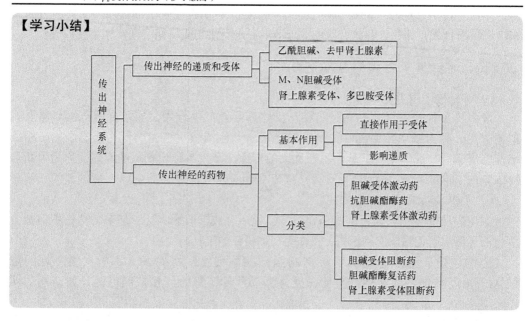

【目标考核】

1. 简述传出神经系统递质和受体的分类。
2. 传出神经系统药物有哪些？请举例说明。

（周　游）

第六章　作用于胆碱受体和胆碱酯酶的药物

【学习目标】
1. 掌握毛果芸香碱的作用及其机制；阿托品的药理作用及其主要不良反应。
2. 熟悉毛果芸香碱治疗青光眼的应用及注意事项；新斯的明在全身应用的特点及不良反应；有机磷酸酯类中毒的机制及其解救原则。
3. 了解拟胆碱药物、抗胆碱酯酶药的概念、分类及代表药物。

根据药物与胆碱受体结合后所产生的效应不同，可将药物分为胆碱受体激动药和胆碱受体阻断药。胆碱受体激动药也称为直接作用的拟胆碱药，可直接兴奋胆碱受体，其效应与乙酰胆碱类似，还包括间接作用的抗胆碱酯酶药，如新斯的明和有机磷酸酯类等。胆碱受体阻断药也称为胆碱受体拮抗药或抗胆碱药，能与胆碱受体结合，但不产生或极少产生拟胆碱作用，却能阻碍乙酰胆碱或拟胆碱药与胆碱受体的结合，因此表现为胆碱能神经被阻断或抑制的效应。

第一节　M 胆碱受体激动药

毛果芸香碱（pilocarpine，匹鲁卡品）是从南美洲小灌木毛果芸香属植物中提出的生物碱。1871 年证实咀嚼毛果芸香属植物能使唾液分泌增加，1875 年提取该生物碱，后来观察了其对瞳孔、汗腺和唾液腺的作用。本品水溶液稳定，易于保存。现已人工合成。

【药理作用】 能直接作用于副交感神经（包括支配汗腺交感神经）节后纤维支配的效应器官的 M 胆碱受体，尤其对眼和腺体作用较明显。

1. 眼　滴眼后可引起缩瞳、降低眼内压和调节痉挛等作用。

1）缩瞳：本药可激动瞳孔括约肌的 M 胆碱受体，表现为瞳孔缩小。

2）降低眼内压：毛果芸香碱通过缩瞳作用可使虹膜向中心拉动，虹膜根部变薄，从而使处于虹膜周围的前房角间隙扩大，房水易于经滤帘进入巩膜静脉窦，使眼内压下降（图 6-1）。

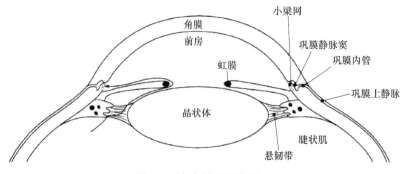

图 6-1　房水循环示意图

3）调节痉挛：毛果芸香碱激动睫状肌 M 受体，使环状肌纤维向瞳孔中心方向收缩，造成悬韧带放松，晶状体由于本身弹性变凸，屈光度增加，此时只适合于视近物，而难以看清远物。毛果芸香碱的这种作用称为调节痉挛（图6-2）。

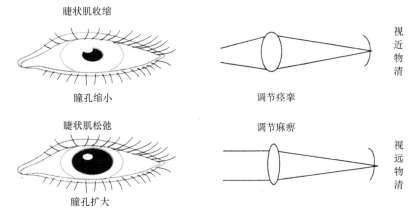

图6-2　毛果芸香碱对眼睛的作用

2. 腺体　毛果芸香碱（10～15mg皮下注射）可明显增加汗腺、唾液腺的分泌。此外，其他腺体如泪腺、胃腺、胰腺、小肠腺体和呼吸道腺体分泌也增加。

3. 平滑肌　除兴奋眼内瞳孔括约肌和睫状肌外，本药还能兴奋肠道平滑肌、支气管平滑肌，以及子宫、膀胱和胆道平滑肌。

【临床应用】主要用于眼科，滴眼后易透过角膜进入眼房，作用迅速而温和。

1. 青光眼　青光眼为临床常见的眼科疾病，该病主要特征是眼内压升高，可引起头痛、视力减退，严重者可致失明。闭角型青光眼（充血性青光眼）患者前房角狭窄，房水回流受阻，眼内压升高，毛果芸香碱对此型疗效较好。用药后前房角间隙扩大。房水回流通畅，眼内压迅速降低，从而消除或缓解各种症状。开角型青光眼（慢性单纯性青光眼）的前房角不狭窄，其发病是由于小梁网本身及巩膜静脉窦发生变性或硬化，致使房水循环障碍，从而引起眼内压升高。毛果芸香碱可能是通过扩张巩膜静脉窦周围小血管，收缩睫状肌，引起小梁网结构改变而促进房水回流，但治疗效果较差。

2. 虹膜炎　与扩瞳药交替使用，可防止虹膜与晶状体粘连。

【不良反应】眼科局部用药无明显不良反应。剂量过大或口服给药时可出现M受体过度兴奋的症状，可采用对症疗法和支持疗法，也可用阿托品对抗。注意滴眼时应压迫眼内眦，防止药液吸收产生副作用。

第二节　抗胆碱酯酶药

胆碱酯酶可分为乙酰胆碱酯酶（AChE）和假性胆碱酯酶两类，前者也称真性胆碱酯酶，主要存在于胆碱能神经末梢突触间隙，后者对乙酰胆碱特异性较低。下面所提及的主要是乙酰胆碱酯酶。

AChE通过下列3个步骤水解ACh：①ACh分子中带正电荷的季铵阳离子头，以静电引力与AChE的阴离子部位相结合，同时ACh分子中的羰基碳与AChE酯解部位的丝氨酸的羟基以共价键结合，形成ACh与AChE的复合物；②ACh与AChE复合物裂解为胆碱和乙酰化 AChE；③乙酰化 AChE 迅速水解，分离出乙酸，使酶的活性恢复。

抗胆碱酯酶药与 ACh 一样也能与 AChE 结合，但结合较牢固，水解较慢，使 AChE 活性受抑制，从而导致胆碱能神经末梢释放的 ACh 堆积，产生拟胆碱作用。

一、易逆性抗 AChE 药

新斯的明（neostigmine）：其体内过程、药理作用和作用机制、临床应用、不良反应介绍如下。

【**体内过程**】本药为人工合成品，属季铵类化合物。其溴化物口服后吸收少而不规则，血浆蛋白结合率为 15%～25%，生物利用度仅 1%～2%。肌内注射给药后，血浆 $t_{1/2}$ 约 1h。在血浆中被 AChE 水解，也可在肝中代谢。以原型药物及其代谢产物经尿排泄。不易透过血脑脊液屏障。

【**药理作用和作用机制**】新斯的明可与 AChE 结合形成二甲胺基甲酸化胆碱酯酶，使 AChE 暂时失去活性，从而导致 ACh 堆积，胆碱能神经突触间隙 ACh 浓度增高，从而激动 M、N 胆碱受体。本药作用具有选择性，对心血管、腺体、眼和支气管平滑肌兴奋作用较弱；对胃肠和膀胱平滑肌有较强兴奋作用；对骨骼肌的兴奋作用最强。

【**临床应用**】

1. 重症肌无力　由于新斯的明对骨骼肌具有选择性作用，皮下注射或肌内注射给药 15min 左右可使肌无力症状迅速改善，维持 2～4h。

2. 腹气胀及术后尿潴留　本药能兴奋胃肠平滑肌及膀胱逼尿肌，促进排气和排尿，适用于手术后腹气胀和尿潴留。

3. 阵发性室上性心动过速　当采用压迫眼球或颈动脉窦等兴奋迷走神经措施无效时，可通过新斯的明的拟胆碱作用减慢心率。

4. 肌松药中毒解救　适用于非除极化型肌松药，如筒箭毒碱过量中毒的解救。

【**不良反应**】与胆碱能神经过度兴奋症状相似，包括进行性流涎、恶心、呕吐、腹痛、腹泻。过量时可导致胆碱能危象，表现为大量出汗、尿便失禁、瞳孔缩小、睫状肌痉挛、前额疼痛和心律失常。还可出现胸闷和喘鸣。中毒死亡原因是呼吸衰竭或心脏停搏。禁用于机械性肠梗阻或泌尿道梗阻患者。

吡斯的明（pyridostigmine）：吡斯的明的作用类似于新斯的明，起效缓慢，作用时间较长。主要用于治疗重症肌无力，也可用于治疗麻痹性肠梗阻和术后尿潴留。不良反应与新斯的明相似，但 M 胆碱受体效应较弱。

加兰他敏（galanthamine）：加兰他敏作用与新斯的明类似，可用于治疗重症肌无力、脊髓灰质炎后遗症等，也可用于治疗竞争性神经肌肉阻断药过量中毒。

地美溴铵（demecarium）：地美溴铵为一种作用时间较长的易逆性抗胆碱酯酶药，主要用于治疗青光眼，适用于治疗无晶状体畸形的开角型青光眼及对其他药物无效的青光眼患者。

他克林（tacrine）：他克林能易逆性抑制中枢胆碱酯酶活性，能较长时间滞留在中枢，主要用于阿尔茨海默病的治疗。肝毒性为本药最常见和最重要的副作用。

二、难逆性抗 AChE 药——有机磷酸酯类

难逆性抗胆碱酯酶药主要为有机磷酸酯类。由于此类药物对人畜均有毒性，因此掌

握其毒理、中毒症状和防治具有重要意义。

（一）中毒机制

有机磷酸酯类的作用机制为与 AChE 牢固结合，形成难以水解的磷酰化 AChE，使 AChE 失去水解 ACh 的能力，造成体内 ACh 大量积聚而引起一系列中毒症状。若不及时 抢救，AChE 可在几分钟或几小时内就"老化"。此时即使用 AChE 复活药，也难以恢复 酶的活性，必须等待新生的 AChE 出现，才可水解 ACh，此过程可能需要几周时间。

（二）中毒表现

1. 急性中毒 轻者以 M 样症状为主，中毒者可同时出现 M 样和 N 样症状，严重 者除 M 样和 N 样症状外，还出现明显的中枢神经系统症状。

（1）M 样症状 可能出现瞳孔缩小、流涎、大汗淋漓、通气障碍、呼吸困难、恶 心、呕吐、腹痛、腹泻、大小便失禁及心率减慢、血管扩张、血压下降等症状。

（2）N 样症状 可出现血压升高、肌束颤动等，严重者可因呼吸肌麻痹而死。

（3）中枢神经系统症状 可出现先兴奋后抑制，表现为躁动不安、幻觉、谵妄， 继而意识模糊、共济失调、昏迷等症状。

2. 慢性中毒 多发生于从事有机磷酸酯类生产的工人或长期接触有机磷酸酯类的 人员，其突出表现为头痛、头晕、视力模糊、思想不集中、记忆力减退等症状。

（三）中毒防治

1. 诊断 根据毒物接触史、临床体征及测定红细胞和血浆中 AChE 的活性，一般 能明确诊断。

2. 预防 严格执行农药生产、管理制度，并加强农药生产人员及使用人员的劳动 保护措施及安全知识教育。

3. 急性中毒的治疗

（1）消除毒物 发现中毒时，应立即把患者移出现场。对由皮肤吸收者，应用温 水和肥皂清洗皮肤。经口中毒者，应首先抽出胃液和毒物，并用微温的 2% 碳酸氢钠溶液 或 1% 盐水反复洗胃，直至洗出液中无农药味，然后给予硫酸镁导泻。敌百虫（美曲膦 酯）口服中毒时不用碱性溶液洗胃，因其在碱性溶液中可转化为毒性更强的敌敌畏。眼 部染毒，可用 2% 碳酸氢钠溶液或 0.9% 盐水冲洗数分钟。

（2）解毒药物 ①阿托品：为治疗急性有机磷酸酯类中毒的特异性、高效能解毒 药物。能迅速对抗体内 ACh 的毒蕈碱样作用。由于阿托品对中枢的烟碱受体无明显作用， 因此对有机磷酸酯类中毒引起的中枢症状，如惊厥、躁动不安等对抗作用较差。应尽量 早期给药，并根据中毒情况采用较大剂量，直至 M 胆碱受体兴奋症状消失或出现阿托品 轻度中毒症状（阿托品化）。对中度或重度中毒患者，必须采用阿托品与 AChE 复活药合 并应用的治疗措施。② AChE 复活药：AChE 复活药是一类能使被有机磷酸酯类抑制的 AChE 恢复活性的药物。常用药物有碘解磷定、氯解磷定和双复磷。

第三节　胆碱酯酶复活药

一、氯解磷定（pralidoxime iodide）

【体内过程】氯解磷定（pralidoxime iodide）水溶性高，溶液较稳定，肌内注射易吸收，迅速分布至全身。在肝代谢。肾排泄较快，体内无积蓄作用。因 $t_{1/2}$ 小于 1h，故临床需多次重复给药。

【药理作用】 药物进入体后，与 AChE 生成磷酸化 AChE 和解磷定的复合物，后者进一步裂解为磷酰化解磷定，同时 AChE 游离出来，恢复其水解 ACh 的活性。此外，氯解磷定也能与体内游离有机磷酸酯类直接结合，成为无毒的磷酰化形式，由尿排出，从而阻止游离的毒物继续抑制 AChE 活性。

【临床应用】 由于氯解磷定不能直接对抗体内积聚的 ACh 作用，因此应与阿托品合用于中度和重度有机磷酸酯类中毒的解救，可静脉、肌内或皮下注射给药。氯解磷定的酶复活作用在神经肌肉接头处最明显，可迅速制止肌束震颤，对自主神经系统功能恢复较差，对中枢神经系统的中毒症状也有一定的改善作用。

【不良反应】 偶见轻度头痛、头晕、恶心、呕吐和视力模糊等。因其使用方便，不良反应较少，故临床上较为常用。

二、碘解磷定

碘解磷定（pralidoxime iodide，派姆）为最早应用的胆碱酯酶复活药，水溶性较差，水溶液不稳定，在碱性液体中易被破坏，久置可释放出碘而失效。药理作用和临床应用与氯解磷定相似，因含碘，局部刺激性大，仅能静脉给药，不良反应较多，故目前已较少应用。有刺激性，药液漏出可致剧痛，有时可致腮腺肿大，对碘过敏患者禁用。

第四节　胆碱受体阻断药

一、M胆碱受体阻断药

M胆碱受体阻断药又称为平滑肌解痉药。能阻断乙酰胆碱或胆碱受体激动药与 M 胆碱受体的结合，发挥抗 M 样作用。表现为平滑肌松弛、腺体分泌抑制、瞳孔开大和心率增快等。本类药物均为竞争性拮抗药，分为阿托品及其类似生物碱和阿托品的合成代用品，以阿托品为代表（表6-1）。

表 6-1　阿托品类生物碱及其来源

植物名称	主要生物碱
颠茄	莨菪碱
曼陀罗	莨菪碱
洋金花	东莨菪碱
莨菪	莨菪碱
唐古特莨菪	山莨菪碱

（一）阿托品及其类似生物碱

阿托品（atropine）：此药是从茄科的颠茄、曼陀罗或莨菪等植物中提取的生物碱。

【药理作用和作用机制】 阿托品的作用机制为竞争性拮抗 M 胆碱受体，大剂量时对神经节的 N 受体也有阻断作用。

1. 腺体　阿托品通过 M 胆碱受体的阻断作用抑制腺体的分泌。其对不同腺体的抑制作用强度不同，唾液腺与汗腺对其最敏感，其次为泪腺及呼吸道腺体。较大剂量也可减少胃液分泌。阿托品对胰腺液、肠液分泌基本无作用。

2. 眼

1）扩瞳：由于阿托品可阻断虹膜括约肌的 M 胆碱受体，因此使去甲肾上腺素能神经支配的瞳孔开大肌功能占优势，使瞳孔扩大。

2）眼内压升高：由于瞳孔扩大，虹膜退向外缘，因此前房角间隙变窄，阻碍房水回流入巩膜静脉窦，造成眼内压升高。故青光眼患者禁用。

3）调节麻痹：阿托品能使睫状肌松弛而退向外缘，从而使悬韧带拉紧，晶状体变为扁平，其折光度降低，只适合看远物，而不能将近物清晰地成像于视网膜上。造成看近物模糊不清，即为调节麻痹。

3. 平滑肌 阿托品对多种内脏平滑肌具松弛作用，它可抑制胃肠道平滑肌痉挛，降低蠕动的幅度和频率，从而缓解胃肠绞痛，尤其对过度活动或痉挛的平滑肌作用更为显著。阿托品可降低尿道和膀胱逼尿肌的张力和收缩幅度；但对胆管、输尿管和支气管的解痉作用较弱。阿托品对胃肠括约肌的作用常取决于括约肌的机能状态。例如，当胃幽门括约肌痉挛时，阿托品具有一定松弛作用，但作用常较弱或不恒定。阿托品对子宫平滑肌作用较弱。

4. 心脏

1）心率：治疗量的阿托品（0.4～0.6mg）在部分患者常可见心率短暂性轻度减慢，可能是因为它阻断了副交感神经节后纤维上的 M_1 胆碱受体（即为突触前膜 M_1 受体），从而减弱突触中 ACh 对递质释放的抑制作用。较大剂量的阿托品，由于窦房结 M_2 受体被阻断，解除了迷走神经对心脏的抑制作用，可引起心率加快。

2）房室传导：阿托品可拮抗迷走神经过度兴奋所致的房室传导阻滞和心律失常。

5. 血管与血压 治疗量阿托品对血管活性与血压无显著影响。大剂量的阿托品可引起皮肤血管舒张，出现潮红、温热等症状。舒血管作用机制未明，但与其抗 M 胆碱作用无关。

6. 中枢神经系统 较大剂量（1～2mg）的阿托品可轻度兴奋延脑和大脑，5mg 时中枢兴奋明显加强，中毒剂量（10mg 以上）可见明显中枢症状。

【临床应用】

1. 解除平滑肌痉挛 适用于各种内脏绞痛，对胃肠绞痛、膀胱刺激症状如尿频、尿急等疗效较好，但对胆绞痛或肾绞痛疗效较差，常需与阿片类镇痛药合用。

2. 抑制腺体分泌 用于全身麻醉前给药，也可用于严重的盗汗及流涎症。

3. 眼科

1）虹膜睫状体炎：常用阿托品溶液滴眼治疗虹膜睫状肌炎。

2）验光配眼镜：只有儿童验光时用，因儿童的睫状肌调节机能较强，须用阿托品发挥其充分的调节麻痹作用。

3）检查眼底：阿托品滴眼液利用其扩瞳作用用于检查眼底。现已被作用时间较短的后马托品取代。

4. 缓慢型心律失常 阿托品可用于治疗迷走神经过度兴奋所致窦房阻滞、房室阻滞等缓慢型心律失常。

5. 抗休克　对暴发型流行性脑脊髓膜炎、中毒性菌痢、中毒性肺炎等所致的感染性休克患者，可用大剂量阿托品治疗，能解除血管痉挛，舒张外周血管，改善微循环，增加重要器官的血流灌注，若同时补充血容量，则更利于休克的治疗。

6. 解救有机磷酸酯类中毒　可解除有机磷酸酯类中毒的 M 样症状。

【用药指导】阿托品作用广泛，临床上应用其中一种作用时，其他作用则成为副作用。常见不良反应有口干、视力模糊、心率加快、瞳孔扩大及皮肤潮红等。但随着剂量增大，其不良反应可逐渐加重，甚至出现明显中枢中毒症状。

青光眼及前列腺肥大患者等禁用。因为阿托品能使尿道括约肌收缩而加重排尿困难。同时，心肌梗死、心动过速患者及老年人慎用。

东莨菪碱（scopolamine）：东莨菪碱是颠茄中药理作用最强的一种生物碱，可用于阻断副交感神经，也可用作中枢神经系统抑制剂。在一般治疗剂量时对中枢有明显的抑制作用，较大剂量时可产生催眠作用。大剂量时多可产生激动、不安、幻觉或谵妄等中枢兴奋症状，但很快就进入睡觉状态。

山莨菪碱（anisodamine）：此药是从茄科植物唐古特莨菪中分离出的一种生物碱，为左旋体。具有明显的外周抗胆碱作用，其解除血管平滑肌痉挛和微循环障碍的作用较强，解除平滑肌痉挛及升压作用与阿托品相似，抑制唾液腺分泌、散瞳作用比阿托品弱。临床主要用于中毒性休克的治疗，也可用于内脏平滑肌绞痛、眩晕症、血管神经性头痛等。

（二）阿托品的合成代用品

由于阿托品的作用面广，副作用多，用于眼科时作用持久，影响患者正常视力的恢复；用于解痉时，选择性差，副作用较多。为克服阿托品的这些缺点，人们对其结构进行了改造，合成了一些副作用较少的代用品，其中包括扩瞳药、解痉药和选择性 M 受体阻断药，如合成扩瞳药后马托品、托吡卡胺、环喷托酯、尤卡托品等；合成解痉药如溴丙胺太林、贝那替秦等。

二、N 胆碱受体阻断药

（一）神经节阻断药

美加明（mecamylamine，又称美卡拉明）：曾用于高血压的治疗，但因降压过于剧烈，且不良反应较多，如体位性低血压、口干、便秘、视力模糊等，故已少用。

（二）骨骼肌松弛药

能选择性阻断骨骼肌运动终板突触后膜的 N_M 胆碱受体，从而干扰神经冲动向骨骼肌的传递，表现为骨骼肌松弛。根据其作用方式和特点，可分为非除极化型肌松药和除极化型肌松药两类。

琥珀胆碱（succinylcholine）：本品的骨骼肌松弛作用快而短暂，静脉注射给药适用于气管内插管、气管镜、食管镜等短时操作。也可静脉给药用作全麻的辅助药，减少全麻药用量，在较浅麻醉下骨骼肌完全松弛，可顺利进行较长时间手术。另外，该药也可用于电休克治疗。由于该药的个体差异大，因此需按效应调节给药速度，以获得满意的效果。

筒箭毒碱（tubocurarine）：麻醉辅助用药，此药于 20 世纪 40 年代早期用于临床。其肌肉松弛作用减少了麻醉药的用量，从而使麻醉的安全性极大提高。但由于其作用时间较长，用药后作用不易逆转，副作用多，目前临床已少用。

【学习小结】

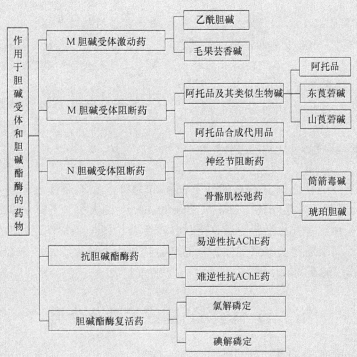

【目标考核】

1. 急性有机磷农药中毒的患者除采取洗胃及应用解磷定等治疗措施外，还要静脉注射阿托品，应用阿托品的目的是什么？如何正确使用？

2. 感染中毒性休克的患者，可用山莨菪碱或阿托品抢救，其用药的依据是什么？

3. 胆绞痛或肾绞痛的患者，可用药物哌替啶和阿托品治疗，为什么在用镇痛药哌替啶时要合用阿托品？

【能力训练】患者，女性，64岁。主诉：右眼疼痛伴视力下降3d。病史：3d前突然感觉右侧剧烈头痛、眼球胀痛，视力极度下降。在社区门诊诊断为右眼急性闭角型青光眼。治疗方案：2%毛果芸香碱点于右眼，2h后自觉头痛、眼胀减轻，视力有所恢复。但4h后患者出现全身不适、出汗、流泪、流涎、心慌、上腹不适而急诊求治。

问题：该患者使用毛果芸香碱滴眼后症状为何能够缓解？用药4h后患者出现全身不适、出汗、流泪、流涎、心慌、上腹不适的原因是什么？

（周　游）

第七章

作用于肾上腺素受体的药物

【学习目标】

1. 掌握肾上腺素、去甲肾上腺素及异丙肾上腺素的药理作用、临床应用、不良反应及其异同；掌握 β 受体阻断药的药理作用、临床应用和不良反应。

2. 熟悉肾上腺素受体激动药和阻断药的分类及代表药物；熟悉麻黄碱、多巴胺的作用特点和临床应用。

3. 了解肾上腺素翻转作用原理；了解 β 受体阻断药的内在活性和膜稳定作用。

4. 掌握传出神经系统药物对动物血压影响的实验方法。

肾上腺素受体药物根据其内在活性不同可分为肾上腺素受体激动药（adrenoceptor agonist）和肾上腺素受体阻断药（adrenoceptor blocker）两大类：①肾上腺素受体激动药，即与肾上腺素受体结合并激活肾上腺素受体，产生类似肾上腺素作用的药物；②肾上腺素受体阻断药，即阻断肾上腺素受体，从而产生拮抗去甲肾上腺素能神经递质或肾上腺素受体阻断药作用的药物。

第一节　药物的构效关系及分类

一、肾上腺素受体激动药

肾上腺素受体激动药又称拟肾上腺素药（adrenomimetics），因其作用与交感神经兴奋引起的效应相似，且化学结构为胺类，以往也称其为拟交感胺类（sympathomimetic amines）药物。

肾上腺素受体激动药的基本化学结构是 β-苯乙胺（β-phenylethylamine），由苯环、碳链和氨基三部分组成。这三部分的氢若被不同基团取代，则可产生许多本类药物衍生物。根据结构中是否具有儿茶酚胺环（苯环的 3、4 位均被羟基取代），肾上腺素受体激动药也可分为儿茶酚胺类（catecholamines）和非儿茶酚胺类。它们的拟交感作用基本相似，仅在作用强度、维持时间及对受体的选择性等方面有所不同。肾上腺素受体激动药的基本化学结构见图 7-1。

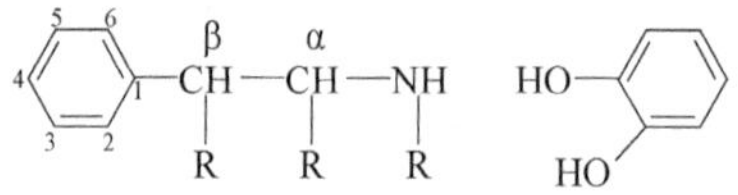

图 7-1　肾上腺素受体激动药的基本化学结构

二、肾上腺素受体阻断药

在肾上腺素受体阻断药中，肾上腺素受体阻断药的化学结构具有多样性，目前尚未找出其构效关系的规律。β 受体阻断药的结构与 β 受体激动药异丙肾上腺素相似。基本化学结构属于芳基乙醇胺和芳氧基丙醇胺类。其化学结构由三部分组成，即末端氨基上的烷基、醚结构和芳香环，这些化学结构与药理活性关系密切。

第二节　肾上腺素受体激动药

根据对肾上腺素受体选择性的差异，将肾上腺素受体激动药分为三类：①α、β受体激动药；②α受体激动药；③β受体激动药。

一、α、β受体激动药

肾上腺素（adrenaline，Adr）：肾上腺素是肾上腺髓质嗜铬细胞分泌的主要激素。药用 Adr 由家畜肾上腺提取或人工合成，性质不稳定，遇光、遇热易分解，在中性尤其在碱性溶液中迅速氧化，变为粉红色或棕色而失效，在酸性溶液中较稳定。

【体内过程】由于 Adr 在碱性肠液、肠黏膜与肝中被迅速破坏，因此口服无效。皮下注射因收缩局部血管而吸收缓慢，6～15min 起效，作用时间较长，持续 1～2h。肌内注射则吸收较快，维持时间约 30min。Adr 被吸收后，其摄取过程与内源性去甲肾上腺素相似。未被摄取部分主要在肝内经儿茶酚胺氧位甲基转移酶（COMT）和单胺氧化酶（MAO）催化代谢失活，从尿中排出。肾上腺素可通过胎盘屏障。

【药理作用和作用机制】

1. 血管　皮肤、黏膜中的血管以 α 受体占优势，呈显著的收缩反应，肾血管次之。骨骼肌血管以 β_2 受体为主，呈舒张反应。肾上腺素可增加冠状动脉血流量可能是由心脏舒张期相对延长及心肌代谢产物腺苷增加所致。对脑血管及肺血管作用较弱。

2. 心脏　肾上腺素激动心肌、窦房结和传导系统的 β_1 受体从而加强心肌收缩力、加速心率和加快传导，提高心肌的兴奋性，增加心脏搏出量和心排出量，但可提高心肌代谢率和兴奋性，易引起心律失常。

3. 血压　小剂量和治疗量肾上腺素使心肌收缩力增强，心率和心排出量增加，皮肤黏膜血管收缩，均可使收缩压和舒张压升高。但是，同时舒张骨骼肌血管，可以抵消或超过对皮肤、黏膜血管的收缩作用，而使舒张压不变或下降，脉压增大，有利于血液对各组织器官的灌注。大剂量肾上腺素除强烈兴奋心脏外，还可使血管平滑肌的 α_1 受体兴奋占优势，尤其是皮肤、黏膜、肾和肠系膜血管强烈收缩，使外周阻力显著增高，收缩压和舒张压均升高，见图 7-2。

4. 支气管平滑肌　肾上腺素激动支气管平滑肌的 β_2 受体，舒张支气管平滑肌。肾上腺素尚能激动支气管黏膜的 α 受体，使之收缩，有利于消除哮喘时的黏膜水肿。此外，肾上腺素尚可作用于支气管黏膜层和黏膜下层肥大细胞上的 β_2 受体，抑制抗原引起的肥大细胞释放组胺和其他过敏性物质。

5. 代谢　肾上腺素可促进肝糖原分解和糖原异生，升高血糖和乳酸。其升高血糖作用是通过激动肝的 β_2 和 α 受体产生的。肾上腺素尚可促进脂肪分解，使血中游离脂肪酸增加，这可能是三酰甘油酶的激活，使三酰甘油分解为游离脂肪酸和甘油。一般认为上述作用通过激动脂肪细胞的 β 受体而产生。

6. 中枢神经系统　大剂量时可出现中枢兴奋症状，如呕吐、激动、肌强直，甚至惊厥等。

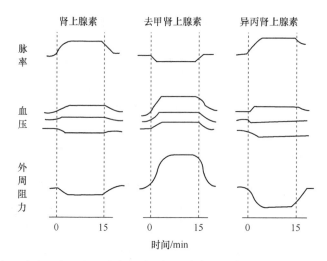

图 7-2 肾上腺素、去甲肾上腺素、异丙肾上腺素对脉率、血压和外周阻力的影响

【临床应用】

1. 心脏骤停 用于麻醉和手术意外、溺水、药物中毒和房室传导阻滞等所致的心脏骤停，一般采用心室内注射法给药，同时需进行有效的心脏按压、人工呼吸，并纠正酸中毒。

2. 过敏性休克 用于药物（如青霉素、链霉素、普鲁卡因等）及异性蛋白（如免疫血清等）引起的过敏性休克。通过激动 α 受体，收缩小动脉和毛细血管前括约肌、降低毛细血管通透性，升高血压，并减轻支气管黏膜水肿；通过激动 β 受体，改善心功能，解除支气管痉挛，抑制过敏物质释放，扩张冠状动脉，可迅速缓解过敏性休克的临床症状，是治疗过敏性休克的首选药物。

3. 支气管哮喘 除能解除哮喘时的支气管平滑肌痉挛外，还可抑制组织和肥大细胞释放组胺、白三烯等过敏性物质，并可收缩支气管黏膜血管，减轻呼吸道水肿和渗出。常用于控制支气管哮喘病的急性发作，皮下或肌内注射后数分钟即可奏效。

4. 与局部麻醉药配伍及局部止血 将微量 Adr（1∶250 000）加入局部麻醉药注射液中，可使注射部位血管收缩，延缓局部麻醉药的吸收，延长局部麻醉作用时间，并可降低局部麻醉药吸收中毒的可能性。

5. 血管神经性水肿及血清病 Adr 可迅速缓解血管神经性水肿、血清病、荨麻疹、花粉症等变态反应性疾病的症状。

6. 治疗青光眼 1%～2% 的滴眼液慢性应用，通过促进房水流出及使 β 受体介导的眼内反应脱敏感化，降低眼内压，缓解青光眼的症状。

【用药指导】心悸、不安、面色苍白、头痛、震颤等。剂量大或注射过快可致心律失常或血压骤升。禁用于器质性心脏病、高血压、冠状动脉病变、甲状腺功能亢进患者。慎用于老年人和糖尿病患者。

二、α 受体激动药

去甲肾上腺素（noradrenaline，NA）：去甲肾上腺素是由去甲肾上腺素能神经末梢释放的主要神经递质，也可由肾上腺髓质少量分泌。药用的 NA 为人工合成品，临床常用其重酒石酸盐，禁止与碱性药物配伍。与肾上腺素相似，NA 性质不稳定，遇光或空气易氧化分解，在中性尤其碱性溶液中极易氧化变色而失效，但在酸性溶液中比较稳定。

【体内过程】口服无效。皮下或肌内注射因剧烈的局部血管收缩，吸收很少，故主要由静脉滴注给药。主要被去甲肾上腺素能神经摄取并进一步被肝和其他组织的儿茶酚胺氧位甲基转移酶（COMT）和单胺氧化酶（MAO）代谢，经肾排泄。

【药理作用和作用机制】去甲肾上腺素为 α_1、α_2 受体激动药，对 β_1 受体激动作用较弱，对 β_2 受体几乎无作用。

1. 血管　激动血管 α_1 受体，使血管，特别是小动脉和小静脉收缩。以皮肤、黏膜血管收缩最明显，其次是肾血管，对脑、肝、肠系膜，甚至骨骼肌血管都有收缩作用。但可使冠状动脉血流量增加。

2. 心脏　NA 主要激动心脏 β_1 受体，加强心肌收缩力、加速心率和加快传导，提高心肌的兴奋性，但对心脏的兴奋效应比 AD 弱。在整体，由于血压升高反射性兴奋迷走神经反而使心率减慢。剂量过大、静脉注射过快时，可引起心律失常，但较 AD 少见。

3. 血压　NA 有较强的升压作用。静脉滴注小剂量（10μg/min）可使外周血管收缩，心脏兴奋，收缩压和舒张压升高，脉压略加大。较大剂量时血管强烈收缩，外周阻力明显增大，使血压明显升高且脉压变小，导致包括肾、肝等组织的血液灌注量减少。

4. 其他　仅在大剂量时才出现血糖升高。其对中枢神经系统的作用也较弱。

【临床应用】仅限于早期神经源性休克及嗜铬细胞瘤切除后或药物中毒时的低血压。本药稀释口服，可使食道和胃内血管收缩，产生局部止血作用。

三、β 受体激动药

异丙肾上腺素（isoprenaline）：与前两种肾上腺素不同，异丙肾上腺素是人工合成品，常用形式是盐酸盐，是经典的 β_1 和 β_2 受体激动药。

【体内过程】该药物口服吸收无效，口服后在肠黏膜与硫酸基结合而失活。气雾剂吸入给药，吸收较快。舌下给药，舌下静脉丛吸收。静脉滴注给药，因不被 MAO 所代谢，作用时间较长。

【药理作用和作用机制】该药属于 β 受体激动药，对 β_1、β_2 受体的选择性很低，对 α 受体几乎无作用。具体表现如下。

1. 心脏　具有典型的 β_1 受体激动作用，表现为正性肌力作用、正性缩率作用和传导加速等，可使心排出量增加，收缩期和舒张期缩短。与 AD 比较，异丙肾上腺素加速心率和加速传导的作用较强。

2. 血管和血压　可激动 β_2 受体而舒张血管，主要是舒张骨骼肌血管，对肾血管和肠系膜血管的舒张作用较弱，对冠状动脉也有舒张作用。由于心脏兴奋和血管舒张，因此收缩压升高或不变而舒张压略下降，脉压增大。

3. 平滑肌　除血管平滑肌外，本药也激动其他平滑肌的 β_2 受体，特别对处于紧张状态的支气管、胃肠道平滑肌都具有舒张作用。其对支气管平滑肌的舒张作用比 AD 强。

4. 其他　具有抑制组胺及其他炎症介质释放的作用。升血糖作用较 AD 弱，在治疗量时，中枢兴奋作用不明显，过量时引起呕吐、激动、不安等。

【临床应用】

1）用于控制支气管哮喘急性发作，经气雾吸入给药，作用快而强，但持续时间短。

2）用于心室自身节律缓慢、高度房室传导阻滞或窦房结功能衰竭而并发的心脏骤停，常与 NA 或间羟胺合用作心室内注射。

3）用于房室传导阻滞，可治疗 II 度房室传导阻滞，一般舌下含药，严重时静脉滴注给药，根据心率调整滴数。

4）用于心源性和感染性休克，对中心静脉压高、心排出量低者，应在补足血容量的基础上再用本药。

第三节　肾上腺素受体阻断药

肾上腺素受体阻断药分为 α 受体阻断药和 β 受体阻断药。

一、α 受体阻断药

这类药物可产生抗肾上腺素的升压作用，使肾上腺素的升压翻转为降压，这种现象称为**肾上腺素翻转作用**（adrenaline reversal）。这是因为 AD 可激动 α 受体和 β$_2$ 受体，本类药物阻断了 α 受体，而保留了 β$_2$ 受体的作用，使其舒张血管的效应充分表现出来，即导致骨骼肌血管扩张，血压下降。对于主要激动 α 受体而对 β 受体无明显作用的 NA，α 受体阻断药仅能减弱或取消其 α 受体激动的升压作用而无"翻转作用"；对于主要激动 α 受体的异内肾上腺素，则不影响其降压作用。这类药物引起的血压下降不能用 AD 治疗，只能用 NA 治疗（图 7-3）。

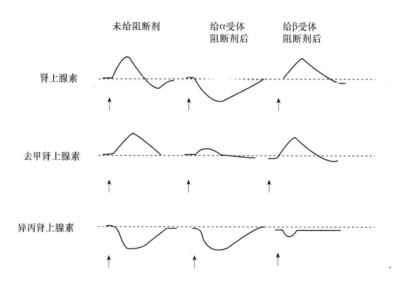

图 7-3　肾上腺素受体阻断药给药前后三种肾上腺素对血压的影响

酚妥拉明（phentolamine）：属于长效类 α 受体阻断药，选择性阻断 α$_1$、α$_2$ 受体，对

β 受体无作用。酚妥拉明与 α 受体结合较松散，易于解离，为竞争性 α 受体阻断药。

【药理作用】

1. 血管 血管扩张，外周阻力降低，血压下降（具有明显的 AD 翻转作用）。直接血管扩张作用和阻断 α_1 受体作用。

2. 心脏 心脏兴奋，心收缩力加强，心率加快，心输出量增加。其原因是：①血管扩张，血压下降反射性兴奋心脏；②阻断突触前膜 α_2 受体，促进前释放 NA 而激动心脏 β_1 受体。

3. 其他 拟胆碱样作用，兴奋胃肠平滑肌；组胺样作用，胃酸分泌增加，皮肤潮红。

【临床应用】

1）外周血管痉挛性疾病，如肢端动脉痉挛性病。

2）静脉滴注 NA 外漏，酚妥拉明 5～10mg 加 10ml 生理盐水浸润注射。

3）抗休克：适用于感染性、心源性和神经源性休克。

4）急性心肌梗死和充血性心力衰竭：扩张血管，降低外周阻力及心脏后负荷，心输出量增加，心肌氧耗降低，心力衰竭减轻。

5）嗜铬细胞瘤的诊断：嗜铬细胞瘤的主要症状是持续高血压（肾上腺嗜铬细胞含 AD），酚妥拉明可使血压下降。

【不良反应】

1）体位性低血压。

2）胃肠平滑肌兴奋引起腹痛、腹泻、呕吐。

3）诱发和加重溃疡，拟胆碱作用，胃酸分泌增加。

4）心动过速，心律失常，诱发和加重心绞痛。

酚苄明（phenoxybenzamine）或（苯苄胺，dibenzyline）：属于长效类 α 受体阻断药。酚苄明分子中的氯乙胺基在体内首先环化为亚乙基亚氨基，然后与 α 受体形成牢固的共价键，故起效缓慢，但作用强大而持久，其降压作用强度与交感神经对血管张力控制的程度有关，对于伴有代偿性血管收缩的患者可使血压显著下降。在高浓度应用时尚有较弱的抗 5-HT（5-羟色胺）和抗组胺作用。临床上用于治疗外周血管痉挛性疾病，疗效优于酚妥拉明等短效类，也用于治疗嗜铬细胞瘤和抗休克，但因起效缓慢，故在抗休克方面不如酚妥拉明。可出现体位性低血压，心动过速，心律失常。

哌唑嗪（prazosin）：哌唑嗪选择性阻断 α_1 受体，是此类药的代表。本品选择性地阻断 α_1 受体，使血管扩张，小动脉和小静脉张力降低，血压下降但不影响突触前膜 α_2 受体，不促进神经末梢释放 NA，也无明显加快心率作用，临床中主要用于高血压及心力衰竭的治疗。

二、β 受体阻断药

β 肾上腺素受体阻断药能选择性地与 β 受体结合，竞争性阻断去甲肾上腺素能神经递质或肾上腺素受体激动药与 β 受体的结合，从而拮抗 β 受体激动后所产生的一系列作用。主要药物见表 7-1。

表 7-1　β 受体阻断药的分类

分类	药物名称	β 受体阻断作用		内在拟交感活性	膜稳定作用
		β_1	β_2		
非选择性 β 受体阻断药	普萘洛尔	+	+	−	++
	索他洛尔	+	+	−	−
	噻吗洛尔	+	+	−	−
	吲哚洛尔	+	+	++	±
选择性 β_1 受体阻断药	美托洛尔	+	−	−	±
	阿替洛尔	+	−	−	−
	艾司洛尔	+	−	−	−
	比索洛尔	+	−	−	−

注："+"表示有作用，"++"表示作用较强"−"表示无作用"±"表示在一定剂量范围内有作用或无作用

【药理作用和作用机制】

1. β 受体阻断作用

1）心脏 β_1 受体阻断：心率减慢，房室传导减慢，心收缩力减弱，心输出量减少，心肌氧耗量降低，血压稍降低。此作用是本类药物的药理作用基础。

2）血管与血压：短期应用 β 受体阻断药，由于阻断 β_2 受体和代偿性交感反射，可使肝、肾、骨骼肌、冠脉血流量都有不同程度减少，但长期应用可使外周阻力恢复原来水平。β 受体阻断药对正常人影响不明显，对高血压患者具有降压作用。

3）支气管平滑肌：β_2 受体阻断，支气管收缩，呼吸道阻力增加，作用较弱，对正常人无影响；但对哮喘患者，可诱发和加重哮喘。故哮喘患者禁用。

4）代谢：糖原分解与 α、β_2 受体激动有关，α 受体阻断药和 β_2 受体阻断药合用时可拮抗肾上腺素所致的血糖升高。

2. 内在拟交感活性　　有些 β 受体阻断药与 β 受体结合后可阻断 β 受体，同时对 β 受体具有部分激动作用，称为内在拟交感活性（intrinsic sympathomimetic activity，ISA）。一般此种作用较弱，常被其 β 受体阻断作用所掩盖，不易表现出来，如预先给予利血平使实验动物体内的儿茶酚胺耗竭，再用具有 ISA 的 β 受体阻断药，其 β 受体阻断作用则消失，只表现出心脏兴奋、支气管平滑肌扩张等 β 受体激动作用。

3. 膜稳定作用　　有些 β 受体阻断药可降低细胞膜对离子的通透性，具有局部麻醉药及奎尼丁样的作用，称为膜稳定作用。某些 β 受体阻断药在高于临床有效血药浓度 50～100 倍时可产生膜稳定作用。

【临床应用】

1. 高血压　　本类药物是治疗高血压的基础药物，可单独使用，也可与其他降压药配伍使用。

2. 充血性心力衰竭　　在心肌状况严重恶化之前早期应用。改善心脏舒张功能，延缓儿茶酚胺对心脏的损害，能明显缓解症状，改善预后。

3. 治疗心绞痛和心肌梗死　　由于本类药物能够阻断心脏中 β_1 受体，能够降低心肌耗氧量，对冠心病心绞痛有良好的疗效，可减少发作次数。对心肌梗死患者，早期服用普萘洛尔、美托洛尔等药物可降低心绞痛的复发和猝死率。

4. 抗心律失常　　能够阻断 β_1 受体，减慢心率，对多种原因引起的室上性和室性

等快速型心律失常有效，如窦性心动过速、全身麻醉或拟肾上腺素药引起的心律失常等，尤其对运动或情绪紧张、激动所致心律失常及因心肌缺血、强心苷中毒引起的心律失常疗效较佳。

5. 治疗甲状腺功能亢进　本品可辅助治疗甲亢及甲状腺中毒危象，对控制激动不安、心动过速和心律失常等症状有效，并能降低基础代谢率。

【不良反应】一般不良反应有头昏、失眠、噩梦等中枢神经系统症状和恶心、呕吐、轻度腹泻等消化道系统症状。偶见过敏性皮疹和血小板减少等。严重的不良反应常由应用不当，使β受体阻滞过度所致。

【学习小结】

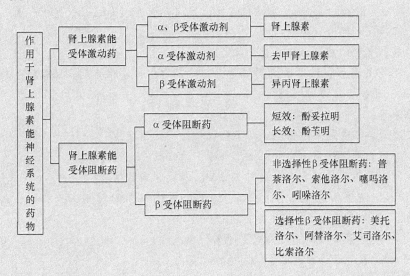

【目标考核】
1. 通过所学的知识解释何为肾上腺素翻转作用。
2. 简述肾上腺素受体阻断药的分类。
3. 异丙肾上腺素为什么能治疗房室传导阻滞？

【能力训练】

实验五　传出神经系统药物对动物血压的影响

【目的】掌握传出神经对兔血压的影响及二道生理记录仪的使用方法。

【原理】传出神经的受体有乙酰胆碱受体和肾上腺素受体，不同的药物作用于不同的受体，使其兴奋或抑制，从而影响血压。

【动物】兔。

【药品】25%乌拉坦、生理盐水、10^{-5}肾上腺素、10^{-5}去甲肾上腺素、10^{-5}异丙肾上腺素、0.2%酚妥拉明、阿托品、拟胆碱药。

【器材】注射器、手术台、小剪刀、手术刀、气管套管、粗线、动脉夹、动脉套管、检压计、心电图机、止血钳、滴定管。

【方法步骤】

1）将动物用 25% 乌拉坦 1.2g/kg 静脉注射后，分离颈总动脉进行插管、手术，启动二导血压测量装置。

2）按以下步骤给药（静脉注射）并观察血压变化。

A. 记录正常血压。

B. 拟肾上腺素药对其影响：① 10^{-5} 肾上腺素 0.2ml/kg；② 10^{-5} 去甲肾上腺素 0.2ml/kg；③ 10^{-5} 异丙肾上腺素 0.2ml/kg。

C. α 受体阻断剂对其影响：① 0.2% 酚妥拉明 0.2ml/kg；② 10^{-5} 肾上腺素 0.2ml/kg；③ 10^{-5} 去甲肾上腺素 0.2ml/kg。

D. 拟胆碱药对兔血压的影响：① 10^{-5} 氯乙酰胆碱 0.1ml/kg；② 10^{-3} 氯乙酰胆碱 0.1ml/kg；③ 阿托品 0.1ml/kg。

【结果】实验给药后血压变化情况。

【讨论题】根据实验结果说明拟肾上腺素药、α 受体阻断剂、拟胆碱药对血压作用的特点，并分析其作用机制。

【注意事项】

1. 麻醉药不易超量，密切注意实验动物的呼吸情况。

2. 给药后应保持室内安静，避免刺激实验动物。

3. 实验所用药物溶液应在临用前配制，以确保实验结果。

案例一 嗜铬细胞瘤患者，血压 250/150mmHg，静脉注射酚妥拉明治疗，由于速度过快，患者血压降至 65/40mmHg。问题：

（1）酚妥拉明降低血压的机制是什么？

（2）对于该患者此时可给予什么药物升高血压？

案例二 患者，女，31 岁。患者一天前因"感冒"自行煎服中药。约 10min 后颜面部出现皮疹，全身不适，当即晕厥，呼之不应，无四肢抽搐及大小便失禁。初步诊断："药物过敏，过敏性休克"。治疗：立即予以肾上腺素、地塞米松及补液，患者血压渐上升，皮疹消退。据病情调整治疗方案。问题：

（1）该患者为什么选用肾上腺素？

（2）在处理该患者时为什么同时选用地塞米松？

（周 游）

第八章　局部麻醉药

第一节　局部麻醉药的共性

局部麻醉药（local anaesthetics）简称局麻药，是一类能可逆性地阻滞神经轴突内冲动的传导，在保持意识清醒的情况下，使局部组织感觉尤其是痛觉暂时消失的药物。局部麻醉药的麻醉作用一般局限于给药部位，用于消除术中、术后及炎症等引起的疼痛。

【药理作用】

1. 局部麻醉作用　　局麻药注入神经周围（不可注入神经内），经过弥散而作用于神经组织，提高兴奋阈电位、降低动作电位、减慢传导速度，甚至使神经细胞完全丧失兴奋性和传导性，从而阻断神经冲动的传导。

2. 抗心律失常作用　　部分局麻药具有抗心律失常作用，如利多卡因是临床常用的抗心律失常药，可用于治疗强心苷引起的严重室性心动过速和心室纤颤。此外，局麻药的剂量或浓度过高，或将药物误注入血管内，可引起吸收作用，产生全身不良反应。

【临床应用】

1. 表面麻醉　　选用表面穿透力强的药物喷或涂于黏膜表面，使黏膜下感觉神经末梢麻醉。适用于口腔、鼻腔、咽喉、眼睛与尿道黏膜等表面麻醉。局麻药经黏膜吸收速度快，故须分次给药，且用量不能超过常用量。

2. 浸润麻醉　　将药物注射于手术视野附近的皮下或各层组织里，使感觉神经末梢受药物浸润而麻醉。选用利多卡因、普鲁卡因，可用于浅表小手术，阿替卡因常用于口腔科手术。

3. 传导麻醉　　又称阻滞麻醉，将局麻药注于神经干或神经丛周围，阻断神经冲动传导，使该神经所支配的区域麻醉，常用于四肢及口腔手术。可选用利多卡因、丁哌卡因、普鲁卡因。

4. 蛛网膜下腔麻醉　　又称脊髓麻醉，将药物自腰椎间注入蛛网膜下腔，麻醉该部的脊神经根，又称腰麻。先被阻断的是交感神经纤维，其次是感觉神经纤维，最后是运动神经纤维。脊髓麻醉的范围较广，适用于下腹部及下肢手术，可选用布比卡因、利多卡因、普鲁卡因等药物。

5. 硬膜外麻醉　　将药液注入硬膜外腔，局麻药沿着脊神经根扩散而进入椎间孔，阻滞椎间孔内的神经干，达到躯干某一节段麻醉。由于硬膜外腔与颅腔不通，药液不扩散至脑组织，不易引起呼吸中枢麻痹，可用于颈部到下肢的手术，特别适用于上腹部手术。

【不良反应】局麻药的不良反应可分为局部性和全身性两方面，一般局麻药在给药局部较少产生不良反应，但当给药部位接近脊髓或其他主要神经干时可产生直接的神经毒性；此外，药物对支配血管神经的麻醉作用可致血压下降、影响体内主要器官的血流量而产生不良反应。全身性不良反应除了高敏性与过敏反应外，多与药物的血药浓度有关。

第二节　常用的局部麻醉药物

临床常用局部麻醉药包括酯类的普鲁卡因、丁卡因和氯普鲁卡因，以及酰胺类的利多卡因、罗哌卡因和阿替卡因等。

一、酯类局部麻醉药

普鲁卡因（procaine）：本品为最早合成的局部麻醉药，毒性较小，无成瘾性、价格低廉，其盐酸盐水溶液不稳定，曝光、久贮或受热后逐渐变黄，效能下降，宜避光保存。由于普鲁卡因穿透力差，不适用于黏膜的表面麻醉，可用于局部浸润麻醉、传导麻醉、硬膜外麻醉及蛛网膜下腔麻醉。本品对外周血管有直接扩张作用，用于局部浸润或传导麻醉时可加入适量肾上腺素收缩血管，以减慢药物吸收、延长麻醉时间。

丁卡因（tetracaine）：本品为长效局部麻醉药，与普鲁卡因不同，本品主要在肝内经酯酶代谢，其代谢速度较慢，加之吸收快，易发生毒性反应。本品脂溶性高，穿透力强，表面麻醉效果较好，主要用于眼科和耳鼻喉科的黏膜麻醉。局部麻醉作用强度为普鲁卡因的 8～10 倍，毒性也为普鲁卡因的 10 倍以上。

二、酰胺类局部麻醉药

利多卡因（lidocaine）：该药属中效酰胺类局部麻醉药，盐酸盐溶液稳定，经高压蒸汽消毒不易分解变质。结构中的酰胺键较稳定，在肝内的代谢速度较慢，维持时间较长，本品局部麻醉作用强度为普鲁卡因的 2 倍，具有穿透力强、弥散广、起效快、无明显扩张血管作用等特点。利多卡因黏膜吸收速度几乎与静注相似，适用于表面麻醉。浸润麻醉时，由于利多卡因弥散广，吸收面积大，可加用肾上腺素，延缓药物吸收、减少毒性反应，传导麻醉与硬膜外麻醉是本药常用的给药途径。

【学习小结】

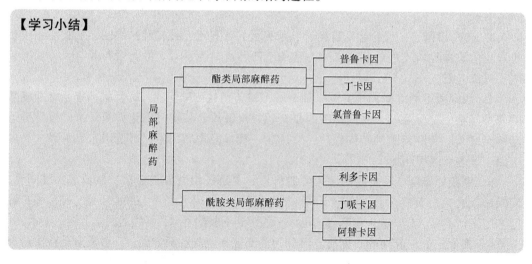

【目标考核】

1. 简述局部麻醉药的临床应用。
2. 试述局部麻醉药的分类。

【能力训练】患者，男，16岁，行阑尾切除手术，处理：T12～L1穿刺置管，推注含1∶20万肾上腺素2%利多卡因，试验量4ml，患者立即出现头胀心慌、呼吸困难症状，查无全脊麻征象。5min后，无麻醉平面，再推少量麻醉药。患者又出现上述临床症状，但始终回抽无血液回流，改全面麻醉插管完成手术。问题：

（1）为何局部麻醉药中加1∶20万肾上腺素？局部麻醉药的毒性反应如何防治？

（2）患者推注含1∶20万肾上腺素2%利多卡因后为何会心慌、呼吸困难？

（周 游）

第三篇　中枢神经系统疾病用药

第九章 中枢神经系统药理概述

【学习要求】
1. 掌握神经元、神经胶质细胞、神经突触、离子通道的构成与功能。
2. 熟悉中枢神经系统重要递质与受体的分布、生理功能及药物作用机制。
3. 了解相关神经精神疾病的发病机制与治疗药物。

人体生命活动过程中复杂而精细的生理功能主要依赖神经和体液两大系统进行调节，其中中枢神经系统（central nervous system，CNS）起主导和协调作用，主要维持内环境的稳定并对外环境变化做出及时反应。CNS 的结构和功能远较外周神经系统复杂，含有大量神经元（neuron），神经元间有多种形式的突触联系，并由多种神经递质传递信息，通过使相应的受体、离子通道激活，并与逐级放大的细胞内信号转导途径相耦联而介导复杂的调节功能。作用于中枢神经系统的药物被用于临床，用作镇痛、退热、改善睡眠、抑制食欲、治疗某些中枢性退行性疾病，或用于治疗焦虑、抑郁或精神分裂症等。一些如烟、酒、毒品的中枢作用被滥用可产生依赖性，引发严重的社会问题。

第一节 中枢神经系统认知

一、神经元

神经元是神经系统的结构和功能单位，它能接收刺激和传导神经冲动。神经元还具有分泌细胞的功能，可以合成和释放生物活性物质。人脑内的神经元总数有 $10^{10}\sim10^{12}$ 个，支持和供给营养的胶质细胞比神经元多 $10\sim50$ 倍。神经元受到损伤时不能再生，缺氧数分钟即可引起死亡。每个神经元都是由胞体和由胞体延伸出来的突起构成的。突起又分为轴突（axon）和树突（dendrite）两种。胞体是神经元的营养和代谢中心，含有一个大的圆形或卵圆形核及用于合成细胞生命活动所需物质的细胞器，如粗面内质网、高尔基器、线粒体、溶酶体等。神经元胞质中尚含有内涵物，包括一些致密小体和色素颗粒，如脂褐素。内涵物出现于成人期，且随着年龄的增长而增加。每个神经元有一个或多个树突，如树枝状，许多神经元树突表面发出多种形状的细小突起，称为树突棘（dendritic spine），神经元胞体内多数细胞器也可伸入树突中。树突的功能主要是接收刺激，树突棘对神经元的兴奋具有积极的调整作用。一般神经元只有一个轴突。通常由胞体发出，也可自树突干的基部发出，长短不一，长者可达 1m 以上，短的仅有几微米，轴突一般较树突细长，表面光滑无棘状突起。轴突的主要功能是传导神经冲动。神经元的细胞骨架与其他细胞一样，由丝状结构组成，包括微管、微丝和神经丝。由丝状结构构成的框架主要用来支持延长神经元突起、调节神经元的形状，也参与神经元内物质的运输。在病理状态下如慢性铝中毒脑病、阿尔茨海默病，受累神经元微管可出现异常磷酸化，与神经纤维缠结的形成有关。

二、神经胶质细胞

神经胶质细胞（neuroglia）按形态可分为星形胶质细胞（astrocyte）、少突胶质细胞

（oligodendrocyte）和小胶质细胞（microglia），它们起源于中胚层。CNS 内神经元间的空隙几乎全由胶质细胞所填充，因此几乎不存在细胞间隙。胶质细胞的主要功能是支持和绝缘作用，还有维持神经组织内环境稳定的作用，另外，在 CNS 发育过程中具有引导神经元走向的作用。突触周围的胶质细胞能摄取递质，参与递质的灭活过程（如兴奋性递质谷氨酸的再摄取），可防止递质弥散。胶质细胞还参与修补过程。最近的研究资料表明，神经胶质细胞与 CNS 的生理功能调节、一些精神疾病（如帕金森病、脑卒中、精神分裂症、药物成瘾等）的发生、发展密切相关，是研制神经保护药的重要生物靶标。

三、突触与信息传递

神经元的主要功能是传递信息。神经元与神经元之间，或神经元与效应细胞之间传递信息的部位称为突触（synapse）。神经元突触是神经元之间接交点，也是神经元之间联系的基本方式。最常见的是一个神经元的轴突末梢与另一个神经元的树突、树突棘或胞体连接，分别形成轴-树突触、轴-棘突触或轴体突触，根据传递的方式及结构特点，突触可分为电突触、化学突触和混合性突触。

四、离子通道

神经元细胞膜上有些蛋白质大分子贯穿细胞膜。阴离子如氯离子，阳离子如钾离子、钠离子、钙离子等可通过这些蛋白质大分子进出神经元。当周围环境发生变化时，这些蛋白质大分子的结构可发生可逆性变化，使离子通透性发生改变，称为门控（gate）。目前已知神经系统中有 75 种离子通道是门控方式，离子通道基本上分为 4 类：①非门控被动离子通道（non-gated passive ion channal），其离子通透性持续开放；②电压门控通道（voltage-gated channal），通道的开闭受神经元电位的影响；③化学门控或受体门控通道，通道的开闭受神经元膜上受体功能变化的影响，如药物、神经递质作用于受体，导致通道的开闭；④离子门控通道，通道的开闭受神经元细胞内外离子浓度变化的影响。

第二节 中枢神经系统递质及受体

神经系统通过化学物质作为媒介进行信息传递的过程称为化学传递。近年不断发现突触前膜去极化时，有神经活性物质从末梢释放出来。其中既包括经典的小分子神经递质如 ACh、NE、DA 等，也包括日益增多的神经肽类物质，如 P 物质、阿片肽类等。由此出现了神经递质（neurotransmitter）、神经调质（neuromodulator）、神经激素（neurohormone）和神经媒介因子（neuromediator）等概念。神经递质是指神经末梢释放的、作用于突触后膜受体、导致离子通道开放并形成兴奋性突触后电位或抑制性突触后电位的化学物质，其特点是传递信息快、作用强、选择性高。神经调质也由神经元释放，其本身不具有递质活性，大多需与 G 蛋白耦联的受体结合后诱发缓慢的突触前或突触后电位。不直接引起突触后生物学效应，但能调制神经递质在突触前的释放及突触后细胞的兴奋性，调制突触后细胞对递质的反应。神经调质的作用慢而持久，但范围较广泛。

一、乙酰胆碱

乙酰胆碱（acetylcholine，ACh）是最早被鉴定的中枢神经递质，在脊髓前角发出的运动神经、脑干网状上行激动系统、纹状体、边缘系统和大脑皮质等均有分布，与运动、学习、记忆、警觉及内脏活动等生理功能有关。

在中枢神经系统中，胆碱能神经元集中分布于 3 个区域。

1）基底前脑（伏核、下橄榄核、Broca 斜带核群、无名质和内侧隔核）和中脑（脚间、脑桥被盖核）：该部位胆碱能神经元和运动神经元是投射神经元，其轴突构成向外投射的胆碱能通路，经投射纤维输送至大脑皮质和海马，而海马是学习、记忆的重要解剖部位。从丘脑核团到皮质的胆碱能投射通路构成上行网状激活系统的重要部分，使动物保持清醒状态。

2）纹状体：该部位胆碱能神经元属于内在神经元，与其他类型的神经元共同组成局部回路。现已明确，中脑黑质是多巴胺能神经元存在的主要部位，其纤维上行可抵达纹状体，抑制纹状体内 ACh 系统的功能。

3）脑干和脊髓的运动神经元：脑干和脊髓发出的自主神经、运动神经都是胆碱能神经（cholinergic nerve）。在锥体外系中，尾核的 ACh 和多巴胺之间的平衡对于维持机体的运动有重要意义。

中枢 ACh 主要涉及觉醒、学习、记忆和运动调节。脑干的上行激动系统包含胆碱能纤维，该系统的激活在学习、记忆、惊厥和注意力等许多行为范围内起着重要作用。脑内 ACh 水平的平衡调节对维持上述脑高级功能的正常运转至关重要。纹状体是人类调节锥体外系运动的最高级中枢。ACh 与多巴胺两系统功能间的平衡失调则会导致严重的神经系统疾患。例如，多巴胺系统功能低下使 ACh 系统功能相对过强，可出现帕金森病的症状；相反，则出现亨廷顿（Huntington）舞蹈病的症状。治疗前者使用 M 受体阻断药，后者可使用 M 受体激动药。

二、去甲肾上腺素

去甲肾上腺素能神经元主要分布于脑桥及延髓的网状结构，有蓝斑核和腹外侧被盖区两个主要细胞群。在蓝斑核神经元中，去甲肾上腺素（norepinephrine，NE）作用于 α_2 受体，开放钾通道，引起超极化反应，抑制动作电位的释放。在新皮质深部神经元中，少量 NE 可激活 α_2 受体，促进动作电位的释放。

脑内 NE 在多种生理活动中起重要作用，可能与睡眠-觉醒、注意力、学习、记忆、体温降低、摄食行为、镇痛、心血管调节和情绪状态等多种神经精神功能有关。脑内 NE 系统异常与抑郁症、焦虑症（特别是吗啡和可卡因戒断时严重的焦虑症状）、注意力缺乏 / 多动症，以及阿片戒断症状等密切相关。

三、γ-氨基丁酸

γ-氨基丁酸（γ-aminobutyric acid，GABA）为主要的中枢抑制性神经递质。GABA 能神经元约占脑内神经元总数的 20%，多数为中间神经元，其余为投射神经元。在整体水平上，脑内 GABA 调节痛觉、食欲和心血管活动等行为和生理反应。GABA 通过与其他递质交互作用，间接参与运动、性行为、体温、肌紧张、睡眠、应激的调节及醉后精神异常。

多数 GABA 能神经元属于中间神经元，但有的脑区内或脑区间还存在 GABA 能投射神经元的轴突终端，与其他非 GABA 能神经元终末围绕、穿插，起突触后抑制性调控作用。部分 GABA 能神经元终端与突触前终末形成轴-轴突触，产生突触前抑制作用。

四、兴奋性氨基酸

谷氨酸（glutamate，Glu）是哺乳动物 CNS 内含量最高的兴奋性氨基酸，是体内物质代谢的中间产物，也是合成 GABA 的前体物质。脑内 50% 以上的突触以 Glu 为递质。除 Glu 外，天冬氨酸也可以发挥相似的作用。目前认为谷氨酰胺酶水解谷胺酰胺生成的 Glu 可能是合成 Glu 递质的途径。作为递质的 Glu，可储存在突触小泡内，也可存在于末梢的胞质中。

Glu 或天冬氨酸被释放后，与不同的兴奋性氨基酸受体结合。诱发突触后神经元兴奋。产生兴奋性突触后电位（EPSP），根据激动剂选择性的不同，将 Glu 受体分为 3 类：能被 N-甲基-D-天冬氨酸（NMDA）选择性激活的 NMDA 受体；能被 α-氨基羧甲基恶唑丙酸（AMPA）激活的 AMPA 受体；对红藻氨酸（kainic acid，KA）敏感的 KA 受体。

【学习小结】

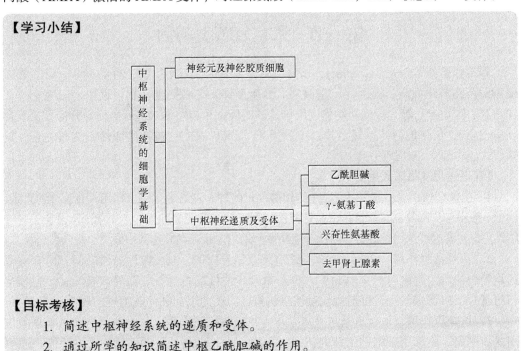

【目标考核】

1. 简述中枢神经系统的递质和受体。
2. 通过所学的知识简述中枢乙酰胆碱的作用。

（周　游）

第十章 镇静催眠药

【学习目标】
1. 掌握苯二氮䓬类药物及其受体拮抗剂的药动学特点、药理作用、机制、主要临床应用和不良反应。
2. 熟悉其他镇静催眠药物的作用特点及应用。
3. 了解部分新型镇静催眠药的作用特点及应用。

镇静催眠药（sedative-hypnotics）是一类中枢神经系统抑制药。小剂量时能缓和激动，消除烦躁、恢复平静情绪，产生镇静作用，大剂量时能促进和维持近似生理睡眠，产生催眠作用。而作为一类典型的中枢神经系统抑制药，随着剂量的进一步增大，中枢抑制作用进一步加深，有些镇静催眠药尚可产生抗惊厥和麻醉作用；过量则能导致中毒，严重者可致呼吸麻痹乃至死亡。

临床常用的镇静催眠药可分为 3 类：苯二氮䓬类、巴比妥类及其他类，其中苯二氮䓬类具有良好抗焦虑及催眠作用，且安全范围大，故目前在临床上得到广泛使用。

第一节 苯二氮䓬类药物

苯二氮䓬类（benzodiazepines，BZ）为 1,4 苯并二氮䓬衍生物，种类很多，目前临床使用的药物有地西泮、氟西泮、硝西泮、氯硝西泮、劳拉西泮、奥沙西泮、三唑仑、艾司唑仑、咪达唑仑等。根据药物作用所维持的时间，可以将苯二氮䓬类药物分为：长效类（$t_{1/2} > 24h$），包括地西泮、氟西泮；中效类（$t_{1/2} = 6 \sim 24h$），包括硝西泮、艾司唑仑；短效类（$t_{1/2} < 6h$），有三唑仑等。

【药理作用及临床应用】

1. **抗焦虑作用** 苯二氮䓬类小于镇静剂量时即有良好的抗焦虑作用，显著改善紧张、忧虑、激动和失眠等症状，这可能是选择性作用于边缘系统的结果。主要用于焦虑症。对持续性焦虑状态则宜选用长效类药物，对间断性严重焦患者则宜选用中效类、短效类药物。

2. **镇静催眠作用** 苯二氮䓬类缩短睡眠诱导时间，延长睡眠持续时间。所有催眠药均缩短快动眼睡眠时相（REMS），停药时则代偿性反跳延长，而使梦魇增多。但本类药物对 REMS 影响较小，停药后代偿性反跳较轻，由此引起的停药困难也较小。

3. **抗惊厥作用** 所有苯二氮䓬类药物都有抗惊厥作用，其中地西泮和三唑仑的作用尤为明显，临床用于辅助治疗破伤风、子痫、小儿高热惊厥和药物中毒性惊厥。地西泮是目前用于癫痫持续状态的首选药，对于其他类型的癫痫发作则以硝西泮和氯硝西泮的疗效为较好。

4. **中枢性肌肉松弛作用** 动物实验证明，本类药物对去大脑僵直有明显肌肉松弛作用，对人类大脑损伤所致肌肉僵直也有缓解作用。

【作用机制】目前认为，苯二氮䓬类的中枢作用主要与药物加强中枢抑制性神经递质 γ-氨基丁酸（GABA）密切相关。γ-氨基丁酸通过与 GABA 受体结合来介导它的神经生理学作用。GABA 受体有两种类型：离子型 GABA 受体（GABA$_A$）和代谢型 GABA 受体（GABA$_B$），其中 GABA$_A$ 受体是一个大分子复合体，为配体-门控 Cl$^-$ 通道。在 Cl$^-$ 通道周围存在 5 个结合位点（GABA、苯二氮䓬类、巴比妥类、印防己毒素和神经甾体）。苯二氮䓬类与受体上的 BZ 受点结合，可以诱导受体发生构象变化，促进 GABA 与 GABA$_A$ 受体结合，增加 Cl$^-$ 通道开放频率，Cl$^-$ 内流增加引起细胞膜超极化，使神经元兴奋性降低，产生中枢抑制效应，见图 10-1。

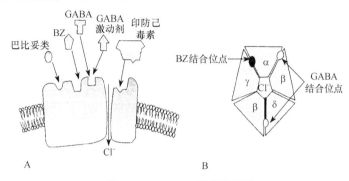

图 10-1　GABA$_A$ 受体示意图

A. 侧面图；B. 俯视图

【不良反应】苯二氮䓬类安全范围大，毒性小。催眠剂量下可致日间困倦、头昏、乏力、淡漠及记忆力下降、影响精细技巧动作和驾驶安全等；大剂量可致嗜睡、共济失调、言语含混不清，甚至引起昏迷及呼吸循环抑制。呼吸循环抑制在静脉注射速度过快、饮酒或同时应用其他中枢抑制药时尤易发生，故宜缓慢静脉注射、用药期间避免饮酒和合用药的选择。一旦发生急性中毒，除对症治疗外，可采用特效拮抗药氟马西尼救治。

【用药指导】依据睡眠状态选择用药。对入睡困难者首选艾司唑仑或扎来普隆；对焦虑型、夜间醒来次数较多或早醒者可选用氟西泮或选用三唑仑；对由精神紧张、情绪恐惧或肌肉疼痛所致的失眠，可选氯美扎酮；对睡眠时间短且夜间易醒早醒者，可选夸西泮；对忧郁型的早醒失眠者，在常用催眠药无效时，可配合抗抑郁药阿米替林和多塞平；对老年失眠者，10% 水合氯醛糖浆起效快；对偶发性失眠者可选择唑吡坦、雷美替胺。

第二节　巴比妥类药物

巴比妥类作为传统催眠药，因具有较多缺点，故镇静催眠等用途已经日渐减少。目前临床主要用于抗惊厥、抗癫痫和麻醉作用。巴比妥类可激动 GABA 受体，增加 Cl$^-$ 内流的时间，通常在无 GABA 时也能直接增加 Cl$^-$ 内流。

【药理作用与临床应用】巴比妥类对中枢神经系统表现普遍性抑制作用，随着剂量的增加其中枢抑制作用由弱到强，相继呈现镇静、催眠、抗惊厥及抗癫痫、麻醉等作用。

1）镇静和催眠：在较低剂量时即能产生镇静作用，随着剂量加大出现催眠作用。但是由于该类药物易产生耐受性和依赖性，并诱导肝药酶活性而影响其他药物的代谢，不良反应多见，因此已不作为镇静催眠药常规使用。

2）抗惊厥：主要用于小儿高热、破伤风、子痫、脑膜炎、脑炎等引起的惊厥，经常采用肌内注射给药，对于比较危重的患者采用起效快的异戊巴比妥钠盐。

3）抗癫痫：主要用于强直痉挛性发作和部分性癫痫发作。苯巴比妥比较常用。

4）静脉麻醉及麻醉前给药：硫喷妥钠用于静脉和诱导麻醉。

5）治疗高胆红素血症和肝内胆汁淤积性黄疸。

【不良反应】随剂量和用药时间而不同，具体如下。

1）催眠剂量巴比妥类次晨可能出现困倦、头昏、嗜睡等后遗效应。

2）中等剂量可轻度抑制呼吸中枢，大剂量明显抑制呼吸中枢。

3）长期应用巴比妥类药物特别是苯巴比妥，可使肝药物代谢酶活性增高，加速巴比妥类药物代谢，可产生耐受性、依赖性和成瘾性。

4）突然停药易出现"反跳"现象，成瘾后停药易出现明显戒断症状，表现为激动、失眠、焦虑，甚至惊厥。

第三节　其他镇静催眠药

水合氯醛（chloral hydrate）：本品催眠剂量 30min 内即可诱导入睡，催眠作用温和，不缩短 REMS 睡眠时间，无明显后遗作用。较大剂量可用于小儿高热、破伤风及子痫引起的惊厥。大剂量可引起昏迷和麻醉。抑制延髓呼吸及血管运动中枢，导致死亡。曾作为基础麻醉的辅助用药，现已极少应用。临床主要用于失眠、麻醉前、手术前和睡眠脑电图检查前用药及抗惊厥等。经常使用不良反应较多，对肝、肾有损害作用。长期服用，可产生依赖性及耐受性。

佐匹克隆（zopiclone）：佐匹克隆为环吡咯酮类催眠药，与 BZ 相比具有高效、低毒、成瘾性小的特点。该药通过与 BZ 结合位点结合，增强 GABA 抑制作用，缩短入睡潜伏期，延长睡眠时间，提高睡眠质量，对记忆功能几乎无影响；催眠时能延长慢波睡眠（SWS）时相。有抗焦虑、抗惊厥和肌肉松弛作用。适用于各种情况引起的失眠症，长期应用后突然停药可出现戒断症状。

【学习小结】

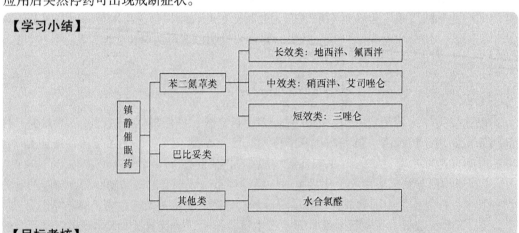

【目标考核】

1. 简述镇静催眠药的分类及代表药物？

2. 如果发生巴比妥类药物中毒，请问为何需要碱化尿液？请用所学的知识解释。

【能力训练】患儿，男，2岁6个月，因顽皮吞5角硬币2枚3h，腹部透视见上腹部硬币2枚，拟配合胃镜取异物。手术过程：患儿禁食禁水，术前10min口服利多卡因及西甲硅油胶浆做黏膜表面麻醉并消除上消化道气泡。操作前5～10min缓慢静推地西泮0.3～0.5mg/kg，以全身松弛，手自然下垂，无力回缩为标准判断地西泮用量适宜度。再以超细型小儿电子胃镜行上消化道取异物操作。问题：

（1）对该患儿配合胃镜取异物操作前为何要给予地西泮？

（2）该患儿给予地西泮后可能存在何种风险？为了防范该风险，操作室内应备好哪些急救药品？

（周　游）

第十一章　抗癫痫药和抗惊厥药

第一节　癫痫及其治疗药物

一、癫痫的分类

癫痫（epilepsy）是一组以由大脑神经元异常放电所引起的短暂中枢神经系统功能失常为特征的慢性脑部疾病，具有突然发生、反复发作的特点。其病理基础是大脑皮质病灶神经元的异常放电并向周围扩散。癫痫发作的病因复杂，几乎涵盖了全部神经系统疾病，如脑部感染、脑血管病、神经肿瘤及颅脑外伤等，也可能与脑先天性疾病相关，临床表现为运动、感觉、意识、行为和自主神经等不同程度的障碍。

临床常见癫痫分为局限性发作和全身性发作两大类；局限性发作又分为单纯局部性发作（局部性发作）及复杂局部性发作（精神运动性发作）两种类型；全身性发作分为强直阵挛性发作（大发作）、失神性发作（小发作）、肌阵挛性发作、癫痫持续状态4种。目前，癫痫尚无有效的预防及根治措施，主要是对症治疗及处理。

二、常用抗癫痫药

苯妥英钠（phenytoin sodium）：其药理作用与临床应用，不良反应介绍如下。

【药理作用与临床应用】

1. 抗癫痫作用　　对癫痫强直阵挛性发作疗效好，为首选药。苯妥英钠对各种组织的可兴奋膜，包括神经元和心肌细胞膜，有稳定作用，降低其兴奋性。这与其治疗浓度（$10\mu mol/L$ 以下）时即阻滞钠通道、减少 Na^+ 内流有关。苯妥英钠的这一作用具有明显的使用-依赖性（use-dependence）。因此，对高频异常放电的神经元的钠通道阻滞作用明显，抑制其高频反复放电，而对正常的低频放电并无明显影响。苯妥英钠还抑制神经元的快灭活型（T型）钙通道，抑制 Ca^{2+} 内流。此作用也呈使用-依赖性。较高浓度时，苯妥英钠能抑制 K^+ 外流，延长动作电位时程和不应期。

2. 治疗外周神经痛　　包括三叉神经痛和舌咽神经痛等，其神经元放电与癫痫有相似的发作机制。感觉通路神经元在轻微刺激下即产生强烈放电，引起剧烈疼痛。苯妥英钠能使疼痛减轻，发作次数减少。

3. 抗心律失常作用　　本品也适用于洋地黄中毒所致的室性及室上性心律失常。

【不良反应】

1. 局部刺激　　对胃肠道有刺激性，口服易引起食欲减退、恶心、呕吐、腹痛等症状。宜饭后服药，静脉注射易引起静脉炎。

2. 长期用药可引起牙龈增生　　多见于小儿。

3. 神经系统反应 引起眼球震颤，小脑前庭系统功能障碍，也可以引起精神改变。

4. 造血系统反应 常出现巨幼细胞性贫血，少数患者可出现血细胞和血小板减少，偶致再生障碍性贫血。

苯巴比妥（phenobarbital）：除有镇静催眠作用外，还有抗癫痫作用，为强直阵挛性发作首选药之一。苯巴比妥的作用与苯妥英钠相似，也抑制 Na^+ 内流和 K^+ 外流，但需较高浓度。对异常神经元有抑制作用，抑制其异常放电和冲动扩散。

卡马西平（carbamazepine）：又称酰胺咪嗪，为精神运动性发作的首选药物。因本品为药酶诱导剂，连续用药 3～4 周后，半衰期可缩短 50%。对癫痫复杂部分性发作有良效，为首选药；对癫痫强直阵挛性发作和单纯部分性发作也有一定疗效。主要抑制神经细胞膜对钠离子的通透性。

丙戊酸钠（sodium valproate）：对各种类型的癫痫发作都有一定疗效。对失神小发作的疗效优于乙琥胺，但因丙戊酸钠有肝毒性，临床仍愿选用乙琥胺。对全身性肌强直阵挛性发作有效，但不及苯妥英钠和卡马西平。对非典型小发作的疗效不及氯硝西泮。对复杂部分性发作的疗效近似卡马西平。对其他药物未能控制的顽固性癫痫有时可能奏效。

乙琥胺（ethosuximide）：只对失神小发作有效。其疗效不及氯硝西泮，但副作用较少。至今仍是治疗小发作的常用药。对其他型癫痫无效。常见副作用有嗜睡、眩晕、呃逆、食欲缺乏和恶心、呕吐等。偶见嗜酸性粒细胞增多症和粒细胞缺乏症。严重者可发生再生障碍性贫血。

第二节 惊厥及其治疗药物

惊厥是由中枢神经系统过度兴奋导致的全身骨骼肌不自主地强烈收缩综合征。主要见于高热、子痫、破伤风、癫痫强直阵挛性发作和中枢兴奋药中毒等。强烈持续的惊厥可致呼吸系统衰竭，应及时救治。

硫酸镁（magnesium sulfate）：主要起作用的是镁离子（Mg^{2+}），Mg^{2+} 是体内重要的阳离子之一，参与体内多种生理和生化过程。神经化学传递和骨骼肌收缩均需 Ca^{2+} 参与，注射给药硫酸镁后，Mg^{2+} 与 Ca^{2+} 化学性质相似，与 Ca^{2+} 特异性竞争作用靶点，拮抗 Ca^{2+} 的作用，从而抑制骨骼肌、平滑肌（血管、支气管、胆道等）和心肌收缩，导致骨骼肌松弛和血压下降。

【学习小结】

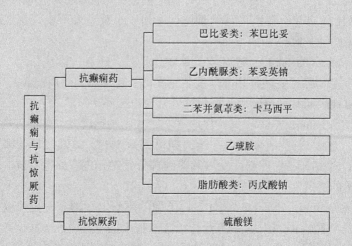

【目标考核】

1. 简述抗癫痫药的选药原则。

2. 简述抗癫痫药苯妥英钠的药理作用和临床应用。

【能力训练】 以硫酸镁为受试药物，试设计一药效学实验证明不同给药途径药物的作用不同，要求从实验目的、实验原理、实验动物分组及给药等方面设计实验方案。

（周 游）

第十二章　抗精神失常药

【学习目标】
1. 掌握抗精神失常药的作用机制，氯丙嗪的药理作用、临床应用和不良反应等。
2. 熟悉抗抑郁药的概念、分类及代表药物。
3. 了解各类抗精神失常药的代表药物。

精神失常是由多种原因引起的以精神活动障碍为特征的一类疾病，表现为知觉、思维、智能、情感、意志和行为等方面的障碍。临床上常见的精神失常有精神分裂症、躁狂症、抑郁症和焦虑症等。根据其临床适应证的不同，抗精神失常药可分为抗精神分裂症药、抗躁狂症药、抗抑郁症药和抗焦虑症药。

第一节　抗精神分裂症药

抗精神分裂症药主要包括：①吩噻嗪类，如氯丙嗪、奋乃静、氟奋乃静、三氟拉嗪、硫利达嗪；②硫杂蒽类，如泰尔登、氟哌噻吨；③丁酰苯类，如氟哌啶醇、氟哌利多；④其他，如五氟利多、舒必利、氯氮平、利培酮等。

一、吩噻嗪类

氯丙嗪（chlorpromazine，冬眠灵）是吩噻嗪类药物中的典型药物，也是最早用于临床的抗精神病药。氯丙嗪因阻断多种受体，如 DA 受体、α 受体、M 受体和 5-HT 受体，作用广泛，但副作用也较多，为临床常用药物之一。

【药理作用和作用机制】

1. 抗精神病作用　作用于中脑-边缘系统和中脑-皮层通路的 DA_2 样受体。能消除精神分裂症的幻觉、妄想，减轻思维、情感和行为障碍，但对抑郁、情感淡漠、行为退缩等症状疗效较差。有较强的镇静作用，对躁狂症也有效。

2. 镇吐作用　小剂量抑制延髓催吐化学感受区的 DA_2 样受体，大剂量可以直接抑制呕吐中枢，产生强大的镇吐作用。对妊娠中毒、其他疾病或化学物质引起的呕吐均有效。对刺激前庭引起的呕吐无效。

3. 对体温的影响　抑制下丘脑体温调节中枢，导致体温调节失灵，使体温随环境温度的升降而升降。本品配合物理降温措施（如冰浴），使体温和基础代谢降低，器官功能活动和耗氧量减少，即"人工冬眠"，从而减轻机体对刺激的过度反应，使患者顺利度过危险期。

4. 对内分泌系统的影响　可阻断下丘脑结节-漏斗处 DA 通路的 DA_2 受体。减少下丘脑释放催乳素抑制因子，抑制促性腺激素、促肾上腺皮质激素释放激素和促肾上腺皮质激素的分泌，轻度抑制生长激素分泌。

【临床应用】

1. 治疗精神病　控制精神分裂症的幻觉、妄想、兴奋躁动、紧张不安等阳性症状。多数患者症状缓解，约有半数可获痊愈，并能减少复发。

2. 镇吐　　用于治疗多种原因引起的呕吐，对尿毒症、胃肠炎、妊娠、癌症、药物等引起的呕吐有效。对晕动病呕吐无效。

3. 低温麻醉　　本品与哌替啶、异丙嗪配成冬眠合剂，用于人工冬眠，治疗创伤性、中毒性休克及辅助治疗烧伤、高热、甲状腺危象等疾病。

【不良反应】

1. 一般不良反应　　常见的不良反应有嗜睡、困倦、无力等中枢抑制作用；还有视力模糊、心动过速、口干、便秘等阿托品样作用，以及鼻塞、体位性低血压等 α 受体阻断症状。氯丙嗪刺激性较强，不应皮下注射，静脉注射可引起血栓性静脉炎。

2. 锥体外系反应　　发生率与药物种类、剂量、个体敏感性及长期用药有关，其表现形式分为：①药源性帕金森综合征，临床表现与帕金森病相似，有动作迟缓、肌肉张力增高、面容呆板（面具脸）、肌肉震颤和流涎等，一般在用药数周至数月发生；②静坐不能，表现为不可控制的烦躁不安，反复徘徊；③急性肌张力障碍，以面、颈、唇及舌肌痉挛多见，表现为口眼歪斜、斜颈、伸舌、张口和言语障碍等症状。

3. 心血管系统　　体位性低血压较常见，发生率 4%。静脉注射或肌内注射后应静卧，以防体位突然间变化而引起血压下降。可用去甲肾上腺素和间经胺等药物治疗。禁用肾上腺素，氯丙嗪可阻断 α 受体，使肾上腺素的升压作用翻转为降压作用。另外，心动过速和心电图异常（ST-T 改变和 Q-T 间期延长）颇多见。

4. 过敏反应　　用药后 1~4 周多在颜面、躯干、四肢出现斑丘疹、多形性红斑或荨麻疹，停药后可消失。另外，还有光过敏、皮肤色素沉着等。

5. 其他　　在服药后前 1~2 个月产生黄疸和肝功能障碍，与剂量无依赖性关系，多数患者可自行恢复。用药后 6~12 周内还出现白细胞减少。

二、硫杂蒽类

氯普噻吨（chlorprothixene）：抗精神分裂症、抗幻觉和妄想作用比氯丙嗪弱，但镇静作用强，抗肾上腺素和抗胆碱作用较弱。化学结构与三环类抗抑郁药相似，具有较弱的抗抑郁作用。临床用于伴有焦虑或焦虑性抑郁的精神分裂症、焦虑性神经官能症、更年期抑郁症等。锥体外系不良反应与氯丙嗪相似。

三、丁酰苯类

氟哌啶醇（haloperidol）：阻断 D_2 样受体作用强于氯丙嗪，抗躁狂、抗幻觉、抗妄想作用显著。可治疗躁狂症、精神分裂症。抗胆碱作用弱，降压作用较弱，锥体外系反应明显。

氟哌利多（droperidol）：作用与氟哌啶醇相似，可消除精神紧张，还有抗休克、镇吐及抗焦虑作用。常与强效镇痛剂芬太尼合用，产生精神恍惚、活动减少、痛觉消失但不进入睡眠状态的一种特殊麻醉状态，称为"神经安定镇痛"状态，可进行小手术、各种内窥镜检查、造影、严重烧伤的清创和换药等。

四、苯酰胺类

舒必利（sulpiride）：是一种选择性 D_2 受体拮抗剂。主要用于幻觉妄想型精神分裂症和紧张型精神分裂症，对慢性精神分裂症的孤僻、退缩、淡漠也有效，镇吐作用较强。无镇静作用，对自主神经系统几乎无影响。锥体外系反应轻。

第二节　抗躁狂症药

躁狂症主要表现为情绪高涨、烦躁不安、活动过度、言语不能自制、联想敏捷伴有妄想等阳性行为亢奋，典型抗躁狂症药为碳酸锂，抗精神病药中的氯丙嗪、氟哌啶醇等和抗癫痫药中的卡马西平、丙戊酸钠等对躁狂症也有效。

碳酸锂（lithium carbonate）：治疗剂量对正常人的精神活动几乎无影响，但对躁狂症及精神病的躁狂疗效显著，对抑郁症也有一定疗效。主要用于治疗躁狂症和控制精神病的兴奋躁狂症状，与氯丙嗪等合用可产生协同作用。

第三节　抗抑郁症药

抑郁症是一种情感障碍性精神疾患，以心境低落、思维迟缓和意志活动减退（三低症状）为主要症状，有强烈自杀倾向。按病因分类，分为由外界因素引起反应性抑郁症和无明显外因的内源性抑郁症；按发作类型分为单相型抑郁症和双相型躁狂-抑郁症；按发病年龄分为更年期抑郁症和老年性抑郁症。临床常用的药物有：①非选择性单胺再摄取抑制药，如丙咪嗪等；②选择性 NE 再摄取抑制药，如马普替林等；③选择性 5-HT 再摄取抑制药，如氟西汀等；④单胺氧化酶抑制药，如吗氯贝胺等。

第四节　抗焦虑症药

焦虑症以突如其来、反复出现而又不可言状的恐慌、畏惧、紧张、不安等症状为特点，并伴有心悸、多汗、呼吸窘迫、手脚发冷等自主神经功能紊乱，呈急性发作或慢性持续状态。焦虑症的治疗包括心理治疗和药物治疗。急性发作或病情严重的患者应给予药物治疗。抗焦虑药是指在不明显影响其他功能的情况下选择性地消除焦虑症状及相应躯体症状的药物。苯二氮䓬类（地西泮、氯氮䓬）是抗焦虑的常用药，三环类抗抑郁药（多虑平）、β 受体阻断药（普萘洛尔）及某些抗精神病药均有一定的抗焦虑作用，在特定情况下可应用。

【学习小结】

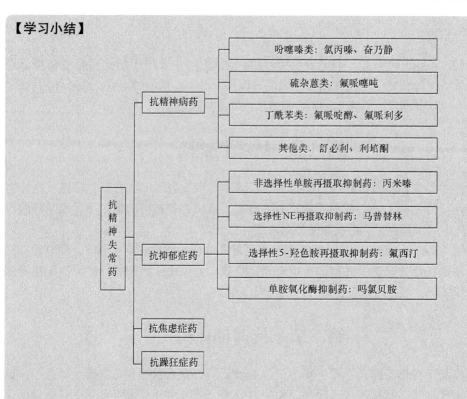

抗精神失常药
- 抗精神病药
  - 吩噻嗪类：氯丙嗪、奋乃静
  - 硫杂蒽类：氟哌噻吨
  - 丁酰苯类：氟哌啶醇、氟哌利多
  - 其他类：舒必利、利培酮
- 抗抑郁症药
  - 非选择性单胺再摄取抑制药：丙米嗪
  - 选择性NE再摄取抑制药：马普替林
  - 选择性5-羟色胺再摄取抑制药：氟西汀
  - 单胺氧化酶抑制药：吗氯贝胺
- 抗焦虑症药
- 抗躁狂症药

【目标考核】

1. 简述抗精神分裂症药的分类及其代表药物。
2. 试述氯丙嗪的临床应用和不良反应。
3. 简述抗抑郁症药物分类及代表药物。

【能力训练】 患者，男性，22岁，患有精神分裂症，治疗方案为：给予氯丙嗪300mg口服，bid（一日2次）。治疗两个月后患者精神症状有所好转，但出现肌张力增高、动作迟缓、手抖、流涎、坐立不安、反复徘徊等症状。问题：

（1）常用抗精神病药物分为哪几类？氯丙嗪治疗精神分裂症的机制是什么？在使用过程中应注意观察哪些反应？

（2）本病例给予氯丙嗪两个月后为何会出现肌张力增高、坐立不安等症状？可以采取何种措施对抗？

（周 游）

第十三章　镇　痛　药

【学习目标】
1. 掌握阿片类镇痛药的药理作用、作用机制、体内过程、临床应用及不良反应。
2. 熟悉镇痛药的概念、镇痛药的分类、阿片受体的分类与功能、疼痛发生的机制、疼痛的类型。
3. 了解疼痛的临床意义、镇痛药应用的基本原则及阿片受体阻断药的特点。

疼痛是一种组织损伤或潜在损伤所引起的不愉快感觉和情感体验。它既是机体的一种保护性机制，提醒机体避开或处理伤害，也是临床许多疾病的常见症状。

镇痛药（analgesics）是指作用于中枢神经系统，选择性地解除或缓解疼痛并改变其对疼痛的情绪反应，而对其他感觉（如听觉、触觉等）无明显影响，并保持意识清醒的药物。本类药物通过激活中枢神经系统的阿片受体（opiate receptor）产生镇痛作用，所以称为阿片类镇痛药（opioid analgesics），且易产生药物依赖性或成瘾性，又称为成瘾性镇痛药（addictive analgesics）（图 13-1）。

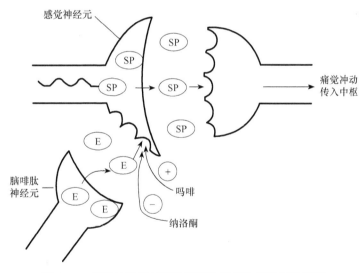

图 13-1　痛觉的传递与阿片类药物镇痛作用机制示意图

E. 脑啡肽；SP. P 物质

临床常用的镇痛药包括：①阿片生物碱类镇痛药，如吗啡和可待因；②人工合成的阿片类镇痛药，如哌替啶、芬太尼、美沙酮和二氢埃托啡；③其他镇痛药，如延胡索乙素和罗通定。

第一节　阿片生物碱类镇痛药

吗啡（morphine）是本类药物的代表药，其作用强大，并具有抑制呼吸、镇静和欣快等中枢作用，长期应用易产生耐受性和依赖性。

【药理作用和作用机制】

1. 中枢神经系统

1）镇痛和镇静：吗啡镇痛作用强大，皮下注射 5～10mg 明显减轻或消除疼痛，疗效维持 4～5h。吗啡对各种疼痛有效，其中对慢性、持续性钝痛的效果优于急性、间断性锐痛，且不影响意识和其他感觉。可消除因疼痛（特别是持续性钝痛）引起的焦虑、紧张等情绪反应，并可产生镇静和欣快感，反复用药可导致依赖性。

2）抑制呼吸：治疗量吗啡即可抑制呼吸，使呼吸频率变慢，潮气量减少。吗啡通过降低延脑呼吸中枢对二氧化碳的敏感性及直接抑制脑桥呼吸调节中枢两种机制产生呼吸抑制作用。

3）镇咳：抑制延脑咳嗽中枢，使咳嗽反射消失，可能与吗啡激动延脑孤束核阿片受体有关。

4）催吐：兴奋延脑催吐化学感受区（CTZ），引起恶心和呕吐。连续用药时催吐作用可消失。

5）体温：吗啡作用于下丘脑体温调节中枢，改变体温调定点，使体温略有降低，但长期大剂量应用，体温反而升高，说明内源性阿片肽在一定程度上参与了体温的恒定调节。

6）其他：吗啡作用于中脑顶盖前核阿片受体，兴奋动眼神经缩瞳核，引起瞳孔缩小。缩瞳反应几乎不具有耐受性，因此针尖样瞳孔常作为诊断吗啡过量中毒的重要依据之一。

2. 兴奋平滑肌

1）胃肠道：吗啡兴奋胃肠道平滑肌和括约肌，引起痉挛，使胃排空和推进性肠蠕动减弱；抑制消化液分泌；抑制中枢而使便意迟钝。最终导致肠内容物推进受阻，引起便秘。

2）胆道：治疗量吗啡可引起胆道平滑肌和括约肌收缩，胆道和胆囊内压增高，引起上腹部不适，严重者出现胆绞痛。

3）其他平滑肌：吗啡降低子宫平滑肌的反应性，临产妇应用吗啡可延长产程；吗啡增强膀胱括约肌张力，导致尿潴留；对支气管哮喘患者，治疗量吗啡可诱发哮喘。

3. 心血管系统　　抑制血管运动中枢，并促进组胺释放，扩张动脉和静脉，使外周阻力降低，并抑制压力感受器反射，引起直立性低血压等。同时由于血液中 CO_2 的分压升高，导致脑血管扩张，颅内压增高。

【临床应用】

1. 镇痛　　吗啡对各种原因引起的疼痛均有强大的镇痛作用，但易于成瘾，一般仅短期内用于其他镇痛药无效的剧痛，如严重创伤、手术后、烧伤等引起的剧痛或晚期癌症疼痛等；用于内脏平滑肌痉挛引起的绞痛（如胆绞痛和肾绞痛）时，需在明确诊断后合用解痉药如阿托品；心肌梗死引起的剧痛，如血压正常可应用吗啡。

2. 心源性哮喘　　对于左心衰竭突发急性肺水肿所致呼吸困难（心源性哮喘），除应用强心苷、氨茶碱及吸入氧气外，静脉注射吗啡可迅速缓解患者气促和窒息感，促进肺水肿液的吸收。其机制可能是由于吗啡扩张外周血管，降低外周阻力，减轻心脏前后负荷，有利于肺水肿的消除；其镇静作用又有利于消除患者的焦虑、恐惧情绪。此外，吗啡降低呼吸中枢对 CO_2 的敏感性，减弱过度的反射性呼吸兴奋，使急促浅表的呼吸得以缓解，也有利于心源性哮喘的治疗。但伴有休克、昏迷、严重肺部疾患或痰液过多时禁用。对其他原因引起的肺水肿，如尿毒症所致肺水肿，也可应用吗啡。

3. 止泻　适用于减轻急性、慢性消耗性腹泻症状，可选用阿片配或复方樟脑酊。如伴有细菌感染，应同时服用抗生素。

【不良反应】

1）治疗量吗啡可引起恶心、呕吐、眩晕、意识模糊、不安、便秘、尿潴留、低血压、鼻周围疹痒、荨麻疹和呼吸抑制等。

2）连续多次应用易产生耐受性和成瘾性，应按国家颁布的《麻醉药品和精神药品管理条例》限制使用，一般连续用药不得超过 1 周。

3）急性中毒时出现昏迷、呼吸抑制、针尖样瞳孔缩小、血压下降甚至休克，呼吸麻痹是致死的主要原因。应进行人工呼吸、吸氧和应用阿片受体阻断剂纳洛酮等。

【用药指导】

1）与镇静催眠药、吩噻嗪类、单胺氧化酶抑制药，三环抗抑郁药、乙醇等中枢抑制性药物合用可增强吗啡的中枢抑制作用，延长其作用时间。

2）吗啡可增强香豆素类的抗凝血作用，并延长其作用时间。

3）与西咪替丁合用，可使吗啡的肝代谢和肝摄取受到抑制，使其血药浓度增高，作用增强。

4）与抗胆碱药物（尤其是阿托品）合用时，可使便秘加重，增加出现麻痹性肠梗阻和尿潴留的危险性。

5）与氢氯噻嗪类合用，可加重直立性低血压。

6）与抗生素（如头孢霉素、林可霉素、克林霉素、青霉素等）合用，可诱发假膜性肠炎，出现严重的水样腹泻。

第二节　人工合成镇痛药

哌替啶（pethidine，度冷丁）：于 1937 年在人工合成阿托品类似物时发现其具有吗啡样作用，是目前临床常用的人工合成镇痛药。

【药理作用和作用机制】哌替啶主要激动 μ 型阿片受体，药理作用与吗啡基本相同，镇痛作用弱于吗啡，其效价强度为吗啡的 1/10～1/7，作用持续时间较短，为 2～4h。镇静、呼吸抑制、致欣快和扩血管作用与吗啡相当。本品也能提高平滑肌和括约肌的张力，但因作用时间短，较少引起便秘和尿潴留。大剂量哌替啶也可引起支气管平滑肌收缩，无明显中枢性镇咳作用；有轻微的子宫兴奋作用，但对妊娠末期子宫收缩无影响，也不对抗缩宫素的作用，故不延缓产程。

【临床应用】用于各种剧痛，如创伤性疼痛、手术后疼痛、麻醉前用药或局部麻醉与静吸复合麻醉辅助用药等。对内脏绞痛应与阿托品配伍应用。对于分娩镇痛时，须监测本品对新生儿的抑制呼吸作用。麻醉前给药、人工冬眠时常与氯丙嗪、异丙嗪组成人工冬眠合剂应用。用于心源性哮喘，有利于肺水肿的消除。慢性重度疼痛的晚期癌症患者不宜长期应用本品。

【不良反应】 头晕、出汗、口干、恶心、呕吐、心悸、直立性低血压等，长期连续用药易成瘾，用量过大可抑制呼吸，偶尔出现震颤、肌肉挛缩、反射亢进甚至惊厥等中枢兴奋症状。本品中毒出现的兴奋惊厥等症状，拮抗剂可使其症状加重，此时只能用地西泮或巴比妥类药物解除。当血内本品及其代谢产物浓度过高时，血液透析能促进排泄毒物。

芬太尼（fentanyl）：用于麻醉前、中、后的镇静与镇痛，是目前复合全麻中常用的药物；用于麻醉前给药和麻醉诱导，并作为辅助用药与全身麻醉药、局部麻醉药合用于各种手术；用于术前、术后及术中等各种剧烈疼痛。

美沙酮（methadone）：美沙酮的药理作用与吗啡相同，但作用持续时间明显长于吗啡，可能与药物在周围组织的蓄积性分布和缓慢释放入血有关。美沙酮耐受性和成瘾性发生缓慢，停药后的戒断症状轻，因此广泛用于吗啡或海洛因成瘾者的脱毒治疗。

【学习小结】

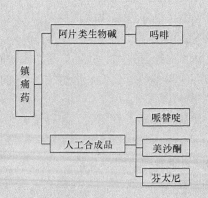

【目标考核】
1. 简述镇痛药物的分类及代表药物。
2. 试述吗啡的临床应用和不良反应。

【能力训练】 患者，女，74岁。主诉：持续性胸前区闷痛 2h。现病史：患者于睡眠中突觉胸前区闷痛，有濒死感，伴大汗、有便意。自服硝酸甘油后无缓解。问题：
（1）心肌梗死患者为什么应用吗啡？
（2）应用吗啡时要注意什么问题？

（周　游）

第十四章 治疗阿尔茨海默病的药物

【学习目标】

1. 掌握多奈哌齐及其他脑功能改善及抗记忆障碍药的药理作用、作用机制、体内过程、临床应用及不良反应。

2. 熟悉脑功能改善及抗记忆障碍药的分类。

3. 了解阿尔茨海默病的发病机制及药物干预策略。

阿尔茨海默病（Alzheimer's disease，AD），又名老年性痴呆，是一种与年龄高度相关的、以进行性认知障碍和记忆力损害为主的中枢神经系统退行性疾病，表现为记忆力、判断力、抽象思维等一般智力的丧失。治疗阿尔茨海默病的药物可以促进脑组织新陈代谢，促进或改善脑血液循环，补充脑发育的营养物质，增强机体的抵抗力，对神经细胞的发育及轴突的生成都有良好的作用。

目前临床用于脑功能改善及抗记忆障碍药，按其作用机制可分为胆碱酯酶抑制剂、酰胺类中枢兴奋药和其他类。

第一节 胆碱酯酶抑制药

多奈哌齐（donepezil，安理申）是一种苄基哌啶类化合物，是美国FDA第二个批准的第二代胆碱酯酶抑制药，由于其安全性高，耐受性好，目前在全世界应用广泛。

【药理作用和临床应用】 本品属第二代可逆性中枢胆碱酯酶（AChE）抑制药，对中枢神经系统AChE的选择性高，对丁酰胆碱酯酶几乎无作用。能提高中枢神经系统，特别是大脑皮质神经突触中ACh的浓度，从而改善认知功能。多奈哌齐改善实验性记忆障碍的作用可被N胆碱受体（烟碱受体）阻断药美卡拉明所减弱，提示其记忆障碍改善作用可能与激动N胆碱受体有关。多奈哌齐对β淀粉样蛋白及脑缺血再灌注等多种原因导致的大脑皮质及海马神经元损伤具有保护作用，可减少神经元的死亡。临床主要用于轻度或中度阿尔茨海默病的治疗。

【不良反应】 多奈哌齐的不良反应常见幻觉、易激惹、攻击行为、昏厥、眩晕、失眠、肌肉痉挛、尿失禁、疼痛；少见癫痫、心动过缓、胃肠道出血、胃和十二指肠溃疡、血肌酸激酶浓度的轻微增高。

石杉碱甲（huperzine A）：该药是从石杉科植物千层塔（*Huperzia serrata*）中提取的生物碱，为我国首创的可逆性高选择性AChE抑制药，兼具抗氧化应激和抗神经细胞凋亡作用，保护神经细胞。口服吸收迅速，生物利用度为96.9%，易透过血脑屏障。临床用于良性记忆障碍，对痴呆患者和脑器质性病变引起的记忆障碍也有改善作用，显著改善记忆功能和认知功能。少数患者用药后出现恶心、出汗、腹痛、肌肉震颤、视力模糊和瞳孔缩小等不良反应。

第二节 酰胺类中枢兴奋药

该类药可作用于大脑皮质，激活、保护和修复神经细胞，促进大脑对磷脂和氨基酸的利用，增加大脑蛋白质合成，改善各种类型的脑缺氧和脑损伤，提高学习和记忆能力。

本类药物可促进突触前膜对胆碱的再吸收，影响胆碱能神经元兴奋传递，促进乙酰胆碱合成。代表药有吡拉西坦、茴拉西坦、奥拉西坦。酰胺类药口服吸收快，血浆浓度达峰时间短（1h 内），可通过血脑屏障。吡拉西坦在体内不代谢，以原型药物从尿液和粪便（1%～2%）中排泄。

吡拉西坦常见不良反应为兴奋、易激动、头晕和失眠等；偶见轻度肝功能损害（轻度肝脏转氨酶 AST 及 ALT 升高）、体重增加、幻觉、共济失调、皮疹。茴拉西坦常见不良反应为口干、嗜睡、全身皮疹。奥拉西坦偶见前胸和腹部发热感，肝肾功能异常。

第三节　其　他　类

其他脑功能改善及抗记忆障碍药有胞磷胆碱钠、艾地苯醌、银杏叶提取物等。胞磷胆碱钠为核苷衍生物，可改善脑组织代谢，促进大脑功能恢复、促进苏醒。艾地苯醌可激活脑线粒体呼吸活性，改善脑缺血的脑能量代谢，改善脑内葡萄糖利用率，使脑内 ATP 产生增加，进而改善脑功能。银杏叶提取物可清除氧自由基生成，抑制细胞脂质过氧化，促进脑血液循环，改善脑细胞代谢，进而改善脑功能。

银杏叶提取物（Ginkgo，天保宁，金纳多，百路达）：是一种抗氧化剂，作用机制可能与多种药理作用有关，对脑部血液循环及脑细胞代谢有改善和促进作用，可提高脑缺氧的耐受性，明显减少老年斑的沉积和神经元纤维缠结的形成，清除自由基，提高 SOD 的活性。主要用于脑部、周边等血液循环障碍，如急慢性脑机能不全及其后遗症如脑卒中、注意力不集中、记忆力衰退、痴呆。耳部血流及神经障碍如耳鸣、眩晕、听力减退、耳迷路综合征。眼部血流及神经障碍如糖尿病引起的视网膜病变及神经障碍、老年黄斑变性、视力模糊、慢性青光眼。末梢循环障碍如各种动脉闭塞症、间歇性跛行症、手脚麻痹冰冷、四肢酸痛，得到改善，在德国已被批准用于痴呆的治疗。患者服用银杏制剂安全性大，但仍有胃肠道反应，不能用于抗凝治疗患者。

【学习小结】

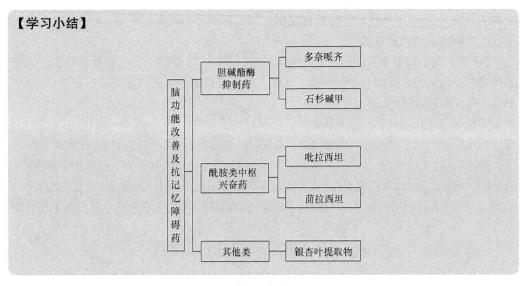

【目标考核】简述脑功能改善及抗记忆障碍药的分类及代表药物。

【能力训练】患者，男，71岁。记忆力进行性减退4年。近一年来出现有行为异常，穿着不整洁、不洗漱、沉默寡言，有时出现尿失禁等现象。诊断：阿尔茨海默病。治疗：①功能锻炼，鼓励个人完成日常生活，多与人交流。②安理申5mg睡前口服，若无明显不适，4周后增至10mg，③吡拉西坦0.8tid（一日3次），都可喜1片bid（一日2次），多塞平25mg qd（一日1次）。问题：

（1）对该患者应用上述用药是否合理？

（2）对于AD还可选择哪些药物？

（周　游）

第四篇　影响自体活性物质的药物

第十五章 解热镇痛抗炎药和抗痛风药

【学习目标】
1. 掌握阿司匹林的作用、临床应用、不良反应及用药指导原则。
2. 熟悉解热镇痛抗炎药的作用及其作用机制。
3. 了解对乙酰氨基酚、吲哚美辛、布洛芬的作用特点；了解常用抗痛风药的作用特点。

体内细胞间信息的传递由化学物质来传送，远隔细胞间信息的传递由被称为激素的化学物质来传送，如糖皮质激素、甲状腺激素等；紧密结合细胞间信息的传递，如神经元间或神经元所连接的效应细胞间的突触传递，由被称为递质的化学物质来传送，如去甲肾上腺素、乙酰胆碱等；而在局部组织范围内细胞间信息的传递则由被称为局部激素（local hormone）的化学物质来传送，又称为自体活性物质（autacoid），这些化学物质包括前列腺素、组胺、5-羟色胺、白三烯、血管活性肽（P 物质、激肽类、血管紧张素、利尿钠肽、血管活性肠肽、降钙素基因相关肽、神经肽 Y 和内皮素等）及一氧化氮和腺苷等。

第一节 解热镇痛抗炎药

解热镇痛抗炎药（antipyretic-analgesic and anti-inflammatory drug）是一类具有解热、镇痛，而且大多数还有抗炎、抗风湿作用的药物。由于其抗炎作用与糖皮质激素不同，又称为**非甾体抗炎药**（non steroidal anti-inflammatory drug，NSAID）。

根据其化学结构的不同，通常可分为水杨酸类、苯胺类、吲哚类、芳基乙酸类、芳基丙酸类、烯醇酸类、吡唑酮类、烷酮类、异丁芬酸类等。虽然它们的化学结构不同，却有相似的药理作用、作用机制和不良反应。

一、NSAID 共同作用

NSAID 共同的作用机制是抑制花生四烯酸代谢过程（图 15-1），使体内前列腺素（PG）的生物合成减少。

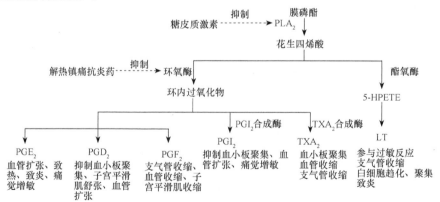

图 15-1 花生四烯酸代谢途径及主要代谢产物的生物活性

PLA_2. 磷脂酶 A_2；5-HPETE. 5- 氢过氧化二十碳四烯酸；PG. 前列腺素，PGE_2、PGD_2、PGF_2 表示 PG 的不同亚型；PGI_2. 前列环素；TXA_2. 血栓素 A_2；LT. 白三烯

NSAID 在化学结构上虽属不同类别，但这类药物均有 3 种主要作用。

1. 解热作用　　正常体温的调节是由下丘脑支配的，下丘脑体温调节中枢使散热和产热之间保持一个动态平衡，使体温维持在 37℃ 左右。当体温升高时，NSAID 能促使升高的体温恢复到正常水平，而 NSAID 对正常的体温没有明显的影响。感染、组织损伤、炎症或其他疾病状态都可以促进细胞因子如 IL-1β、IL-6、TNF-β 等的产生引起发热，而这些细胞因子又促使下丘脑视前区附件合成 PGE_2，通过 cAMP 触发下丘脑的体温调节中枢增加产热，体温调定点的上调，使体温升高。NSAID 并不直接抑制注射 PG 产生的发热作用，但对这些细胞因子性内热原引起的发热有解热作用。因此 NSAID 是通过抑制中枢 PG 合成而发挥解热作用的。

2. 镇痛作用　　NSAID 对于炎症和组织损伤引起的疼痛尤其有效，其可以抑制 PG 的合成从而使局部痛觉感受器对缓激肽等致痛物质的敏感性降低，其本身也有一定的致痛作用。临床上适用于中等程度的疼痛，常见的慢性钝痛如头痛、牙痛、神经痛、肌肉或关节痛、痛经、产后疼痛及癌症骨转移痛等具有较好的镇痛作用，而对尖锐的一过性刺痛无效，不产生欣快感和成瘾性。其与阿片样物质联用可抑制术后疼痛，且可以减少阿片样物质的用量。部分 NSAID 有中枢和外周神经的抗知觉作用。

3. 抗炎作用　　大多数解热镇痛药都具有抗炎作用。其作用机制是抑制体内环氧酶的生物合成。NSAID 的抗炎作用主要与其抑制环氧酶（COX）的活性及抑制 PG 的生成有关。除此之外，尚有其他作用机制。中性粒细胞和巨噬细胞生成的氧自由基可引起组织损伤，NSAID 不仅可以抑制 COX 的活性，还可以清除过量的氧自由基从而抑制组织损伤。阿司匹林已被证实具有抑制转录因子表达，从而抑制炎症介质基因的转录的作用。

二、常用解热镇痛抗炎药

阿司匹林（aspirin），又称乙酰水杨酸（acetrylsalicylic acid），属于水杨酸类解热镇痛药。

【体内过程】口服后迅速被胃肠道黏膜吸收，1～2h 达到血药浓度峰值。大部分发生水解，水解后以水杨酸盐的形式可分布到全身组织包括关节腔、脑脊液和胎盘，故血药中阿司匹林浓度低，血浆 $t_{1/2}$ 仅为 15min。水杨酸盐与血浆蛋白结合率高达 80%～90%，并与其他药物竞争蛋白结合位点，发生药物相互作用。大部分水杨酸在肝内氧化代谢，其代谢产物与甘氨酸或葡糖醛酸结合后经尿排出。尿液 pH 的变化对水杨酸盐的排泄量影响很大，在碱性尿时可排出 85%，而在酸性尿时仅为 5%。剂量过大时，可出现中毒症状。

【药理作用和临床应用】

1. 解热镇痛作用　　能迅速使发热者体温降至正常。适用于轻度、中度疼痛，对内脏病变导致的疼痛无效。长期使用不产生耐受性和依赖性，其他不良反应也较阿片类药物少。主要用于头痛、牙痛、神经痛、肌肉痛及月经痛，也用于感冒和流感等退热。本品只能缓解症状，不能治疗引起疼痛和发热的病因，故需同时应用其他药物对病因进行治疗。成人常用剂量为一次 0.3～0.6g，一日 3 次。必要时可每 4～6h 一次，但 24h 不超过 2g。

2. 抗炎抗风湿作用 阿司匹林作用于炎症组织，通过抑制前列腺素或其他能引起炎性反应的物质（如组胺）的合成而起抗炎作用。抑制溶酶体酶的释放及白细胞趋化性等也可能与其有关。能有效控制风湿病的症状，一直作为抗风湿病的主要药物，但其对风湿病造成的组织（包括心脏和其他组织）损伤并无影响。目前认为，除抑制前列腺素合成之外，可能还有其他作用机制。近年来重视免疫机制与风湿病的关系，发现其对一些抗原-抗体反应有抑制作用。用药后可解热，使关节疼痛等症状缓解，同时使血沉下降，但不能改变风湿热的基本病理变化，也不能治疗和预防风湿性心脏损害及其他并发症。成人常用剂量为一日 3～6g，分 4 次服。

3. 抗血栓作用 由于本品能减少促使血小板聚集和血管收缩的血栓素 A_2 的形成，因此可抑制血小板聚集，防止血栓形成。用于不稳定性心绞痛（冠状动脉血流障碍所致的心脏疼痛）、急性心肌梗死；预防心肌梗死复发；动脉血管的手术后（动脉外科手术或介入手术后，如主动脉冠状动脉静脉搭桥术）；预防大脑一过性的血流减少（短暂性脑缺血发作）和已出现早期症状（如面部和手臂肌肉一过性瘫痪或一过性失明）的脑梗死。一般用小剂量，成人通常为一次 0.075～0.15g，一日 1 次。在急性心肌梗死或血管重建手术开始可用较高剂量（0.16～0.325g）作为负荷剂量，以后改为常用低剂量。

4. 其他 儿科可用于治疗皮肤-黏膜-淋巴结综合征（川崎病）；用于治疗胆道蛔虫病（有效率达 90% 以上）；粉末外用治疗足癣；用于因 X 线照射或放疗引起的腹泻治疗。

【不良反应】一般用于解热镇痛，剂量很少引起不良反应。长期大量用药（如治疗风湿热），尤其当血药浓度＞200μg/ml 时则较易出现副作用。血药浓度越高，副作用越明显。

1. 胃肠道反应 最为常见。口服可直接刺激胃黏膜，引起上腹不适、恶心、呕吐。较大剂口服（抗风湿治疗）可引起胃溃疡及无痛性胃出血，原有溃疡者，症状加重。餐后服药或同服止酸药可减轻胃肠道反应。

2. 加重出血倾向 大剂量阿司匹林可以抑制凝血酶原的形成，引起凝血障碍，加重出血倾向，维生素 K 可以预防。严重肝病，有出血倾向的疾病如血友病患者、产妇和孕妇禁用。如需手术患者，术前 1 周应停用阿司匹林。

3. 水杨酸反应 大剂量（5g/d）时，可出现头痛、眩晕、恶心、呕吐、耳鸣、视力及听力减退，总称为水杨酸反应，是水杨酸类中毒的表现，严重者可出现过度呼吸、高热、脱水、酸碱平衡失调，甚至神经错乱。严重中毒者应立即停药，静脉滴入碳酸氢钠溶液以碱化尿液，加速水杨酸盐自尿排泄。

4. 过敏反应 少数患者可出现皮疹、荨麻疹、哮喘、血管神经性水肿或黏膜充血等过敏反应。其中哮喘较多见，而且多发生于 30 岁以上的中年人。于服药数分钟后产生呼吸困难、喘息，严重者可致死，特称为"阿司匹林哮喘"。

5. 对肝肾功能损害 表现为转氨酶升高，其中损害与剂量大小有关，不过是可逆的，停药后可恢复。对肾的影响主要是水肿、多尿等肾小管功能受损的症状。

6. 瑞夷综合征（Reye's Syndrome） 12 岁以下儿童，特别是流感和水痘患儿服用本品有发生瑞夷综合征的危险。此症少见，但可以致死。其表现为开始有短期发热等类似急性感染症状，惊厥，频繁呕吐，颅内压增高与昏迷等。

对乙酰氨基酚（acetaminophen）：又名扑热息痛（paracetamol），属于苯胺类解热镇痛药。本品为非处方药，解热镇痛作用与阿司匹林相当，但抗炎作用极弱。通常认为在中枢神经系统，对乙酰氨基酚抑制前列腺素合成，产生解热镇痛作用，在外周组织对环氧酶没有明显的作用，这可能与其无明显抗炎作用有关。因此临床主要用于感冒或其他感染引起的发热、头痛、偏头痛、关节痛、神经痛、肌肉痛、痛经等。适用于一些对阿司匹林不能耐受或过敏的患者，如血友病及其他出血性疾病（包括应用抗凝药治疗的病例）、消化性溃疡、胃炎等。

吲哚美辛（indomethacin，消炎痛）：为人工合成的吲哚衍生物，属于吲哚类解热镇痛抗炎药物，是最强的 PG 合成酶抑制药之一。对 COX-1 和 COX-2 均有强大的抑制作用，也能抑制磷脂酶 A_2 和磷脂酶 C，减少粒细胞游走和淋巴细胞的增殖，其抗炎作用比阿司匹林强 10～40 倍。故有显著的抗炎及解热作用，对炎性疼痛有明显镇痛效果。但不良反应多，故仅用于其他药物不能耐受或疗效不显著的病例。对急性风湿性及类风湿性关节炎，约 2/3 患者可得到明显改善。如果连用 2～4 周仍不见效者，应改用其他药。对关节强直性脊髓炎、骨关节炎也有效；对癌性发热及其他不易控制的发热常能见效。

双氯芬酸（diclofenac）：属于苯基乙酸类的解热镇痛抗炎药物。本品为强效抗炎镇痛药。其抑制环氧合酶的活性较吲哚美辛强。且可通过抑制脂肪酸进入白细胞，减少细胞中花生四烯酸的浓度。临床适用于各种中等程度疼痛、类风湿关节炎、粘连性脊椎炎、非炎性关节痛、椎关节炎等引起的疼痛，各种神经痛、手术及创伤后疼痛，以及各种疼痛所致发热等。

布洛芬（ibuprofen）：属于芳基丙酸类解热镇痛抗炎药物，应用最普遍。它是世界卫生组织、美国 FDA 唯一共同推荐的儿童退烧药，是公认的儿童首选抗炎药。本品口服吸收快且完全，服药后 1～2h 血药浓度可达峰值。一次给药后，$t_{1/2}$ 约为 2h。该药可缓慢透过滑膜腔，用药 5h 后关节液浓度与血药浓度相等。血药浓度降低后关节腔内仍能保持较高的浓度，可维持 12h，并易透过胎盘和进入乳汁。其血浆蛋白结合率高（99%），主要经肝代谢为无活性物质；60%～90% 经肾由尿排出，100% 于 24h 内排出。

美洛昔康（meloxicam）：属于烯醇酸类解热镇痛抗炎药物。对 COX-2 的选择性抑制作用比 COX-1 高 10 倍。血浆蛋白结合率 99%，$t_{1/2}$ 约为 20h，每日 1 次给药。临床常用于慢性关节病，包括缓解急慢性脊柱关节病、类风湿性关节炎、骨性关节炎等的疼痛、肿胀及软组织炎症、创伤性疼痛、手术后疼痛。在较低治疗量时胃肠道不良反应少，剂量过大或长期服用可致消化道出血、溃疡。

第二节 抗 痛 风 药

痛风是因血尿酸增高及尿酸盐结晶在关节和组织沉积而引起的一组综合征，临床表现为急性或慢性痛风性关节炎、痛风性肾病、尿酸性肾结石、痛风石和高尿酸血症等。引起痛风的原因为体内嘌呤代谢紊乱而最终产物尿酸过剩，高于正常值。尿酸可因尿酸氧化酶的缺乏使尿酸不能被氧化而增多，也可因肾功能不全使尿酸排泄减少而增多。

抗痛风药物是通过抑制尿酸的合成、促进尿酸排泄和分解，降低血尿酸和尿尿酸水平或抑制粒细胞浸润而控制关节炎、痛风发作的药物。常用的抗痛风药分以下3类：①用于急性痛风的药物，如秋水仙碱、秋水仙胺、促皮质素、吲哚美辛等；②对急、慢性痛风都有效的药物，如水杨酸钠、芬布芬、糖皮质激素类药物等；③用于慢性痛风的药物，如别嘌醇、丙磺舒、磺吡酮、苯溴马隆等。

别嘌醇（allopurinol，别嘌呤醇）：本品及其代谢产物氧嘌呤醇通过抑制黄嘌呤氧化酶的活性，使尿酸生成减少，血及尿中的尿酸含量降低到溶解度以下的水平，从而防止尿酸结石在骨、关节、肾的沉积，有助于痛风结节及尿酸结晶的重新溶解。用于治疗具有痛风史的高尿酸血症，预防痛风关节炎的复发。应用时患者确保摄入充足的水分（一日2000～3000ml），并维持尿液呈微碱性，以减少尿酸石及肾内尿酸沉淀的危险。

【学习小结】

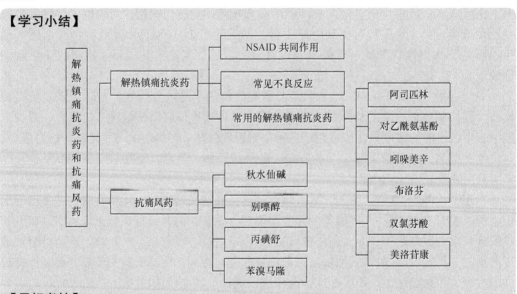

【目标考核】

1. 试述阿司匹林引起胃肠道反应的表现、机制和防治。

2. 哌替啶、阿司匹林和阿托品各用于什么性质的疼痛？各药主要不良反应是什么？

【能力训练】

案例一 患者，男，64岁，两年前开始出现双腕、双手和双踝、足、跖趾关节肿痛，伴晨僵，阴雨天加重。近一月来，疼痛加重，且有关节发热发红，两个远端指关节变形不能屈伸。辅助检查：血沉55mm/RF（＋）。关节X线检查：双手骨质疏松，腕部关节变窄。此患者被诊断为类风湿性关节炎。针对此患者临床治疗原则是什么？可选用什么药物？

分析 类风湿性关节炎治疗原则为：①控制关节及其他组织的炎症，缓解症状；②保持关节功能和防止畸形；③修复受损关节以减轻疼痛和恢复功能；④晚期患者可行关节畸形矫形外科手术。早期轻型病例以口服阿司匹林为主；中期及晚期病例可加用免疫抑制剂；重症患者或有严重并发症，严重关节外病变可加用糖皮质激素但用量应少、时间宜短。

案例二 患者，女，48岁，长期服用氢化可的松不能控制风湿性关节炎，处方如下，分析是否合理用药，为什么？

Rp：阿司匹林片 0.5g×36，用法：阿司匹林片 0.5g/ 次，3 次 /d。

分析 此处方不合理。原因：①阿司匹林要使用大剂量才能发挥抗炎作用，对风湿性关节炎的用量为每日 3～5g，该处方剂量太小；②治疗风湿性关节炎首先选用非甾体类抗炎药，不能控制时再选用甾体类抗炎药。而此患者已用甾体类抗炎药不能控制症状，再使用非甾体类抗炎药治疗意义不大。

（黄晓峰）

第十六章　组胺和抗组胺药

【学习目标】
1. 掌握 H_1 受体阻断药的药理作用、临床应用和不良反应。
2. 熟悉组胺受体分型、分布组织及生物效应。
3. 了解常用组胺和抗组胺药的临床应用原则。

第一节　组胺及其组胺受体激动药

组胺（histamine）：体内组胺由组氨酸在特异性的组氨酸脱羧酶催化下脱羧产生，广泛分布于体内各组织中，其中以与外界接触的肺、皮肤和胃肠黏膜中含量最高。正常情况下，主要以无活性的结合型储存于组织的肥大细胞和血液的嗜碱性粒细胞颗粒中。在组织损伤、炎症、神经刺激、某些药物或一些抗原-抗体反应时，引起这些细胞脱颗粒，使结合型组胺变为游离型而释放，作用于组胺受体而产生效应，Ⅰ型超敏反应（或称速发型超敏反应）就是它的主要效应。

目前发现组胺受体有 H_1、H_2、H_3 3 种亚型。各亚型被激动后，通过 G 蛋白介导和不同的第二信使产生效应。H_1 受体被激动，可引起磷脂肌醇水解增加和细胞内 Ca^{2+} 增加；H_2 受体被激动，使细胞内 cAMP 增加；H_3 受体被激动则可能减少 Ca^{2+} 内流。各亚型受体的分布及其激动后的效应，见表 16-1。

表 16-1　组胺受体的分布及其效应

受体	分布的组织	受体激动后效应	激动药	阻断药
H_1	支气管、胃肠道、子宫等平滑肌	收缩	组胺	苯海拉明
	皮肤血管、毛细血管	扩张、通透性增加	倍他司汀	异丙嗪
	心房肌	收缩增强	2-甲基组胺	氯苯那敏
	房室结	传导减慢	—	阿司咪唑等
	中枢	觉醒反应	—	
H_2	胃壁细胞	分泌增加	组胺	西咪替丁
	血管	扩张	倍他唑	雷尼替丁
	心室肌	收缩增强	4-甲基组胺	法莫替丁等
	窦房结	心率加快		
H_3	中枢与外周神经末梢	负反馈性调节	组胺	硫丙咪胺
		组胺合成与释放	α-甲基组胺	英替咪定

注："—"表示无对应药物

药用组胺为人工合成品，口服无效，皮下或肌内注射吸收迅速，但作用维持时间短。组胺无临床治疗价值，目前仅限于胃分泌功能的检查和麻风病的辅助诊断。组胺可引起颜面潮红、头痛、低血压、心动过速、胃肠反应等。支气管哮喘、消化性溃疡病患者禁用。

倍他司汀（betahistine，倍他胺，抗眩啶，倍他啶）：是组胺 H_1 受体激动剂，具有扩张血管的作用，可促进脑干和迷路的血液循环，纠正内耳血管痉挛，减轻膜迷路积水；还有抗血小板聚集及抗血栓形成作用。临床上用于：①内耳眩晕病，能减除眩晕、耳鸣、恶心及头痛等症状，近期治愈率较高；②多种原因引起的头痛；③慢性缺乏性脑血管病。不良反应较少，偶有口干、胃部不适、心悸、皮肤瘙痒等，个别病例偶有恶心、头晕、头胀、出汗等，一般不影响继续服药。消化性溃疡、支气管哮喘、褐色细胞瘤及孕妇慎用；老年人使用时注意调节剂量；不可同时服用组织胺类药物；儿童忌用。

第二节　组胺受体阻断药

组胺受体阻断药（histamine receptor antagonist）是一类能竞争性阻断组胺与其受体结合，产生抗组胺作用的药物。迄今，已有"第一代抗组胺药"和"第二代抗组胺药"。根据药物对受体的选择性不同，可分为 H_1 受体阻断药和 H_2 受体阻断药。

一、H_1 受体阻断药

临床应用的 H_1 受体阻断药有 50 余种，大多数具有与组胺侧链相似的乙基胺结构，对 H_1 受体有较强的亲和力，但无内在活性，故能竞争性阻断组胺的 H_1 型效应。常用 H_1 受体阻断药的比较见表 16-2。

表 16-2　常用 H_1 受体阻断药的比较

药物	持续时间	镇静催眠	抗晕止吐	抗胆碱	主要应用
第一代药物					
苯海拉明（diphenhydramine）	4～6h	＋＋＋	＋＋	＋＋＋	皮肤黏膜过敏、晕动病
异丙嗪（promethazine，非那根）	4～6h	＋＋＋	＋＋	＋＋＋	皮肤黏膜过敏、晕动病
氯苯那敏（chlorpheniramine，扑尔敏）	4～6h	＋	—	＋＋	皮肤黏膜过敏
曲吡那敏（pyribenzamine，去敏灵）	4～6h	＋＋	—	/	皮肤黏膜过敏
第二代药物					
西替利嗪（cetirizine）	12～24h	—	/	/	皮肤黏膜过敏
阿司咪唑（astemizole，息斯敏）	10d	—	—	—	皮肤黏膜过敏
氯雷他定（loratadine，克敏能）	24h	—	—	—	皮肤黏膜过敏

注："＋＋＋"表示强效，"＋＋"表示中效，"＋"表示弱效，"—"表示无效，"/"表示无资料

【药理作用和作用机制】

1. 抗 H_1 受体作用　　能竞争性阻断 H_1 受体，对组胺引起的毛细管通透性增加和局部渗出水肿有明显对抗作用，并部分对抗组胺引起的血管扩张和血压下降。但对人的过敏性休克无保护效果，可能与人过敏性休克的发病还有其他多种介质参与有关。对组胺引起的支气管、胃肠和子宫平滑肌的痉挛性收缩具有拮抗作用。

2. 中枢抑制作用　　此类药物多数易通过血脑屏障进入脑内，表现为镇静、嗜睡。中枢作用的性质及强度因人体敏感性和药物而异。

3. 抗胆碱作用　　本类药物多数具有抗胆碱作用，以苯海拉明、异丙嗪较强。

4. 其他作用　　较大剂量的苯海拉明、异丙嗪等可产生局部麻醉作用和奎尼丁样作用。赛庚啶还具有抗 5-HT 作用。咪唑斯汀对鼻塞尚具有显著疗效。

【临床应用】

1. 缓解皮肤黏膜变态反应性疾病　　包括：①对荨麻疹、花粉症和过敏性鼻炎等Ⅰ型超敏反应疗效明显，可作为首选药物；②对慢性过敏性荨麻疹，与 H_2 受体阻断药合用效果较好；③对昆虫咬伤引起的皮肤瘙痒和水肿有疗效；④对药疹和接触性皮炎的皮肤瘙痒有止痒效果，但对已经造成的皮肤损伤无效。治疗皮肤黏膜变态反应性疾病常选用无中枢抑制作用或中枢作用弱的药物。

H_1 受体阻断药曲吡那敏用于治疗支气管哮喘有一定疗效，其他 H_1 受体阻断药对支气管哮喘几乎无效。对过敏性休克无效。

2. 防晕止吐　　苯海拉明和异丙嗪对晕动病、妊娠呕吐和放射病呕吐等有止吐作用。预防晕动病常选用茶苯海明（乘晕宁），其为苯海拉明与氨茶碱形成的复盐，一般应在乘车船前 $15 \sim 30 \mathrm{min}$ 用药。

3. 镇静催眠　　预防皮肤黏膜变态反应性疾病引起的焦虑性失眠，可选用中枢抑制作用较强的苯海拉明、异丙嗪等。

【不良反应】 抗组胺药一般毒性较低，治疗量与中毒量之间有较大安全幅度。

1. 中枢抑制　　最多见的副作用之一。除较新的阿司咪唑、特非那定等外，大部分抗组胺药都有此类副作用。表现为镇静、思睡、疲倦、乏力、眩晕等。应用日久此类副作用减轻乃至消失，但与此同时抗过敏疗效也往往随之减弱。

2. 胃肠道反应　　也较常见，如恶心、呕吐、腹泻、腹痛、食欲减退等。

3. 其他　　本类药物可致过敏，如皮疹、血管水肿等；偶见粒细胞减少症和溶血性贫血；还可产生头痛、精神运动性损伤和抗胆碱作用，如口干、呼吸道分泌物黏稠、视力模糊、排尿困难或尿潴留、便秘、胃反流增加等。有些药物（如阿司咪唑）尚有心脏毒性。

二、H_2 受体阻断药

最早发现的咪唑类 H_2 受体阻断药定咪胺（burimamide）和甲流咪胺由于毒性较大，现已不用。H_2 受体阻断药均可选择性地阻断 H_2 受体，不影响 H_1 受体。目前主要有 4 种 H_2 受体阻断药应用于临床：西咪替丁（cimetidine，甲氰咪胍）、雷尼替丁（ranitidine）、法莫替丁（famotidine）和尼扎替丁（nizatidine）。近年来，新的 H_2 受体阻断药罗沙替丁（roxatidine）、乙溴替丁（ebrotidine）、米吩替丁（mifentidine）已应用于临床，其中罗沙替丁为长效制剂，具有强大而持久的抗胃酸分泌作用。H_2受体阻断药的药理作用及其临床应用请参阅第二十七章"消化系统疾病用药"。

【学习小结】

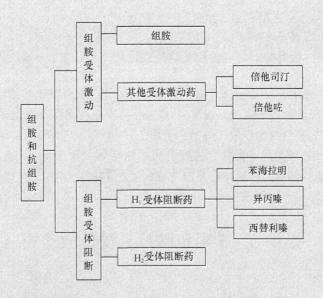

【目标考核】
1. 试述H_1受体阻断药的作用、应用和主要不良反应。
2. 第二代H_1受体阻断药有何特点？有哪些药物？

【能力训练】患者，男，17岁。10d前自觉轻度发热、周身不适，因双下肢棕红色斑丘疹7d，腹痛、便血1d就诊。查体：体温37.3℃，脉搏85次/分，血压13.3/9kPa，双下肢皮肤有散在出血点，大小不等，略突出于皮表，压之不褪色，心肺无异常，肝脾未触及。经相关检查，诊断为过敏性紫癜。给予阿托品0.5mg肌内注射、阿司咪唑10mg每日一次口服、维生素C 10g和葡萄糖酸钙20ml加入10%葡萄糖注射液中每日一次静脉滴注、泼尼松30mg每日一次口服，经治疗后好转。问题：这种用药方法是否正确？

　　分析　过敏性紫癜是临床常见的血管变态反应性疾病，由于毛细血管脆性和通透性增加，血液外渗，导致皮肤、黏膜及某些器官出血。治疗时除了要消除致病因素外，常采用下述药物治疗：①一般治疗可用H_1受体阻断药、维生素C（宜大剂量静脉给药）、葡萄糖酸钙、曲克芦丁等，改善血管通透性；②糖皮质激素可抑制抗原-抗体反应、减轻炎症渗出、改善血管通透性、轻者口服，重者静脉滴注，症状减轻后改口服，一般疗程不超过30d；③对症治疗药物；④必要时可使用免疫抑制药。

（黄晓峰）

第十七章

影响5-羟色胺的药物

【学习目标】
1. 熟悉 5-HT 的药理作用。
2. 掌握 5-HT 受体激动药与拮抗药的药理作用、临床应用和不良反应。

5-羟色胺（5-hydroxytrptamine，5-HT），又名血清素（serotonin），作为自体活性物质，约 90% 合成和分布于肠嗜铬细胞，通常与 ATP 等物质一起储存于细胞颗粒内。在刺激因素的作用下，5-HT 从颗粒内释放、弥散到血液，并被血小板摄取和储存，储存量约占全身总量的 8%。5-HT 作为神经递质，主要分布于松果体和下丘脑，可能参与痛觉、睡眠和体温等生理功能的调节。中枢神经系统 5-HT 含量或功能异常可能与神经病、偏头痛等多种疾病的发病有关。

第一节　5-羟色胺及其受体激动药

（一）5-羟色胺
5-HT 通过激动不同的 5-HT 受体亚型，可具有不同的药理作用（表 17-1）。

表 17-1　5-HT 受体的主要亚型和特征

分型	分布	主要效应	激动药	阻断药
$5-HT_1$				
$5-HT_{1A}$	海马，中缝核	行为变化，降低血压	8-OH-DPAT	WAY 100635
$5-HT_{1B}$	黑质，基底神经节	抑制递质释放	CP-93129	CR 55562
$5-HT_{1D}$	皮层，脑动脉	收缩脑血管，感觉	舒马普坦	—
$5-HT_{1E}$	皮层，纹状体	抑制腺苷酸环化酶	—	—
$5-HT_{1F}$	皮层，海马	抑制腺苷酸环化酶	LY 334370	—
$5-HT_2$				
$5-HT_{2A}$	外周血管，血小板，CNS	血管收缩，血小板聚集	α-甲基 5-HT	酮色体
$5-HT_{2B}$	胃底	肌肉收缩	α-甲基 5-HT	SB 204741
$5-HT_{2C}$	脉络膜丛，黑质	激活磷酸脂酶 C	α-甲基 5-HT	美舒麦角
$5-HT_3$	极后区，孤束核	痛觉，呕吐反射	m-氯苯双胍	昂丹司琼
$5-HT_4$	上、下丘脑，海马	胃肠分泌，蠕动	BIMU 8	GR 113808

注："—"表示尚缺乏

【药理作用】

1. 心血管系统　静注数微克 5-HT 可引起血压的三相反应：①短暂的降低，这与

5-HT 激动 5-HT$_3$ 受体，引起心脏负性频率作用有关；②持续数分钟血压升高，这与 5-HT 激动 5-HT$_2$ 受体，引起肾、肺等组织血管收缩有关；③长时间的低血压，是骨骼肌血管舒张所致，需要血管内皮细胞的参与。此外，5-HT 激动血小板 5-HT$_2$ 受体，可引起血小板聚集。

2. 平滑肌　　5-HT 激动胃肠道平滑肌 5-HT$_2$ 受体或肠壁内神经节细胞 5-HT$_4$ 受体，可引起胃肠道平滑肌收缩，使胃肠道张力增加，肠蠕动加快；5-HT 尚可兴奋支气管平滑肌，哮喘患者对其特别敏感，但对正常人影响甚小。

3. 神经系统　　动物侧脑室注射 5-HT 后，可引起镇静、嗜睡和一系列行为反应，并影响体温调节运动功能。虫咬和某些植物的刺可刺激 5-HT 释放，作用于感觉神经末梢，引起痒、痛。5-HT 本身尚无临床应用价值。

（二）常见 5-HT 受体激动药

舒马普坦（sumatriptan）：通过激动 5-HT$_{1D}$ 受体，可引起颅内血管收缩，用于偏头痛及丛集性头痛，是目前治疗急性偏头痛疗效最好的药物。每次服用 100mg，30min 头痛开始缓解，每天不超过 300mg。最常见的不良反应是感觉异常，尚可引起心肌缺血，仅用于缺血性心脏病患者。

丁螺环酮（buspirone）、**吉哌隆**（gepirone）、**伊沙匹隆**（ipsapirone）：可选择性激动 5-HT$_{1A}$ 受体，是一种有效的非苯二氮䓬类抗焦虑药。

西沙必利（cisapride）和**伦扎必利**（renzapride）：选择性激动肠壁神经节神经细胞上的 5-HT$_4$ 受体，促进神经末梢释放 ACh，具有胃肠动力作用，临床用于治疗胃食道反流症。

右芬氟拉明（dexfenfluramine）：通过激动 5-HT 受体，产生强大的抑制食欲作用，被广泛用于控制体重和肥胖症的减肥治疗。其特点是对肥胖患者的食欲抑制作用较非肥胖者更明显。

第二节　5-羟色胺受体阻断药

赛庚啶（cyproheptadine）和**苯噻啶**（pizotyline，新度美安）：均选择性阻断 5-HT$_2$ 受体，并可阻断 H$_1$ 受体和具有较弱的抗胆碱作用。可用于预防偏头痛发作和治疗荨麻疹等皮肤黏膜过敏性疾病。赛庚啶口服每次 2mg，早晚各一次；苯噻啶口服 0.5～1mg/次，1～3 次/d。不良反应有口干、嗜睡等。青光眼、前列腺肥大及尿闭患者忌用。

昂丹司琼（ondansetron）：选择性阻断 5-HT$_3$ 受体，具有强大的镇吐作用，主要用于癌症患者手术和化疗伴发的严重恶心、呕吐。所有 5-HT$_3$ 受体阻断剂，包括多拉司琼（dolasetron）、格雷司琼（granisetron）均被证实可有效治疗化疗引起的恶心。

酮色林（ketanserin，SUFREXAL）：是典型的 5-HT$_{2A}$ 受体阻断剂。酮色林可降低高血压患者的血压，作用强度类似 β-肾上腺素拮抗剂或利尿药。酮色林的化学结构相关物利坦色林（ritanserin）是 5-HT$_{2A}$ 受体拮抗剂，对 α$_1$-肾上腺素受体亲和力低。

氯氮平（clozapine）：是一个 5-HT$_{2A/2C}$ 受体阻断剂，代表新一类非经典抗精神病药，它们的锥体外系副反应轻，对多巴胺受体亚型有高亲和力，同类药还有利培酮。

【学习小结】

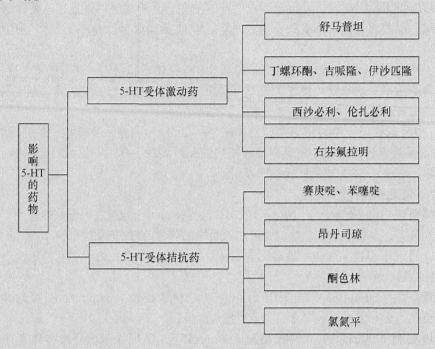

【目标考核】

1. 为什么5-羟色胺引起血压的三相变化?
2. 试述与5-HT有关药物的临床前景。

【能力训练】患者,男性,术后有呕吐反应,医生使用昂丹司琼止吐,但发现正常量无法达到很好的止吐作用,于是医生又加了地塞米松,并叮嘱患者同时服用。为什么在单用昂丹司琼效果不佳的情况下,同时加用地塞米松?

分析 术中的低氧、应激代谢产物5-羟色胺等能够通过刺激呕吐中枢的神经元及外周感受器,引起中枢性较为顽固的恶心、呕吐。昂丹司琼属于中枢性5-羟色胺拮抗剂,能够竞争性与5-羟色胺的受体结合,降低孤束核等呕吐中枢部位的神经元兴奋性,对患者的恶心、呕吐发挥预防及治疗作用。地塞米松属于糖皮质激素,能减轻术中的应激反应,抑制应激过程中5-羟色胺的释放及呕吐中枢对5-羟色胺刺激的敏感性,同时降低中枢部位的5-羟色胺浓度,减轻术后恶心、呕吐反应。两药合用起协同作用。

(黄晓峰)

第五篇　循环系统疾病用药

第十八章 抗心律失常药

【学习目标】
1. 掌握常用抗心律失常药物的作用机制、临床应用、不良反应、相互作用及用药指导。
2. 熟悉抗心律失常药物的基本作用机制和分类。
3. 了解致心律失常作用的发生机制及药物致心律失常的防治。

心律失常（cardiac arrhythmia）是指心脏冲动的起源部位、频率、节律、传导速度与激动次序的异常，心律失常可见于各种器质性心脏病，其中以冠状动脉粥样硬化性心脏病、心肌病、心肌炎和风湿性心脏病为多见，尤其在发生心力衰竭或急性心肌梗死时更为多见。一般按心律失常时心搏频率的快慢将心律失常分为两类，即缓慢型心律失常和快速型心律失常。缓慢型心律失常有窦性心动过缓、窦性停搏、房性传导阻滞等，常用阿托品及异丙肾上腺素治疗，以提高心率；快速型心律失常包括房性期前收缩、房性心动过速、心房扑动、心房颤动、室性期前收缩、室性心动过速、心室颤动等，可用多种药物治疗，以期控制心律失常，恢复正常血流动力学状态。本章介绍的抗心律失常药物主要用于快速型心律失常的治疗。

第一节 抗心律失常药的作用机制

心律失常发生的原因是冲动形成异常或冲动传导异常或二者兼有，因此对心律失常的治疗就是要减少异位起搏活动、调节折返环路的传导性或有效不应期以消除折返。抗心律失常药物的基本作用机制如下。

1. 降低自律性 抗心律失常药物可通过降低动作电位 4 相斜率（β 肾上腺素受体拮抗药）、提高动作电位的发生阈值（钠通道或钙通道阻滞药）、增加静息膜电位绝对值（腺苷和乙酰胆碱）、延长两类细胞动作电位时程（action potential duration，APD）（钾通道阻滞药）等方式降低自律性。

2. 减少后除极 钠通道或钙通道阻滞药（如奎尼丁或维拉帕米）可减少滞后除极的发生，缩短 APD 的药物可减少早后除极的发生。

3. 消除折返

1）改变传导性：钙通道阻滞药和 β 肾上腺素受体拮抗药可减慢房室结的传导性而消除房室结折返所致的室上性心动过速。

2）延长有效不应期（effective refractory period，ERP）：钠通道阻滞药和钾通道阻滞药可延长快反应细胞的 ERP，钙通道阻滞药（维拉帕米）可延长慢反应细胞的 ERP。

第二节 抗心律失常药分类

（一）I 类：钠通道阻滞药

1. Ia 类 适度阻滞钠通道，降低动作电位 0 相上升速率，不同程度抑制心肌细

胞膜 K^+、Ca^{2+} 通透性，延长复极过程，且以延长 ERP 更为显著，呈现膜稳定作用。代表药有奎尼丁、普鲁卡因胺，用于治疗室上性及室性心律失常，属广谱抗心律失常药。

2. Ib类　轻度阻滞钠通道，轻度降低动作电位 0 相上升速率，并缩短复极时间，其缩短 APD 作用较缩短 ERP 作用更为显著。抑制动作电位 4 相 Na^+ 内流，降低自律性，也呈膜稳定作用。代表药有利多卡因、苯妥英钠，适用于治疗室性心律失常。

3. Ic类　明显阻滞钠通道，显著降低动作电位 0 相上升速率和幅度，减慢传导性的作用最为明显。对复极过程影响较弱，且各药间有一定差异。代表药有普罗帕酮、氟卡尼，适用于治疗室上性及室性心律失常。

（二）Ⅱ类：β肾上腺素受体拮抗药

阻断心脏 β 受体，抑制交感神经兴奋所致的起搏电流、钠电流和 L-型钙电流增加，表现为减慢 4 相舒张期除极速率而降低自律性，降低动作电位 0 相上升速率而减慢传导性。代表药有普萘洛尔，适用于治疗室上性心律失常及室性心律失常。

（三）Ⅲ类：延长动作电位时程药

抑制多种钾电流，延长心肌细胞 APD，延长复极时间，延长 ERP，有效终止各种微折返。代表药有胺碘酮、索他洛尔。适用于治疗室上性心律失常和室性心律失常。

（四）Ⅳ类：钙通道阻滞药

主要抑制 L-型钙电流，降低窦房结、房室结细胞自律性，减慢房室结传导速度，延长房室结有效不应期。代表药有维拉帕米和地尔，适用于治疗室上性心律失常。

除上述 4 类抗心律失常药物外，还有一些其他药物在心律失常临床治疗中也有重要价值。例如，强心苷用于治疗心房纤颤伴快速心室率，腺苷用于治疗阵发性室上性心动过速等。

第三节　常用的抗心律失常药物

一、Ⅰ类：钠通道阻滞药

（一）Ia类

1. 奎尼丁（quinidine）：其具体药理学特征介绍如下。

【体内过程】口服后几乎全部被胃肠道吸收，经 1～2h 血药浓度达高峰，生物利用度为 70%～80%。血浆蛋白结合率约 80%，组织中药物浓度较血药浓度高 10～20 倍，心肌浓度尤高。$t_{1/2}$ 为 5～7h。主要经过肝 P450 氧化代谢，其羟化代谢物仍有药理活性，20% 以原型经尿液排出。

【药理作用和作用机制】奎尼丁低浓度（1μmol/L）时即可阻滞 I_{Na}、I_{kr}，较高浓度尚具有阻滞 I_{ks}、I_{kl}、I_{to} 及 $I_{Ca(L)}$ 作用。此外，本药还具有明显的抗胆碱作用和阻断外周血管 α 受体作用。奎尼丁阻滞激活状态的钠通道，并使通道复活减慢，因此显著抑制异位起搏活动和除极化组织的传导性、兴奋性，并延长除极化组织的不应期。奎尼丁阻滞钠通道、延长 APD 的作用也使大部分心肌组织的不应期延长。奎尼丁能阻滞多种钾通道、延长心房、心室和浦肯野细胞的 APD，这种作用在心率减慢时更明显。奎尼丁还可减少 Ca^{2+} 内流，具有负性肌力作用。

【临床应用】奎尼丁为广谱抗心律失常药，用于心房纤颤、心房扑动、室上性心动过速和室性心动过速的转复和预防，以及频发室上性收缩和室性期前收缩的治疗。对心房纤颤、心房扑动目前虽多采用电转律法，但奎尼丁仍有应用价值，用于转复后防止复发。

【不良反应】治疗初期时最常见的不良反应为胃肠道反应，表现为恶心、呕吐、腹泻等。用药时间长，可引发"金鸡纳反应"，出现头痛、头晕、眩晕、失聪、恶心、视力模糊等症状。所致心脏毒性作用主要为抑制心肌收缩力及致心律失常。最为严重的反应为"奎尼丁昏厥"，可能是由于 Q-T 延长及低血钾诱发尖端扭转型室性心动过速，预防方法是用药期间连续监测心电图的 QRS 时间和 Q-T 间期，若 QRS 时间超过 140ms，Q-T 或 QTC 超过 500ms，或较服药前延长 35%～50% 时应予停药。应避免低钾血症。一旦发生尖端扭转型室性心动过速，可用硫酸镁、异丙肾上腺素治疗，或临时心脏起搏。

【用药指导】用本品复律时患者必须住院，每次服药前要检查血压、心率和心率变化，并记录心电图。如收缩压明显下降（<90mmHg）、心率减慢（<60 次 /min）、QRS 时限延长 25%～50%，或发生其他不良反应，均应停药观察。

2. 普鲁卡因胺（procainamide）　对心肌的直接作用与奎尼丁相似，但无明显阻断胆碱受体或 α 肾上腺素受体作用。普鲁卡因胺能降低自律性，减慢传导，延长大部分心脏组织的 APD 和 ERP。应用与奎尼丁相同，对房性、室性心律失常均有效。静脉注射或静脉滴注用于抢救危急病例，但对于急性心肌梗死的持续性室性心律失常，普鲁卡因胺不作首选（首选利多卡因）。长期口服应用可出现胃肠道反应，如恶心、呕吐、腹泻等。

（二）Ib 类

1. 利多卡因（lidocaine）：其具体药理学特征介绍如下。

【体内过程】首过消除明显，生物利用度低，只能非肠道用药。本药在血液中有约 70% 与血浆蛋白结合，体内分布广泛。本药几乎全部在肝内代谢，$t_{1/2}$ 为 2h。

【药理作用和作用机制】利多卡因对激活和失活状态的钠通道都有阻滞作用，当通道恢复至静息态时，阻滞作用迅速解除，因此利多卡因对除极化组织（如缺血区）作用强。心房肌细胞 APD 短，钠通道处于失活状态的时间短，利多卡因的阻滞作用也弱，因此对房性心律失常疗效差。利多卡因抑制参与动作电位复极 2 相的少量钠内流，缩短浦肯野纤维和心室肌的 APD，使静息期延长。利多卡因对正常心肌组织的电生理特性影响小，对除极化组织的钠通道（处于失活态）阻滞作用强，因此对于缺血或强心苷中毒所致的除极化型心律失常有较强抑制作用。利多卡因能减小动作电位 4 相除极斜率，提高兴奋阈值，降低自律性。

【临床应用】利多卡因的心脏毒性低，主要用于室性心律失常，如心脏手术、心导管术、急性心肌梗死或强心苷中毒所致的室性心动过速或心室纤颤。

【不良反应】不良反应总发生率约 6.3%，多数不良反应与剂量有关。最主要的不良反应是对中枢神经系统的影响，有嗜睡、麻木、语言困难、头昏、震颤、不安、恐惧等，严重者可能出现精神病、呼吸抑制和惊厥。剂量过大也可出现心率减慢、房室传导阻滞和血压下降等心血管反应。

【用药指导】老年人、心力衰竭、心源性休克、肝血流量减少、肝或肾功能障碍时应减少用量，以每分钟 0.5～1mg 静滴。

2. 美西律（mexiletine） 电生理作用与利多卡因相似，对心肌抑制作用较小，可进入脑组织，具有抗惊厥及麻醉作用。本品口服适用于慢性室性心律失常，包括室性期前收缩及室性心动过速。静脉注射适用于急性室性心律失常，如持续性室性心动过速，应避免用于无症状的室性期前收缩。20%～30% 患者口服发生不良反应，静脉用药不良反应更容易发生。最常见的为胃肠道反应，如恶心、呕吐等，在静脉注射及口服剂量较大时，可有神经系统症状，包括头晕、震颤（最先出现手细颤）、共济失调、眼球震颤、嗜睡等；心血管系统可出现窦性心动过缓、房室传导阻滞及低血压；其他还有过敏性皮疹等。

（三）Ic类

普罗帕酮（propafenone）：其具体药理学特征介绍如下。

【体内过程】口服吸收良好，首过效应明显。生物利用度因剂量及剂型而异，3.1%～21.4%。剂量增加 3 倍时，血药浓度可增加 10 倍，呈饱和动力学特点。吸收后主要分布在肺组织，其浓度比心肌及肝组织内浓度高 10 倍，比骨骼肌及肾高 20 倍。蛋白结合率约为 97%。口服后半小时起效，经 2～3h 作用达峰值。有效血药浓度个体差异大，平均为 0.5～1.8mg/L，且血药浓度与剂量不成比例增加，故用药需个体化。其消除 $t_{1/2}$ 为 6～7h，主要经肝代谢，其代谢产物 5-羟基-丙氨基苯丙酮具有药理活性。约 1% 以原药经肾排出，90% 以氧化代谢产物经肠道及肾清除。

【药理作用和作用机制】普罗帕酮主要抑制钠通道，使快钠离子流和静息钠离子流受损；抑制心房及浦肯野纤维动作电位最大上升速率，缩短浦肯野纤维动作电位时程，且大于有效不应期的缩短，故使有效不应期与动作电位时程的比值大于 1；尚有慢通道抑制作用及 β 受体阻断作用，故有抑制窦房结、心房、心室、房室结及希-浦系统的传导及自律性，以及延长旁路传导作用，并可提高心室的致颤阈值。

【临床应用】本品口服主要适用于室性期前收缩及阵发性室性心动过速，其次为室上性心律失常，但纠正心房颤动及心房扑动效果差。静脉注射适用于终止阵发性室性心动过速及室上性心动过速，包括预激综合征合并室上性心动过速，可减低预激综合征合并心房颤动或心房扑动的心室率，但可能因延长心房不应期，使心房率减慢，减轻交界区隐匿性传导，使心室率增快。

【不良反应】不良反应与剂量相关。常见消化道反应，如恶心、呕吐、味觉改变等；心血管系统常见不良反应包括房室传导阻滞，加重充血性心衰，还可引起直立性低血压等。由于其减慢传导速度超过延长 ERP 的程度，易致折返，引发心律失常。

【用药指导】肝肾功能不全时应减量。心电图 QRS 延长超过 20% 以上或 Q-T 间期明显延长者，宜减量或停药。本药一般不宜与其他抗心律失常药合用，以避免心脏抑制。

二、Ⅱ类: β 肾上腺素受体拮抗药

此类药物通过竞争性阻断心脏 β 肾上腺素受体，抑制外源性及内源性交感胺（儿茶酚胺）对心脏的影响而间接发挥抗心律失常作用。与其他抗心律失常药物比较，这些药物仅有较弱抑制心律失常的作用，近期效果不如其他抗心律失常药，然而在某些临床情况下 β 受体阻断药具有很强的保护性作用，几个大系列的临床试验发现其不良反应少，几乎没有致心律失常作用，特别是它可明确地减少心肌梗死后心律失常事件、缺血事件

的发生率和病死率，是目前确认的可降低急性心肌梗死存活者猝死率的抗心律失常药之一。

1. 普萘洛尔（propranolol）

【体内过程】口服吸收完全，首过效应强，生物利用度为 30%，口服后 2h 血药浓度达峰值，但个体差异大。血浆蛋白结合率达 93%，本药主要在肝代谢，$t_{1/2}$ 为 3～4h，肝功受损时明显延长。90% 以上经肾排泄，尿中原型药不到 1%。

【药理作用和作用机制】普萘洛尔能降低窦房结、心房和浦肯野纤维自律性，在运动及情绪激动时作用明显。本药能减少儿茶酚胺所致的滞后除极发生，减慢房室结传导，延长房室结有效不应期。

【临床应用】本品主要用于室上性心律失常，对于交感神经兴奋性过高、甲状腺功能亢进及嗜铬细胞瘤等引起的窦性心动过速效果良好。与强心苷或地尔硫草合用，控制心房扑动、心房纤颤及阵发性室上性心动过速时的室性频率过快效果较好。心肌梗死患者应用本品，可减少心律失常的发生，缩小心肌梗死范围，降低死亡率。普萘洛尔还可用于运动或情绪变动所引发的室性心律失常，减少肥厚型心肌病所致的心律失常。

【不良反应】可出现眩晕、神志模糊、精神抑郁、反应迟钝等中枢神经系统不良反应。严重的不良反应有：心率过慢、支气管痉挛及呼吸困难、充血性心力衰竭、出血倾向等。

【用药指导】口服可空腹或与食物共进，后者可延缓肝内代谢，提高生物利用度；首次用普萘洛尔时需从小剂量开始，逐渐增加剂量并密切观察反应以免发生意外；长期用普萘洛尔者撤药须逐渐递减剂量，至少经过 3d，一般为 2 周；长期应用普萘洛尔可在少数患者出现心力衰竭，倘若出现，可用洋地黄苷类和（或）利尿剂纠正，并逐渐递减剂量，最后停用；糖尿病患者应定期检查血糖，服用期间应定期检查血常规、血压、心功能、肝肾功能等。

2. 美托洛尔（metoprolol）　本药属于无部分激动活性的 β_1 受体阻断药（心脏选择性 β 受体阻断药）。它对 β_1 受体有选择性阻断作用，无 PAA（部分激动活性），无膜稳定作用。其阻断 β_1 受体的作用与普萘洛尔相似，对 β_1 受体的选择性稍逊于阿替洛尔。美托洛尔对心脏的作用如减慢心率、抑制心收缩力、降低自律性和延缓房室传导时间等与普萘洛尔、阿替洛尔相似，其降低运动试验时升高血压和心率的作用也与普萘洛尔、阿替洛尔相似。其对血管和支气管平滑肌的收缩作用较普萘洛尔弱，因此对呼吸道的影响也较小，但仍强于阿替洛尔。美托洛尔也能降低血浆肾素活性。主要用于室性心律失常及房性心律失常。

3. 阿替洛尔（atenolol）　本药口服后 2～3h 达峰浓度，$t_{1/2}$ 为 7h。阿替洛尔是长效 β 受体拮抗药，心脏选择性强，抑制窦房结及房室结自律性，减慢房室结传导，对希-浦系统也有抑制作用。可用于室上性心律失常的治疗，减慢心房颤动和心房扑动时的心室率。对室性心律失常也有效。不良反应与普萘洛尔相似，由于选择性作用于 β_1 受体，可用于糖尿病和哮喘患者，但须注意剂量不宜过大。

三、Ⅲ类：延长动作电位时程药

1. 胺碘酮（amiodarone）

【体内过程】口服、静脉注射给药均可。口服给药吸收缓慢，生物利用度约 40%。静脉注射 10min 起效，吸收后药物迅速分布到各组织器官中。本药主要在肝代谢，$t_{1/2}$ 长达数周，血浆蛋白结合率 95%，停药后作用可持续 4～6 周。

【药理作用和作用机制】胺碘酮对心脏多种离子通道均有抑制作用，如 I_{Na}、$I_{Ca(L)}$、I_K、I_{K1}、I_{to} 等，降低窦房结、浦肯野纤维的自律性和传导性，明显延长 APD 和 ERP，延长 Q-T 间期和 QRS 波。胺碘酮延长 APD 的作用不依赖于心率的快慢，无翻转使用-依赖性（reverse use-dependence）。翻转使用-依赖性是指心率快时，药物延长动作电位时程的作用不明显，而当心率慢时，却使动作电位时程延长，此作用易诱发尖端扭转型室性心动过速。此外，胺碘酮尚有非竞争性拮抗 α、β 肾上腺素能受体作用和扩张血管平滑肌作用，能扩张冠状动脉，增加冠脉流量，减少心肌耗氧量。

【临床应用】胺碘酮为广谱抗心律失常药，对心房扑动、心房颤动、室上性心动过速和室性心动过速都有效。

【不良反应】本品不良反应较多，且与剂量大小及用药时间长短成正比。常见的心血管反应，有窦性心动过缓、房室传导阻滞及 Q-T 间期延长，偶见尖端扭转型室性心动过速。若静脉注射剂量大、速度快，可致血压下降，甚至心率衰竭。

【用药指导】口服后作用发生及消除均缓慢，临床应用根据病情而异。对危及生命的心律失常宜用短期较大负荷量，必要时静脉给药。对于非致命性心律失常，应用小量缓慢负荷。本品半衰期长，故停药后换用其他抗心律失常药时应注意相互作用。长期应用必须定期监测肺功能，进行肺部 X 线检查和监测血清 T_3、T_4。

2. 索他洛尔（sotalol） 索他洛尔为唯一兼具有 Ⅱ 类和 Ⅲ 类电生理活性的抗心律失常药，属非心脏选择性、也无内源性拟交感活性或膜稳定活性的 β 受体阻断药。可延长所有心肌组织动作电位的有效不应期、抑制窦房结及浦肯野纤维异常自律性，延长窦房结、房室结传导时间，并延长房室旁路的传导。心电图产生剂量依赖性 Q-Tc 延长，有轻度降低心排血量和血压的作用。适用于危及生命的快速室性心律失常，如持续室性心动过速。因有促心律失常作用，一般不推荐用于非持续性室性心动过速和室上性心律失常。不良反应与剂量有关，随剂量增加，尖端扭转型室性心动过速发生率上升。电解质紊乱，如低钾、低镁，可加重索他洛尔的毒性作用。用药期间应监测心电图变化，当 Q-Tc≥0.55s 时应考虑减量或暂时停药。

四、Ⅳ类：钙通道阻滞药

维拉帕米（verapamil）：其具体药理学特征如下。

【体内过程】口服吸收迅速而完全。口服后 2～3h 血药浓度达峰值。由于具有首过效应，生物利用度仅为 10%～30%。在肝代谢，其代谢物去甲维拉帕米仍有活性，$t_{1/2}$ 为 3～7h。

【药理作用和作用机制】维拉帕米对激活态和失活态的 L-型钙通道均有抑制作用，对 I_{Kr} 钾通道也有抑制作用，表现为：①降低窦房结自律性，降低缺血时心房、心室和浦肯野纤维的异常自律性，减少或取消后除极所引发的触发活动；②减慢房室结传导性，此作用除可终止房室结折返外，还能防止心房扑动、心房颤动引起的心室率加快；③延长房室结的 ERP，大剂量延长浦肯野纤维的 APD 和 ERP。

【临床应用】治疗室上性和房室结折返引起的心律失常效果好，对急性心肌梗死、心肌缺血及洋地黄中毒引起的室性早搏有效。为阵发性室上性心动过速首选药。

【不良反应】口服安全，可出现便秘、腹胀、腹泻、头痛、瘙痒等。静脉给药可引起血压降低、暂时窦性停搏。Ⅱ及Ⅲ度房室传导阻滞、心功能不全、心源性休克患者禁用此药，老年人、肾功能低下者慎用。

【用药指导】用药前后及用药时应当检查或监测：①血压；②静脉给药或调整口服剂量时需注意监测心电图；③维拉帕米可引起肝细胞损害，长期治疗时须定期测定肝功能。静脉注射用于治疗心律失常时，注射速度不宜过快，否则可使心脏骤停。应备有急救设备与药品，严密监护心率、心律和血压的变化。已用β受体阻滞药或洋地黄中毒者不能静脉注射维拉帕米。

五、其他类

腺苷（adenosine）：为内源性嘌呤核苷酸，作用于 G 蛋白偶联的腺苷受体，激活心房、房室结、心室的乙酰胆碱敏感钾通道，缩短 APD，降低自律性。腺苷也抑制 $I_{Ca(L)}$，此作用可延长房室结 ERP，抑制交感神经兴奋所致的滞后除极。静脉注射后迅速起效，$t_{1/2}$ 约 10s。本药可被体内大多数组织细胞所摄取，并被腺苷脱氨酶灭活，使用时需静脉快速注射给药，否则在药物到达心脏前即被灭火。临床主要用于迅速终止折返性室上性心律失常。静脉注射速度过快可致短暂心脏停搏。治疗剂量，多数患者会出现胸闷、呼吸困难等症状。

第四节　常用抗心律失常药的药理学特征

常用抗心律失常药的药理特征比较见表 18-1 和表 18-2。

表 18-1　常用抗心律失常药的作用

药物	钠通道阻滞作用		不应期		钙通道阻滞作用	异位起搏活动	抗交感作用
	正常细胞	除极细胞	正常细胞	除极细胞			
奎尼丁	+	++	↑	↑↑	+	↓↓	+
普鲁卡因胺	+	+++	↑	↑↑↑	0	↓	+
利多卡因	0	+++	↓	↑↑	0	↓↓	0
普罗帕酮	+	++	↑	↑↑	+	↓↓	+
普萘洛尔	0	+	↓	↑↑	0*	↓↓	+++
胺碘酮	+	+++	↑↑	↑↑	+	↓↓	+
索他洛尔	0	0	↑↑	↑↑↑	0	↓↓	++
维拉帕米	0	+	0	↑	+++	↓↓	+
腺苷	0	0	0	0	0	0	+

*普萘洛尔无直接阻滞钙通道的作用，但抑制交感神经兴奋所致的钙内流增加

表 18-2　常用抗心律失常药的临床药理特征

药物	窦房结自律性	房室结不应期	P-R 间期	QRS 时程	Q-T 间期	心律失常的治疗	
						室上性	室性
奎尼丁	↑↓[1,2]	↑↓[2]	↑↓[2]	↑↑	↑↑	+	+++
普鲁卡因胺	↓[1]	↑↓[2]	↑↓[2]	↑↑	↑↑	+	+++
利多卡因	无[1]	无	0	0	0	0[3]	+++
普罗帕酮	0	↑	↑	↑↑↑	0	+	+++
普萘洛尔	↓↓	↑↑	↑↑	0	0	+	+
胺碘酮	↓↓↓[1]	↑	可变	↑	↑↑↑↑	+++	+++
索他洛尔	↓↓	↑↑	↑↑	0	↑↑↑	+++	+++
维拉帕米	↓↓	↑↑	↑↑	0	0	+++	0
腺苷	↓↓	↑↑↑	↑↑↑	0	0	++++	未定

1 抑制病窦；2 抗胆碱作用和直接抑制作用；3 对地高辛引起的房性心律失常有作用

【学习小结】

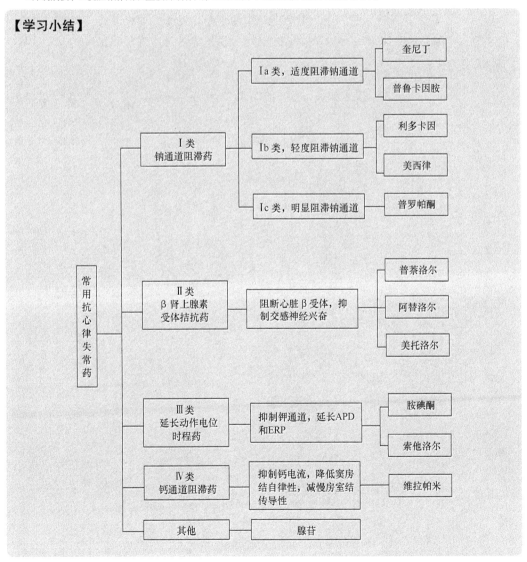

【目标考核】

  1. 试述常见抗心律失常药物的分类和代表药物。

  2. 试述常见抗心律失常代表药物的作用机制及临床应用。

【能力训练】 患者，男性，32 岁。患者于 7d 前感冒后出现心悸，自觉有明显心跳间歇感，每次持续数分钟至数小时，于清晨时发作，无头晕、耳鸣，无昏厥、黑蒙，不伴胸痛、胸闷。入院后进行体格检查、实验室及辅助检查后确定诊断：心律失常频发室性期前收缩。诊疗经过：初始治疗美托洛尔 12.5mg po bid。入院第 3 天，患者仍有心悸发作，遂加用维拉帕米片 40mg po tid。加用后患者症状明显改善。

  分析 美托洛尔有在 β 肾上腺素受体水平阻断儿茶酚胺的作用，从而使心率降低，心肌收缩力下降，窦房结和房室结的传导速度减慢而发挥抗心律失常作用。维拉帕米为非二氢吡啶类钙离子通道阻滞剂，是 IV 类抗心律失常药，具有较好的抗心律失常作用，它可以延缓房室结的传导。根据心律失常的种类不同，维拉帕米的治疗效果可以是恢复窦性心率和（或）使心室率达到正常水平，对正常心率没有影响或仅引起心率轻度下降。两者联合可加强抗心律失常作用，但需注意房室传导阻滞、心动过缓等不良反应。

（吴玉波 梁 晶）

第十九章 抗高血压药

第一节 高血压认知

一、高血压的定义与分类

高血压定义：在未使用降压药物的情况下，收缩压≥140mmHg 和（或）舒张压≥90mmHg。根据血压升高水平，又进一步将高血压分为 1 级、2 级和 3 级（表 19-1）。收缩压≥140mmHg 和舒张压<90mmHg 单列为单纯性收缩期高血压。患者既往有高血压史，目前正在用抗高血压药，血压虽低于 140/90mmHg，也应该诊断为高血压。

表 19-1 血压水平分类和定义

分类	收缩压 /mmHg		舒张压 /mmHg
正常血压	<120	和	<80
正常高值	120~139	和 / 或	80~89
高血压：	≥140	和 / 或	≥90
1 级高血压（轻度）	140~159	和 / 或	90~99
2 级高血压（中度）	160~179	和 / 或	100~109
3 级高血压（重度）	≥180	和 / 或	≥110
单纯收缩期高血压	≥140	和	<90

注：当收缩压和舒张压分属于不同级别时，以较高的分级为准

二、高血压的发病机制

肾素-血管紧张素-醛固酮系统（renin-angiotensin-aldosterone system，RAAS）在血压升高过程中起重要作用。循环和组织中血管紧张素Ⅱ（angiotensin Ⅱ，Ang Ⅱ）异常升高是导致血压升高的重要原因。此外，血管内皮具有代谢和内分泌功能，分泌多种血管活性物质，调节血压和维持血管张力。内皮功能紊乱将导致其不能正常合成和释放舒血管物质和缩血管物质，促进高血压及并发症的发生和发展。

交感神经活动增强也是高血压发病机制中的重要环节。长期的精神紧张、焦虑、压力或不良刺激可使大脑调节失衡，交感神经活性增强，肾素增多，促使血压升高。近年研究表明，高血压、高三酰甘油、糖耐量降低及肥胖等被认为是代谢综合征，而胰岛素抵抗是关键因素。

三、高血压的危险分层

心血管风险水平分层根据血压水平、心血管危险因素、靶器官损害、临床并发症和糖尿病，分为低危、中危、高危和很高危4个层次，见表19-2。

表19-2　高血压患者心血管风险水平分层

其他危险因素和病史	血压 /mmHg		
	1 级高血压 SBP 140～159 或 DBP 90～99	2 级高血压 SBP 160～179 或 DBP 100～109	3 级高血压 SBP≥180 或 DBP≥110
无	低危	中危	高危
1～2 个其他危险因素	中危	中危	很高危
≥3 个其他危险因素，或靶器官损害	高危	高危	很高危
临床并发症或合并糖尿病	很高危	很高危	很高危

注：SBP 为收缩压；DBP 为舒张压。

四、高血压的治疗目标

高血压患者的首要治疗目标是最大限度地降低长期心血管发病和死亡的总危险。这需要治疗所有已明确的可逆危险因素，包括吸烟、血脂异常和糖尿病，在治疗高血压的同时，还要合理控制并存的临床情况。

根据现有证据，一般建议普通高血压患者的血压（收缩压和舒张压）均应严格控制在 140/90mmHg 以下；糖尿病和肾功能不全患者的血压则应降至 130/80mmHg 以下；老年人收缩压降至 150mmHg 以下，如能耐受，还可以进一步降低。

第二节　常用的抗高血压药物

一、血管紧张素转化酶抑制药（ACEI）

血管紧张素转化酶（ACE）抑制药能抑制 ACE 活性，使 Ang Ⅱ的生成及缓激肽的降解减少，扩张血管，降低血压。该类药物不仅具有良好的降压效果，对高血压患者的并发症及一些伴发疾病也具有良好影响。该类药物也作为伴有糖尿病、左心室肥厚、左心功能障碍及急性心肌梗死的高血压患者的首选药物。因阻断醛固酮，可以增强利尿剂的作用。有轻度潴留 K^+ 的作用，这对有高血钾倾向的患者尤应注意。血管神经性水肿是该类药少见而严重的不良反应。服药后患者发生顽固性咳嗽往往是停药的原因之一。

（一）卡托普利

【体内过程】卡托普利（captopril，开博通）口服吸收快，生物利用度为75%，食物能影响其吸收，因此宜在进餐前 1h 服用。给药后 1h 血中药物浓度达峰值。血浆蛋白结合率约为30%。在体内分布较广，但分布至中枢神经系统及哺乳妇女乳汁中的浓度较低。$t_{1/2}$ 为 2h，在体内消除较快，40%～50% 的药物以原型从肾排出，其余部分则以其代谢物形式从肾排泄。

【药理作用和作用机制】卡托普利具有轻至中等强度的降压作用，可降低外周血管阻力，增加肾血流量，不伴反射性心率加快。其降压机制为：抑制 ACE，使 Ang Ⅰ 转变为 Ang Ⅱ 而减少，从而产生血管舒张作用；同时减少醛固酮分泌，以利于排钠；特异性肾血管扩张也加强排钠作用；由于抑制缓激肽的水解，缓激肽增多；卡托普利也可抑制交感神经系统活性。

【临床应用】适用于各型高血压。尤其适用于合并有糖尿病及胰岛素抵抗、左心室肥厚、心力衰竭、急性心肌梗死的高血压患者，可明显改善生活质量且无耐受性，连续用药一年以上疗效不会下降，而且停药不反跳。卡托普利与利尿药及 β 受体阻断药合用于重型或顽固性高血压疗效较好。

【不良反应】比较典型的不良反应有干咳。偶有皮疹、心悸、味觉迟钝、眩晕、头痛、昏厥等不良反应。严重的不良反应有蛋白尿、血管性水肿、白细胞与粒细胞减少等。

【用药指导】

1）可能增高血钾，与保钾利尿剂合用时尤应注意检查血钾。与潴钾药物如螺内酯、氨苯蝶啶、阿米洛利同用可能引起血钾过高。

2）与其他降压药合用，降压作用加强；与内源性前列腺素合成抑制剂如吲哚美辛同用，将使本品降压作用减弱。

3）与锂剂联合，可能使血清锂水平升高而出现毒性。

4）胃中食物可使本品吸收减少 30%～40%，故宜在餐前 1h 服药。

（二）依那普利

依那普利（enalapril）与卡托普利相似，但抑制 ACE 的作用较卡托普利强 10 倍。能降低总外周血管阻力，增加肾血流量。降压作用强而持久。临床主要用于高血压的治疗。有报道称其对心功能的有益影响优于卡托普利。

二、血管紧张素Ⅱ受体（AT₁受体）拮抗药（ARB）

（一）氯沙坦

【体内过程】氯沙坦（losartan）口服易吸收，生物利用度为 33%，口服后有 14% 的氯沙坦在人体肝内代谢为 5-羧酸代谢物 EXP-3174，后者在给药后 3～4h 血中浓度达峰值。EXP-3174 的 $t_{1/2}$ 为 6～9h。氯沙坦与 EXP-3174 均不易透过血脑屏障。大部分药物在体内被肝细胞色素 P450 系统代谢，仅少量氯沙坦与 EXP-3174 以原型随尿排泄。

【药理作用和作用机制】氯沙坦竞争性阻断 AT₁ 受体，为第一个用于临床的非肽类 AT₁ 受体阻断药。在体内转化成 5-羧酸代谢物 EXP-3174，后者有非竞争性 AT₁ 受体阻断作用。它们都能与 AT₁ 受体选择性结合，对抗 Ang Ⅱ 的绝大多数药理作用，从而产生降压作用。

【临床应用】适用于各型高血压，若 3～6 周后血压下降仍不理想，可加用利尿药。

【不良反应】氯沙坦的不良反应较少。少数患者用药后可出现眩晕。

【用药指导】血管容量不足的患者可发生症状性低血压；在肾功能不全，伴或不伴有糖尿病的患者中常见电解质平衡失衡；肝硬化患者氯沙坦的血浆浓度明显增加，故对于有肝功能损害病史的患者应该考虑使用较低剂量。

（二）缬沙坦

缬沙坦（valsartan，代文）是一种口服有效的特异性血管紧张素Ⅱ（AT₁）受体拮抗剂，它选择性地作用于 AT_1 受体亚型，阻断 Ang II 与 AT_1 受体的结合（其特异性拮抗 AT_1 受体的作用大于 AT_2 受体 20 000 倍），从而抑制血管收缩和醛固酮的释放，产生降压作用。适用于轻度、中度原发性高血压，或与其他抗高血压药物合用治疗高血压。

（三）厄贝沙坦

厄贝沙坦（irbesartan，安博维）为 Ang II 受体抑制剂，能抑制 Ang I 转化为 Ang II，能特异性地拮抗 AT_1 受体，通过选择性地阻断 Ang II 与 AT_1 受体的结合，抑制血管收缩和醛固酮的释放，产生降压作用。适用于治疗原发性高血压及合并高血压的 2 型糖尿病。

三、β 受体阻断药

（一）普萘洛尔

【体内过程】普萘洛尔（propranolol，心得安）为高度亲脂性化合物，口服吸收完全，肝内首过消除显著，生物利用度约为 25%，且个体差异较大。实际 $t_{1/2}$ 约为 4h，但降压作用持续时间较长，可 1～2 次 /d。

【药理作用和作用机制】普萘洛尔为非选择性的 β 受体阻断药，对 $β_1$ 和 $β_2$ 受体具有相同的亲和力，缺乏内在拟交感活性。可通过多种机制产生降压作用，即减少心输出量、抑制肾素释放、在不同水平抑制交感神经系统活性（中枢部位、压力感受性反射及外周神经水平）和增加前列环素的合成等。

【临床应用】用于各种程度的原发性高血压。可作为抗高血压的首选药单独应用，也可与其他抗高血压药合用。对心输出量及肾素活性偏高者疗效较好，高血压伴有心绞痛、偏头痛、焦虑症等选用 β 受体阻断药较为合适。

【不良反应】可出现眩晕、神志模糊、精神抑郁、反应迟钝等中枢神经系统不良反应。严重的不良反应有：心率过慢、支气管痉挛及呼吸困难、充血性心力衰竭、出血倾向等。

【用药指导】

1）长期用普萘洛尔者撤药须逐渐递减剂量，至少经过 3d，一般为 2 周；首次用普萘洛尔时需从小剂量开始，逐渐增加剂量并密切观察反应以免发生意外；口服可空腹或与食物共进，后者可延缓肝内代谢，提高生物利用度。

2）糖尿病患者应定期检查血糖；服用期间应定期检查血常规、血压、心功能、肝肾功能等。

3）长期应用普萘洛尔可在少数患者出现心力衰竭，倘若出现，可用洋地黄苷类和（或）利尿剂纠正，并逐渐递减剂量，最后停用。

（二）美托洛尔

美托洛尔（metoprolol）为选择性 $β_1$ 受体拮抗药，有较弱的膜稳定作用，无内在拟交感活性。对心脏有较大的选择性作用，可减慢心率，减少心输出量，降低收缩压；可减慢房室传导，使窦性心率减少。但较大剂量时对血管及支气管平滑肌也有作用。用于治疗高血压、心绞痛、心肌梗死、肥厚型心肌病、主动脉夹层、心律失常、甲状腺功能亢进、心脏神经官能症等。常见的不良反应有头痛、头晕、胸痛、心动过缓、心悸、腹痛、恶心、呕吐、睡眠障碍、感觉异常、气急，支气管哮喘或有气喘症状者可发生支气管痉挛。严重的不良反应有血小板减少、转氨酶升高等。

四、钙通道阻滞药（calcium channel blocker，CCB）

（一）硝苯地平

【体内过程】 硝苯地平（nifedipine）口服后吸收迅速、完全，15min起效，1～2h作用达高峰，可持续4～8h；舌下给药2～3min起效，20min达高峰。吞服、嚼碎服或舌下含服硝苯地平普通片剂，相对生物利用度基本无差异。硝苯地平与血浆蛋白高度结合，约为90%。$t_{1/2}$呈双相，$t_{1/2\alpha}$为2.5～3h，$t_{1/2\beta}$为5h。药物在肝内转换为无活性的代谢产物，约80%经肾排泄，20%随粪便排出。肝肾功能不全的患者，硝苯地平代谢和排泄速率降低。

【药理作用和作用机制】 硝苯地平可选择性地抑制钙离子进入心肌细胞和平滑肌细胞的跨膜转运，并抑制钙离子从细胞内释放，而不改变血浆钙离子浓度。同时，舒张正常供血区和缺血区的冠状动脉，增加冠状动脉痉挛患者心肌氧的递送，解除和预防冠状动脉痉挛；抑制心肌收缩，降低心肌代谢，减少心肌耗氧量；舒张外周阻力血管，降低外周阻力，可使收缩血压和舒张血压降低，减轻心脏后负荷。

【临床应用】 适用于治疗心绞痛，特别是变异型心绞痛及稳定型心绞痛。还适用于单独或与其他降压药合用治疗各种类型的高血压。不宜用于快速性心律失常及充血性心力衰竭。

【不良反应】 服药后常出现外周水肿、头晕、头痛、恶心、乏力和面部潮红。严重不良反应有低血压、心动过缓和房室传导阻滞及心功能抑制等。

【用药指导】

1）该药有普通平片、缓释剂型和控释剂型，其中缓释、控释制剂不能碾碎或嚼服。避免与葡萄柚汁同服。

2）与其他抗高血压药合用可致极度低血压；与硝酸酯类药物合用，治疗心绞痛作用增强；与β受体阻断药合用，个别患者可能诱发和加重低血压、心力衰竭和心绞痛；与蛋白质结合率高的药物如香豆素、洋地黄苷类、苯妥英钠、奎尼丁、奎宁、华法林等同用，这些药物的游离程度常发生改变。

（二）氨氯地平

氨氯地平（amlodipine）可选择性抑制心肌和血管平滑肌，且对后者作用更大。对周围小动脉扩张，因而可以降低后负荷。在体内有负性肌力作用，但对人体窦房结和房室结无影响。降压作用较硝苯地平平缓，持续时间较硝苯地平显著延长。用于治疗高血压、稳定型心绞痛及变异型心绞痛。可单独使用，也可与其他抗高血压药物、抗心绞痛药物合用。

五、利尿药

通过利钠排水、降低高血容量负荷发挥降压作用。主要包括噻嗪类利尿剂（氢氯噻嗪）、袢利尿剂（呋塞米）、保钾利尿剂（氨苯蝶啶）与醛固酮受体拮抗剂（螺内酯）等几类。详见第二十三章的利尿药内容。

六、其他药物

（一）血管平滑肌扩张药

硝普钠（sodium nitroprusside）：口服不吸收，静脉滴注给药起效快。该药在体内产

生的 CN^- 可被肝转化成 SCN^-，经肾排泄。直接松弛小动脉和静脉平滑肌，在血管平滑肌内代谢产生一氧化氮（NO），NO 可激活鸟苷酸环化酶，促进 cGMP 的形成，有强大的舒张血管平滑肌的作用。适用于高血压急症的治疗和手术麻醉时的控制性低血压。

静滴时可出现恶心、呕吐、精神不安、肌肉痉挛、头痛、皮疹、出汗、发热等。大剂量或连续使用（特别是肝肾功能损害的患者），可引起血浆氰化物或硫氰化物浓度升高而中毒。所以，在用药时需严密监测血浆氰化物浓度。

（二）中枢性降压药

可乐定（clonidine）：兴奋延髓背侧孤束核突触后膜的 α_2 受体，抑制交感神经中枢的传出冲动，使外周血管扩张，血压下降；可乐定也可用于延髓嘴端腹外侧区的咪唑啉受体，使交感神经张力下降，外周血管阻力降低，从而产生降压作用。适于治疗中度高血压，常用于其他药无效时，降压作用中等偏强，不影响肾血流量和肾小球滤过率，可用于高血压的长期治疗。与利尿药合用有协同作用，可用于重度高血压。其溶液剂点眼用于治疗开角型青光眼。

第三节　联合用药设计方案

抗高血压药物的联合应用常常是有益的。对于接受一种药物治疗而血压未能控制的患者有 3 种可能的对策：一是加大原来药物的剂量，但带来的后果可能是作用不见增强而不良反应增加，除非患者起始用药剂量很小；二是换用另一个药，但如果第二个药效果也不好的话，很容易导致患者的顺应性降低或失去信心；三是联合用药，有研究表明，血压控制良好的患者中有 2/3 是联合用药。联合用药有以下多种治疗方案。

1. 两药联合方案　　两药联合时，降压作用机制应具有互补性，因此，具有相加的降压作用，并可互相抵消或减轻不良反应，具体联合用药方案见表 19-3。

表 19-3　联合治疗方案推荐参考

优先推荐	一般推荐	不常规推荐
D-CCB＋ARB	利尿药＋β 阻滞药	ACEI＋β 阻滞药
D-CCB＋ACEI	α 阻滞药＋β 阻滞药	ARB＋β 阻滞药
ARB＋噻嗪类利尿药	D-CCB＋保钾利尿药	ACEI＋ARB
ACEI＋噻嗪类利尿药	噻嗪类利尿药＋保钾利尿药	中枢作用药＋β 阻滞药
D-CCB＋噻嗪类利尿药		
D-CCB＋β 阻滞药		

注：D-CCB 为二氢吡啶类钙通道阻滞药；ACEI 为血管紧张素转换酶抑制药；ARB 为血管紧张素受体拮抗药

2. 三药联合方案　　在上述各种两药联合方式中加上另一种降压药物便构成三药联合方案，其中二氢吡啶类钙通道阻滞药＋ACEI（或 ARB）＋噻嗪类利尿药组成的联合方案最为常用。

3. 四药联合方案　　主要适用于难治性高血压患者，可以在上述三药联合基础上加用第四种药物如 β 受体阻滞药、螺内酯、可乐定或 α 受体阻滞药等。

【学习小结】

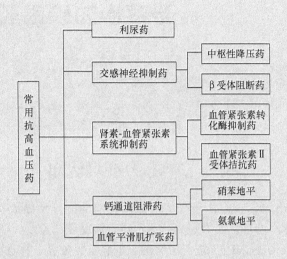

【目标考核】

1. 试述常见抗高血压药物的分类和代表药物。
2. 试述常见抗高血压药物的作用机制及临床应用。

【能力训练】某女患，68岁，此次因背部突发性刀绞样疼痛伴头晕、胸闷、心慌 4d 入院，入院后口服地尔硫片 30mg tid，奥美拉唑 25mg tid，静脉输注硝普钠 4.5～6μg/（kg·min），控制血压在 103/45～150/80mmHg，共 10d，总量 5310mg。第 11 天，患者突然呼之不应，口吐白沫，心率下降至 40 次 /min，血压 70/32mmHg，呼吸 30 次 /min，双瞳 0.4cm，对光反射消失，血乳酸浓度 5.7mmol/L，综合分析，考虑该患者为硝普钠中毒。

分析　硝普钠造成的中间代谢产物氰化物和最终代谢产物硫氰酸盐中毒。氰化物毒性与其在代谢过程中释放氰离子的浓度和速度相关。氰离子易与含高铁的酶和高铁血红蛋白结合成复合物，其中尤以细胞色素氧化酶对氰离子更为敏感。由于细胞色素氧化酶受抑制，呼吸链中断，引起细胞内窒息，临床表现为代谢性酸中毒和组织缺氧。硫氰酸盐为硝普钠的最终代谢物，肾功能正常时，硫氰酸盐的消除半衰期为 3～7d，肾功能损害患者更易发生硫氰酸盐中毒。

（吴玉波　梁　晶）

第二十章　治疗心力衰竭药

【学习目标】
1. 掌握强心苷类药物的作用机制、临床应用及不良反应。
2. 熟悉非强心苷类药物的作用机制、临床应用及不良反应。
3. 了解其他治疗心力衰竭药物的临床应用及特点。

第一节　心力衰竭认知

心力衰竭（heartfailure）是由于任何心脏结构或功能异常导致心室充盈或射血能力受损的一组复杂临床综合征。心力衰竭时通常伴有体循环和（或）肺循环的被动性充血，故又称充血性心力衰竭（CHF）。按美国纽约心脏病学会分级，将心功能分为四级：①Ⅰ级，患者有心脏病，但体力活动不受限；②Ⅱ级，患者有心脏病，体力活动轻度受限，但休息时无症状，日常体力活动可引起疲劳或呼吸困难症状；③Ⅲ级，患者有心力衰竭，体力活动明显受限，但休息时无症状，体力活动低于正常时可引起疲劳或呼吸困难；④Ⅳ级，患者有心力衰竭，任何体力活动均可引起疲劳，休息时也有症状，任何体力活动时症状均加重。心力衰竭是一种进行性病变，一旦发生，将会不断发展。

一、心力衰竭的病因和发病机制

1. 基本病因　　心力衰竭是由心脏病及各种非心脏疾病导致的一组综合征，而非一个独立的疾病。其病因可归纳为：①原发性心肌损害，如心肌炎、心肌病、心肌梗死等；②心脏负荷过重，如高血压、心脏瓣膜病、肺栓塞等。

心力衰竭的发生和进展往往还与感染、电解质紊乱、高动力循环、劳累及情绪紧张、心律失常、不规则治疗等诱因有关。

2. 发病机制　　心力衰竭的发病机制十分复杂，心室重塑是充血性心力衰竭发生的主要机制，它是由于一系列分子及细胞机制导致的心肌结构、功能和表型的变化，引起心肌细胞肥大、凋亡、胚胎基因和蛋白质的再表达，心肌细胞外基质量和组成的变化，最终导致临床上出现心肌病变，心室容量增加，心室形态和功能的改变。

二、药物治疗心力衰竭的机制

1. 加强心肌收缩力，增加心输出量　　正性肌力药物通过加强心肌收缩力，增加心输出量，改变动脉系统缺血；心脏残余血量减少，心室舒张末期压降低，利于静脉血回流，减轻静脉系统瘀血症状。

2. 降低心脏的前后负荷，减轻心脏负担　　①利尿药能够消除水肿，降低血容量，减轻心脏的负担，改变心脏功能；②血管扩张药能使静脉扩张，回心血量减少，心脏的前负荷降低。动脉扩张引起外周阻力降低，心脏的后负荷降低。

3. 阻抑心肌肥厚重构，抑制病理改变　　药物通过对交感神经系统、RAAS 等神经体液因素的影响，以及 β 受体阻断药的应用，阻抑心肌肥厚重构，抑制心血管病理学的改变，改善心脏功能，降低 CHF 的病死率。

三、治疗充血性心力衰竭的药物分类

1. 正性肌力药 包括：①强心苷类，如地高辛等；②非强心苷类，如多巴酚丁胺、米力农等。

2. 肾素-血管紧张素系统抑制药 包括：①血管紧张素转化酶抑制剂（ACEI），如卡托普利等；②血管紧张素Ⅱ受体阻滞剂（ARB），如氯沙坦等；③醛固酮拮抗药，如螺内酯等。

3. 减轻心脏负荷药 包括：①利尿药，如氢氯噻嗪等；②血管扩张药，如硝酸甘油、硝普钠、哌唑嗪等；③钙拮抗药。

4. β受体阻断药 美托洛尔等。

第二节 正性肌力药

一、强心苷类

强心苷（cardiacglycosides）是一类具有强心作用的苷类化合物。可供使用的制剂有地高辛（digoxin）、洋地黄毒苷（digitoxin）、毛花苷 C（cedilanid）和毒毛花苷 K（strophanthin K），其中地高辛为临床常用的治疗药物。

【体内过程】不同强心苷的药动学存在差异，从而使不同强心苷作用的发生及持续时间不同。常用强心苷的临床药动学特征及应用见表 20-1。

表 20-1 常用强心苷类药物临床药动学特征对比表

临床药动学特征	地高辛片	洋地黄毒苷片
生物利用度	75%	>90%
半衰期	32～48h	168h
有效血浆浓度	0.5～2ng/ml	10～25ng/ml
中毒血浆浓度	>2ng/ml	>35ng/ml
血浆蛋白结合率	20%～25%	>90%
代谢百分率	20%	>80%
日剂量（低负荷量或维持量）	0.125～0.25mg	0.05～0.2mg
快速洋地黄化剂量	首剂 0.25～0.5mg，继 0.5mg～0.75mg，q8h，连续 3 次	0.2～0.4mg，q12h，连续 3 次

【药理作用和作用机制】强心苷增强心肌收缩性的直接作用，调节交感神经系统功能、减慢心率的间接作用，以及降低衰竭心脏氧耗量的综合效应，是其治疗心力衰竭的药理学基础。而对心电生理的影响则在其治疗心律失常中发挥重要作用。

1. 对心脏的作用

（1）正性肌力作用（positive inotropic action） 强心苷对心脏具有高度选择性，能显著加强衰竭心脏的收缩力，增加心输出量，从而解除心力衰竭的症状。强心苷的正性

肌力作用有以下特点：①加快心肌纤维缩短速度，使心肌收缩敏捷，因此舒张期相对延长；②加强衰竭心肌收缩力，增加心输出量的同时，并不增加心肌耗氧量，甚至使心肌耗氧量有所降低。

强心苷正性肌力作用的机制：目前认为，强心苷与心肌细胞膜上的强心苷受体 Na^+-K^+-ATP 酶结合并抑制其活性，导致钠泵失灵，使细胞内 Na^+ 量增加，K^+ 减少，细胞内 Na^+ 量增多后，又通过 Na^+-Ca^{2+} 双向交换机制，或使 Na^+ 内流减少，Ca^{2+} 外流减少，或使 Na^+ 外流增加，Ca^{2+} 内流增加，最终导致心肌细胞内 Ca^{2+} 增加，心肌的收缩加强。

（2）减慢心率作用（negative chronotropic action，负性频率）　治疗量的强心苷对正常心率影响小，但对心率加快及伴有房颤的心功能不全者则可显著减慢心率。心功能不全时由于反射性交感神经活性增强，使心率加快。应用强心苷后心搏出量增加，反射性地兴奋迷走神经，抑制窦房结，使心率减慢。强心苷减慢心率的另一个机制是增加心肌对迷走神经的敏感性，故强心苷过量所引起的心动过缓和传导阻滞可用阿托品对抗。

（3）对传导组织和心肌电生理特性的影响　强心苷对传导组织和心肌电生理特性的影响比较复杂（表 20-2）。治疗剂量下，缩短心房和心室的动作电位时程和有效不应期；强心苷因改善心功能反射性地兴奋迷走神经及对迷走神经中枢的兴奋作用，可降低窦房结自律性，减慢房室传导；强心苷可因兴奋迷走神经，促进 K^+ 外流，使心房肌细胞静息电位加大，加快心房的传导速度。高浓度时，强心苷可过度抑制 Na^+-K^+-ATP 酶，使细胞失钾，最大舒张电位减小（负值减小），使自律性提高，K^+ 外流减少而使 ERP 缩短，细胞内 Ca^{2+} 增加可引起 Ca^{2+} 振荡、早后除极、迟后除极等；中毒剂量下，强心苷也可增强中枢交感活动。故强心苷中毒时可出现各种心律失常，以室性期前收缩、室性心动过速多见。

表 20-2　强心苷对传导组织和心肌电生理特性的影响

电生理特性	窦房结	心房	房室结	浦肯野纤维
自律性	↓			↑
传导性		↑	↓	↓
有效不应期		↓		↓

注："↑"表示升高；"↓"表示降低

2. **对神经和内分泌系统的作用**　中毒剂量的强心苷可兴奋延髓极后区催吐化学感受区而引起呕吐，还可兴奋交感神经中枢，明显增加交感神经冲动发放，而引起快速型心律失常。强心苷的减慢心率和抑制房室传导作用也与其兴奋脑干交感神经中枢有关。强心苷还能降低心力衰竭患者血浆肾素活性，进而减少血管紧张素 II 及醛固酮含量，对心功能不全时过度激活的 RAAS 产生拮抗作用。

3. **利尿作用**　强心苷对心功能不全患者有明显的利尿作用。主要是心功能改善后增加了肾血流量和肾小球的滤过功能。此外，强心苷可直接抑制肾小管 Na^+-K^+-ATP 酶，减少肾小管对 Na^+ 的重吸收，促进钠和水的排出，发挥利尿作用。

4. **对血管的作用**　强心苷能直接收缩血管平滑肌，使外周阻力上升，这一作用与交感神经系统及心排血量的变化无关。但心力衰竭患者用药后，因交感神经活性降低的作用超过直接收缩血管的效应，所以血管阻力下降、心排血量及组织灌流增加、动脉压不变或略升。

【临床应用】

1. 治疗心力衰竭 对不同病因所致心力衰竭,应用强心苷的临床效果也不同。

(1)治疗效果较好的心力衰竭 高血压病、心脏瓣膜病、先天性心脏病等导致心脏长期负荷过重、心肌收缩性能受损、心排血量降低,形成低心排血量型心力衰竭。强心苷通过改善心肌收缩性能,降低心脏前后负荷,增加心输出量,而呈现较好的治疗效果。

(2)治疗效果较差的心力衰竭 甲状腺功能亢进、严重贫血所继发的高心排血量型心力衰竭,应用强心苷治疗效果较差,临床治疗应以根除病因为主。肺源性心脏病所致心力衰竭,存在肺动脉高压、心肌低氧和能量代谢障碍,尤易引发毒性反应。

(3)不宜使用强心苷的心力衰竭 心肌外机械因素如心脏压塞、缩窄性心包炎、严重二尖瓣狭窄所致心力衰竭。肥厚型心肌病伴左心室流出道狭窄,也应避免使用强心苷。急性心肌梗死所致左心衰竭,强心苷单独使用可能增加心肌氧耗,导致心肌梗死范围扩大,应与降低前负荷的血管扩张药配伍应用。

2. 治疗某些心律失常 心房纤颤的主要危险在于心房的过多冲动经房室传导到心室,使心室率过快、泵血功能受损,甚至诱发心衰,心房纤颤是强心苷临床应用的主要适应证。强心苷延缓房室传导,有效减慢心室率,使心脏泵血功能能得到保护。还用于心房扑动,可减慢心室率,并促使心房扑动转为窦性心律。阵发性室上性心动过速,用速效静注制剂如去乙酰毛花苷,通过延长房室结不应期,达到中断折返冲动、终止心动过速的目的。

【不良反应及防治】主要见于大剂量时,改用维持量疗法,不良反应可大大减少。

1. 主要不良反应

(1)心律失常 强心苷中毒可表现为各种不同类型的心律失常。其中包括快速型心律失常如室性期前收缩、二联律,房性、房室结性或室性心动过速,甚至室颤;缓慢型心律失常如不同程度的房室传导阻滞和窦性心动过缓。

(2)胃肠道症状 为强心苷不良反应的早发症状,表现为厌食、恶心、呕吐、腹泻等。其恶心、呕吐的发生与强心苷兴奋延髓催吐化学感受区有关。作为强心苷中毒反应的先兆症状,应注意与心力衰竭的消化道症状相区别。

(3)神经精神症状 常见头痛、头晕、疲倦和嗜睡。还可能出现视觉及色觉障碍(黄视症或绿视症),为强心苷中毒反应的先兆症状。

2. 中毒治疗 根据中毒症状的类型和严重程度,及时采取相应措施,如停用强心苷及排钾利尿药;补充钾盐,及时纠正低钾血症;选用抗心律失常药物有效控制严重心律失常,如苯妥英钠对强心苷所致快速型心律失常效果显著。

【用药指导】强心苷的传统用法分为两个步骤,即先于短期内使用足量强心苷,以基本控制心力衰竭临床症状,此即"洋地黄化"(digitalization)过程。继用维持量使血药浓度稳定于有效治疗浓度范围,以保持和巩固疗效。地高辛口服制剂的洋地黄化剂量为1.25~1.5mg;维持量为每日0.125~0.25mg心力衰竭病情紧急的病例,宜应用速给法,地高辛片首剂0.25~0.5mg,继后每8h服用0.5~0.75mg,可于1d内达到洋地黄化。对一般心力衰竭患者,可用地高辛维持量逐日给药法,每日口服0.125~0.25mg,约1周(4~5个半衰期)达有效稳态血药浓度,获治疗效果。这种给药方法明显降低地高辛中毒发生率。洋地黄毒苷的用法见第二十二章。

二、非强心苷类正性肌力药

非强心苷正性肌力药包括 β 受体激动药及磷酸二酯酶（PDE）抑制药等。由于这类药物可能增加心力衰竭患者的病死率，因此不宜作常规治疗用药。

多巴酚丁胺（dobutamine）：多巴酚丁胺主要激动心脏 β_1 受体，对 β_2 受体及 α_1 受体作用较弱，能明显增强心肌收缩性，降低血管阻力，提高衰竭心脏的心脏指数，增加心排血量。主要用于对强心苷不佳的严重左室功能不全和心肌梗死后心功能不全者，但血压明显下降者不宜使用。

米力农（milrinone）和**氨力农**（amrinone，氨吡酮）：米力农和氨力农为双吡啶类衍生物。氨力农的不良反应较严重，常见的有恶心、呕吐，心律失常的发生率也较高。此外，尚有血小板减少和肝损害。米力农、氨力农的替代品，抑酶作用较之强 20 倍，不良反应较氨力农少，但仍有室上性及室性心律失常、低血压、心绞痛样疼痛及头痛等。并有报道其能增加病死率。现仅供短期静脉给药治疗急性心力衰竭。

第三节　其他治疗心力衰竭药物

1. 血管紧张素转化酶抑制剂（ACEI）和血管紧张素 II 受体抑制剂（ARB）　两类药物除了抑制 RAS 达到扩血管、减少水钠潴留、改善心衰的血流动力学以改善症状外，更重要的是，通过抑制组织中的 ACE，抑制心肌和血管重构达到延缓心衰的发展。一系列大型多中心临床实验证实，这两类药物具有改善心衰预后降低死亡率的作用。现在的观点是，除非有禁忌证，所有的心力衰竭患者均应使用 ACEI 或 ARB，而且要尽早使用。

2. 利尿剂　利尿药是治疗慢性心功能不全的常规辅助用药，主要用于轻度或中度心功能不全的患者，尤其适用于前负荷升高且易发生强心苷中毒的病例。

不同利尿药的特点及选择见第二十三章的利尿药内容。

3. β 受体阻滞药　心力衰竭时应用 β 受体阻断药虽有抑制心肌收缩力、加重心功能障碍的可能，但自 20 世纪 70 年代中期应用受体阻断药治疗心力衰竭有效后，对卡维地洛（carvedilol）、比索洛尔（bisoprolol）和美托洛尔（metoprolol）的临床试验证明，长期应用可以改善心力衰竭的症状，提高射血分数，改善患者的生活质量，降低死亡率。目前已被推荐作为治疗慢性心力衰竭的常规用药。β 受体阻断药与 ACE 抑制药合用尚能进一步增加疗效。

4. 扩血管药　扩血管药物因迅速降低心脏前后负荷可改善急性心力衰竭症状，一些长期的临床观察资料提示肼屈嗪、硝酸异山梨酯还可减轻心肌的病理重构。

扩血管药治疗心功能不全的机制为：扩张静脉，使静脉回心血量减少，降低心脏的前负荷，进而降低肺楔压、左心室舒张末压（LVEDP）等，缓解肺部瘀血症状；扩张小动脉，降低外周阻力，降低心脏的后负荷，增加心输出量，增加动脉供血，缓解组织缺血症状，并可弥补或抵消因小动脉扩张而可能发生的血压下降和冠状动脉供血不足等不利影响。

5. 钙通道阻滞药

（1）钙增敏药（calcium sensitizer）　钙增敏药是近年来研究发现的新一代用于心力衰竭的药物，作用于收缩蛋白，增加肌钙蛋白 C（troponin C，TnC）对 Ca^{2+} 的亲和力，在不增加细胞内 Ca^{2+} 浓度的条件下，增强心肌收缩力。可避免细胞内 Ca^{2+} 浓度过高所引起的损伤、坏死等不良后果，也可节约部分供 Ca^{2+} 转运所消耗的能量，是开发正性肌力药物的新方向。大多数钙增敏药还兼具对 PDE-Ⅲ的抑制作用，可部分抵消钙增敏药的副作用。

（2）钙通道阻滞药　　钙通道阻滞药用于心力衰竭的机制为：①具有较强的扩张外周动脉作用，可降低总外周阻力，减轻心脏的后负荷，改善心力衰竭的血流动力学障碍；②具有降压和扩张冠脉的作用，可对抗心肌缺血；③改善舒张期功能障碍，可缓解钙超载，改善心室的松弛性和僵硬度。

【学习小结】

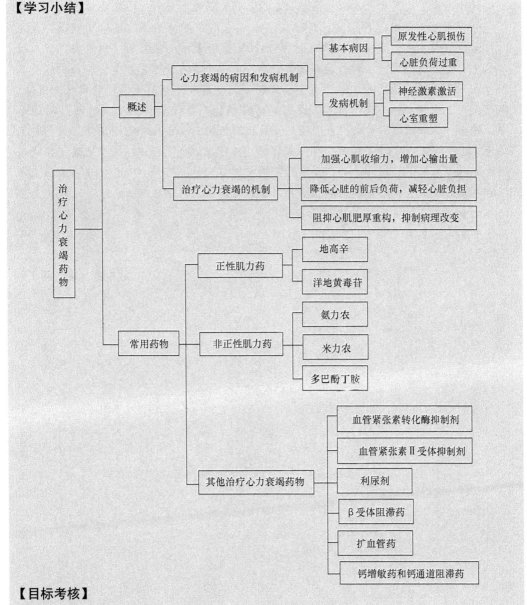

【目标考核】

1. 简述强心苷不良反应的诊断、预防和治疗。

2. 评价 β 受体阻断药、血管扩张药和血管紧张素转化酶抑制药在治疗心功能不全中的作用。

【能力训练】患者，男，65岁。于两年前行三腔起搏器植入术，术后患者胸闷气短症状明显减轻，一般活动不受限，出院后坚持服用"地高辛 0.125mg/d 及利尿剂"，此后因劳累反复出现胸闷气短加重，术后两个月将地高辛加量至 0.25mg/d。2周前无明显诱因恶心呕吐一次，并呕出暗红色血液约 100ml，其后时感恶心，呕吐。10d 前胸闷气短再次加重，不能平卧，且恶心呕吐较强加重，伴咳嗽咳痰，住院经利尿、扩管、抗感染等治疗，症状减轻出院。

确定诊断 地高辛中毒；扩张型心肌病；起搏器植入术后；心功能Ⅲ级。

分析 心、肾功能异常时，对地高辛血药浓度的影响显著，当心功能Ⅲ～Ⅳ级时，心脏泵血不足，自主神经系统和肾素-血管紧张素系统被激活，血中去甲肾上腺素水平升高，使肾血流量和外周血流量减少，地高辛表观分布容积变小，血中浓度不断蓄积升高。又因地高辛主要以原型由肾排泄，肾功能不全时地高辛肾清除率下降，半衰期可延长至46～72h，而且心力衰竭时肾功能状况受制于患者当时的心功能水平。并且，患者如果同时服用血管紧张素转化酶抑制剂如卡托普利等药物，该药与地高辛合用治疗充血性心力衰竭具有协同作用，但可以使地高辛血药浓度增高，使地高辛中毒的发生率明显增加，两药合用时应适当调整剂量。另外，心力衰竭患者如应用排钾利尿剂呋塞米长期口服制剂和临时静脉应用时，应严密监测血钾水平，因钾离子与洋地黄竞争洋地黄受体，减弱强心苷作用。低钾时，心肌对洋地黄的敏感性增加，易发生洋地黄中毒。

（吴玉波　梁　晶）

第二十一章 **抗心绞痛药**

【学习目标】

1. 掌握硝酸甘油、β受体阻断药和钙离子通道阻滞药的抗心绞痛作用、作用机制、临床应用及不良反应。

2. 熟悉心绞痛发病机制及药物合用的药理学基础。

3. 了解其他抗心绞痛药的作用特点。

心绞痛是缺血性心脏病的主要临床症状，主要表现为胸骨后部及胸前区阵发性、压榨性疼痛，可放射至左上肢等典型临床症状。若不及时救治，可导致心肌梗死，危及患者生命。临床根据其发作特点可分为稳定型心绞痛、不稳定型心绞痛和变异型心绞痛，其中前两者又称为劳力型心绞痛（表21-1）。

表 21-1 心绞痛类型及特点

类型	特点
稳定型心绞痛	此型最常见，多在劳累或情绪激动时发作，一般是由于动脉粥样硬化造成冠状血管狭窄，心肌供血、供氧不足所造成的
不稳定型心绞痛	不定时性频繁发作，有加重趋势，易发展为心肌梗死，可能与斑块破裂、病灶出血或血栓形成有关
变异型心绞痛	多在静息或睡眠状态下发病，主要是冠状动脉痉挛造成的

目前认为，心绞痛发病机制主要是心肌血氧供需失衡（图21-1）。心肌供氧量取决于冠状动脉的血流量和动静脉氧分压差。心肌在休息状态时，增加氧供应主要依靠冠状动脉的血流量，而冠状动脉血流量主要由主动脉压力、冠状动脉血管阻力及灌注时间决定，血压增加，冠状动脉阻力降低及心率减慢均可增加冠状动脉血流。同时，当心肌代谢增强而局部组织氧分压降低时，心肌代谢产物（如乳酸、腺苷等）增加，引起冠状动脉的阻力血管扩张，也会增加冠状动脉血流量。心肌耗氧量取决于心室壁张力、心率和心肌收缩力。心室壁张力与心室内压和心室容积成正比，而与心室壁的厚度成反比。心室壁张力越大，维持张力所需的能量越多，耗氧量也就越大。心率加快和心肌收缩力增

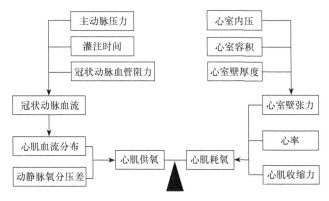

图 21-1 影响心肌供氧和耗氧的因素

强均可使心肌机械做功增加而增加心肌耗氧量。由此可见，通过增加心肌氧供应、减少心肌耗氧量和改善心肌代谢等方式恢复心肌供氧和耗氧平衡，是防治心绞痛的有效措施。

临床常用抗心绞痛药物包括：①硝酸酯类，如硝酸甘油；②钙通道阻滞药，如硝苯地平；③β受体阻断药，如普萘洛尔；④抗血小板和抗血栓形成药，如阿司匹林；⑤其他抗心绞痛药，如曲美他嗪。

第一节　硝酸酯类

硝酸酯类药物包括硝酸甘油、硝酸异山梨酯、单硝酸异山梨酯、戊四硝酯等，此类药物作用相似，仅显效快慢和维持时间有所不同，其中以硝酸甘油最为常用。

硝酸甘油（nitroglycerin）：是硝酸酯类的代表药，它用于抗心绞痛的治疗至今已有百余年的历史，具有起效快、作用迅速、疗效可靠和价格低廉等优点，是目前临床用于心绞痛防治的最常用药物。硝酸甘油的口服生物利用度低，为10%～20%，因口服首过消除强，不宜口服。舌下含服吸收较好，在数分钟内可达到有效的血药浓度。

【药理作用和作用机制】硝酸甘油的基本作用是对血管平滑肌的直接松弛作用，其作用机制主要是药物在血管内皮细胞内释放NO_2^-，进而形成NO，该物质是内源性舒张血管物质。此外尚有抑制血小板聚集的作用。

1. 降低心肌耗氧量　扩张全身静脉（容量血管）和动脉（阻力血管），对小动脉和毛细血管前括约肌作用较弱。扩张容量血管，使回心血量减少（减轻前负荷），降低心室壁张力；扩张阻力血管，可减少左心室后负荷和左心室做功。二者均可降低心肌耗氧量。虽然扩张血管后由于血压降低，反射性地引起心率加快可增加心肌耗氧量，但上述作用的结果可使心脏的总耗氧量降低，缓解心绞痛。此反射性心率加快作用可合用β受体阻断药克服。

2. 增加心肌供氧量　扩张较大的输送血管和侧支血管，增加冠状动脉灌注量，从而增加心肌供氧。

3. 改变心肌血液的分布　①容量血管扩张，左心室舒张末期压力和心室壁张力降低，有利于血流从心外膜流向心内膜下层；②缺血时交感活性的增加使非缺血区阻力大于缺血区，当输送血管和侧支血管选择性扩张时，血流容易从非缺血区流向缺血区，增加了缺血区血流的灌注（图21-2）。

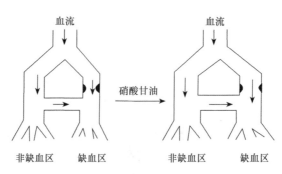

图21-2　硝酸甘油对冠状动脉血流分布的影响

【临床应用】

1. 各种类型心绞痛的预防和治疗　　对稳定型心绞痛者为首选药。

2. 急性心肌梗死　　对于急性心肌梗死者提倡早期应用，能减少心肌耗氧量，改善缺血区供血，缩小梗死范围，降低前壁心肌梗死的病死率，减少心肌梗死并发症的发生。

3. 心功能不全　　尚可用于心功能不全的治疗，急性左心衰时采用静脉给药，慢性心功能不全可采用长效制剂，需与强心药物合用。

4. 其他　　治疗胆、肾绞痛和氰化物中毒等。

【不良反应】本类药物的不良反应多继发于舒张血管作用。

1. 血管扩张反应　　如面颈部潮红、搏动性头痛、心悸等，一般连服数日即可消失。

2. 高铁血红蛋白症　　大剂量可引起呼吸困难、发绀等症状，重者危及生命。

3. 快速耐受性　　连续用药2~3周可出现耐受性，不同硝酸酯之间有交叉耐受性，停药1~2周后，耐受性可消失。

【药物间相互作用】本类药物与抗高血压药物合用，由于其具有扩张血管的作用，因此可使降压作用增强，易发生体位性低血压，合用时宜减量；与肝素同时应用可减弱肝素的抗凝作用，合用时应增加肝素用量，而停用硝酸酯类药物时因肝素剂量过大，易致凝血障碍导致出血症状，故停用硝酸酯类药物时应减少肝素用量；与阿司匹林同时应用，可减少硝酸甘油在肝内的消除，使硝酸甘油血药浓度升高；与乙酰半胱氨酸合用时，因其可提供巯基，故能减缓硝酸酯类药物的耐受性产生。

第二节　β受体阻断药

β受体阻断药是继硝酸酯类药物后又一类治疗缺血性心脏病的药物，除用于心绞痛的治疗外，还可用于治疗高血压、心律失常。临床常用药物有普萘洛尔、美托洛尔、阿替洛尔等。

普萘洛尔（propranolol，心得安）：是β受体阻断药的代表药，具有多种药理作用和临床应用。

【药理作用】

1）降低心肌的耗氧量，阻断β受体，使心肌收缩力和心率减慢，心肌耗氧量降低，对处于交感活性较高状态的心肌作用更加明显。

2）改善心肌代谢，阻断β受体，抑制心肌脂肪酸代谢，加强糖代谢，使心肌耗氧量降低。

3）增加缺血区血液供应，通过减慢心率而延长心脏的舒张期，从而增加了对冠状动脉的灌注时间，有利于血液向缺血区流动。

4）促进氧合血红蛋白解离，增加全身组织包括心脏的供氧。

此外，本类药物尚能抑制缺血时由ADP、肾上腺素、胶原和凝血酶诱导的血小板聚集，改善心肌血液循环。

【临床应用】主要用于对硝酸酯类不敏感或疗效差的稳定型心绞痛患者，也可用于不稳定型心绞痛，可防止发作，减轻疼痛程度。

【不良反应】除有禁忌证（如支气管哮喘）外，大多数患者能很好耐受普萘洛尔，个别患者有轻度胃肠道反应、疲劳无力和抑郁，减量停药后可逐渐消失。

【药物间相互作用】本类药物与维拉帕米合用，可加重对心脏的抑制作用及降压作用；与地高辛合用，可使心率明显减慢，而致心动过缓；吲哚美辛和水杨酸可减弱 β 受体阻断药的降压作用；西咪替丁使 β 受体阻断药在肝内代谢减少，半衰期延长；本类药物抑制胰高血糖素升高血糖的作用，可使胰岛素的降低血糖作用增强并延长，合用时可掩盖低血糖的症状，必须引起注意。

第三节　钙通道阻滞药

钙通道阻滞药是 20 世纪 70 年代以来防治缺血性心脏疾病的一类主要药物，可单独应用，也可与硝酸酯类或 β 受体阻断药合用。可用于治疗心绞痛的钙通道阻滞药主要有硝苯地平、维拉帕米、地尔硫䓬、氨氯地平等。

硝苯地平（nifedipine，硝苯啶，心痛定）：是二氢吡啶类钙通道阻滞药的代表药，起效快，舌下、口服给药均可。

【药理作用】通过抑制细胞内 Ca^{2+} 内流，使细胞内 Ca^{2+} 水平降低而产生以下作用。

1）松弛血管平滑肌，尤其是动脉和冠状动脉。前者使外周阻力下降，心脏负荷减轻而降低心肌耗氧量，后者使冠状动脉血流量增加而使心肌供氧增加。

2）心肌收缩力减弱，进而降低心肌耗氧量。

3）窦房结自律性降低，房室传导减慢，使心率减慢，有利于心肌耗氧量减少。

【临床应用】

1）钙通道阻滞药对冠状动脉所致的变异型心绞痛者最为有效，也可用于稳定型和不稳定型心绞痛。

2）本类药物对支气管平滑肌不但无收缩作用，而且具有一定程度的扩张，故对伴有哮喘和阻塞性肺疾病患者更为适用。

3）因本类药物能扩张外周血管，故可用于伴有外周血管痉挛性疾病的心绞痛患者。

【用药指导】硝苯地平与地高辛合用时能降低地高辛的清除率，使地高辛血药浓度升高约 70%，$t_{1/2}$ 延长，中毒发生率提高，两者合用时，地高辛应减半，或根据血药浓度调整剂量。西咪替丁可降低硝苯地平的代谢，使硝苯地平的生物利用度提高到 70%，降低其清除率约 40%，使其效应增强。

三类常用抗心绞痛药物的比较见表 21-2。

表 21-2　三类常用抗心绞痛药物的比较

代表药物	药理作用	临床应用	不良反应
硝酸酯类 （硝酸甘油）	①降低心肌耗氧量；②扩张冠状动脉；③降低左室充盈压，增加心内膜供血，改善左室顺应性	各型心绞痛：舌下含服迅速起效；稳定型（首选）；急性心肌梗死：早期应用减少耗氧量、缩小梗死面积	①血管扩张反应，直立性低血压、头痛、心悸；②耐受性
β 受体阻断药 （普萘洛尔）	①降低心肌耗氧量；②收缩力↓→射血时间相对↑→心室容积↑→耗氧↑（总耗氧↓）；③改善心肌缺血区供血；④改善心肌代谢	主要用于稳定型心绞痛的治疗，但禁用于变异性心绞痛（β 受体阻断后，α 受体相对占优势，易致冠状动脉收缩）	房室传导阻滞、急性心力衰竭等，变异型心绞痛不宜应用
钙通道阻滞药 （硝苯地平）	①降低心肌耗氧量；②舒张冠状血管；③保护缺血心肌细胞；④抑制血小板聚集	用于治疗各型心绞痛，变异型心绞痛首选	头痛、心悸、水肿、低血压

第四节 其他抗心绞痛药物

曲美他嗪（trimetazidine）：哌嗪类衍生物曲美他嗪是第一个用于临床冠心病、心绞痛、心肌梗死等缺血性心脏病治疗的心肌能量代谢调节剂。本类药物可优化心肌能量代谢，尤其是抑制游离脂肪酸氧化，加强心肌葡萄糖代谢有利于减轻心肌缺血引起的组织损伤，改善心肌功能。曲美他嗪可用于心绞痛的预防治疗，与传统抗心肌缺血治疗药物不同，不通过血流动力学机制，作用于线粒体水平，起直接细胞保护作用，减少细胞酸中毒，是传统抗缺血治疗的重要补充，可联合应用。

吗多明（molsidomine）：本品作用与硝酸甘油相似，代谢产物作为 NO 的供体，释放 NO，发挥与硝酸酯类相似的作用。本品舌下含服 2～4min 起效，口服作用维持 6～7h，首过效应低。临床用于各型心绞痛，作用时间较硝酸甘油久，且不易产生耐受性，与硝酸甘油交替应用可克服耐受性的产生。舌下含服或喷雾吸入用于稳定型心绞痛或心肌梗死伴高充盈压者疗效较好。

第五节 心绞痛的药物治疗学基础

1. 治疗原则　通过减少心肌耗氧量，增加心肌供血供氧，恢复心肌氧的供需平衡，缓解或消除心绞痛，防止发展为心肌梗死，改善患者生活质量。

2. 治疗方案　根据临床上不同类型的心绞痛制订不同的治疗方案。

（1）稳定型心绞痛　控制发作和快速预防应首选硝酸甘油 0.3～0.6mg，置于舌下含服，1～2min 即开始起作用。或舌下含服硝酸异山醇酯 5～10mg。缓解期可选用长效硝酸酯、钙通道阻滞药和 β 受体阻断药维持治疗。戊四硝酯（长效硝酸甘油片）2.5mg，每 8h 服用一次，作用可持续 8～12h。

（2）不稳定型心绞痛　一般治疗方案是每隔 5min，舌下含化硝酸甘油或硝酸异山醇酯，共用 3 次。再用硝酸甘油或硝酸异山醇酯 10μg/min 进行持续静脉滴注或微泵输注，每 3～5min 增加 10μg/min，直至症状缓解。

（3）变异型心绞痛　钙通道阻滞药能有效缓解，可口服或舌下含服硝苯地平片，一次 10～20mg，一日 3 次。或选用维拉帕米片口服，开始一次 40～80mg，一日 3 次，逐渐递增到一日 240～360mg。

3. 注意事项　①对于心绞痛的治疗必须在正确诊断的基础上，合理选用不同类型的药物，否则不但无效甚至可加重症状或增加发作；②对变异型心绞痛不宜使用 β 受体阻断药治疗，因其可致冠状动脉收缩；③应注意不同类型的抗心绞痛药物的联合应用，可取长补短、增强疗效，如硝酸酯类药与 β 受体阻断药合用。但应注意血压变化，防止直立性低血压的发生（表 21-3）。

表 21-3　硝酸甘油与普萘洛尔合用的药理学基础

作用	硝酸甘油	普萘洛尔
心肌收缩力	↑	↓
心率	↑	↓
心室容积	↓	↑
冠脉血管	不变或扩张	收缩
血压	↓	↓

【学习小结】

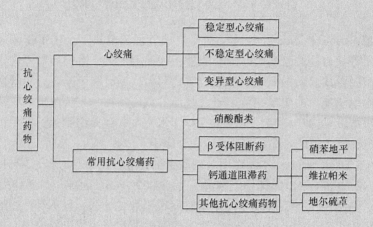

【目标考核】

1. 简述常用抗心绞痛药物的分类及其作用特点。
2. 常用抗心绞痛药物的临床应用有何异同？

（吴玉波　梁　晶）

第二十二章 调血脂药和抗动脉粥样硬化药

【学习目标】
1. 掌握他汀类、贝特类药的药理作用、作用机制、临床应用及不良反应。
2. 熟悉脂质异常临床分型；熟悉胆汁酸结合树脂、抗氧化剂、多烯脂肪酸的调血脂作用。
3. 了解血脂与动脉粥样硬化的关系。

第一节 高脂血症、动脉粥样硬化认知

血脂是血浆和血清中所含的脂类，包括胆固醇（cholesterol，CH）、三酰甘油（triglyceride，TG）、磷脂（phospholipid，PL）和游离脂肪酸（free fatty acid，FFA）等。CH 又分为胆固醇酯（cholesteryl ester，CE）和游离胆固醇（free cholesterol，FC），两者相加为总胆固醇（total cholesterol，TC）。

血脂和载脂蛋白（apoprotein, apo）结合形成脂蛋白（lipoprotein, LP）后能溶于血浆，并进行转运和代谢。脂蛋白可分为乳糜微粒（chylomicron，CM）、极低密度脂蛋白（very low density lipoprotein，VLDL）、低密度脂蛋白（low density lipoprotein，LDL）和高密度脂蛋白（high density lipoprotein，HDL）。各种脂蛋白在血浆中有基本恒定的浓度以维持相互间的平衡，如果比例失调则为脂代谢失常。某些血脂或脂蛋白高出正常范围则称为**高脂血症**。一般将高脂血症分为 6 种类型，各型的特点见表 22-1。

表 22-1 高脂血症的分型

分型	脂蛋白变化	脂质变化
I	CM ↑	TC ↑, TG ↑↑↑
II a	LDL ↑	TC ↑↑
II b	VLDL、LDL ↑	TC ↑↑, TG ↑↑
III	IDL ↑	TC ↑↑, TG ↑↑
IV	VLDL ↑	TG ↑↑
V	CM、VLDL ↑	TC ↑, TG ↑↑↑

目前的流行病学研究和临床试验结果表明，高脂血症，特别是高胆固醇血症在致动脉粥样硬化（atherosclerosis，AS）方面起了关键作用，血清总胆固醇（TC）和 LDL 胆固醇（LDL-C）升高及 HDL 胆固醇（HDL-C）降低是动脉粥样硬化发病的主要危险因素，而降低胆固醇水平可以减少动脉粥样硬化的危险性。

动脉粥样硬化性心脏病，简称冠心病（coronary heart disease，CHD）是造成动脉粥样硬化患者死亡的主要原因，占动脉粥样硬化死亡人数的 2/3 左右。高 LDL-C、低 HDL-C、高血压、吸烟、2 型糖尿病和家族史都是 CHD 的主要危险因素，降低血脂和血糖、控制血压和戒烟等是防治 CHD 的主要一级预防措施。

第二节 常用的治疗药物

（一）他汀类

3-羟-3-甲基戊二酸单酰辅酶 A（3-hydroxy-3-methylglutaryl CoA，HMG-CoA）还原酶在肝细胞合成，是胆固醇合成过程中催化 HMG-CoA 生成甲羟戊酸的限速酶。抑制该酶活性可以抑制体内内源性胆固醇的合成，因此 HMG-CoA 还原酶抑制剂是一类重要的降脂药。目前临床应用的 HMG-CoA 还原酶抑制剂主要是 HMG-CoA 还原酶的类似物，包括美伐他汀（mevastatin）、洛伐他汀（lovastatin）、氟伐他汀（fluvastatin）和阿托伐他汀钙（atorvastatin calcium）等他汀类药物。

【药理作用】他汀类有明显的调血脂作用，在治疗剂量下，对 LDL-C 的降低作用最强，TC 次之，降 TG 作用很弱，调血脂作用呈剂量依赖性，用药 2 周出现明显疗效，4～6 周达高峰，而 HDL-C 略有升高。他汀类尚具有改善血管内皮功能，提高血管内皮对扩血管物质的反应性；抑制血管平滑肌细胞（VSMC）的增殖和迁移，促进 VSMC 凋亡；减少动脉壁巨噬细胞及泡沫细胞的形成，使动脉粥样硬化斑块稳定和缩小；降低血浆细胞反应蛋白，减轻动脉粥样硬化过程的炎症反应等作用。

【临床应用和不良反应】该类药物是降低 LDL-C 的一线药物，主要用于原发性高胆固醇血症、杂合子家族性高胆固醇血症、Ⅱ型高脂蛋白血症的治疗。对 2 型糖尿病的高脂血症及肾性高脂血症也有良好效果。此外，该类药物也应用于冠心病、脑卒中和动脉粥样硬化的防治。不良反应少见，主要有胃肠道反应、眩晕、头痛和皮疹。一般患者耐受良好，不必停药。少数患者会有血清氨基转移酶升高，因此肝病患者慎用该类药物。

（二）贝特类

贝特类是一类降低富含三酰甘油的血浆脂蛋白（如 VLDL）和升高 HDL-C 的药物，第一个应用于临床的该类药物是 20 世纪 60 年代问世的氯贝丁酯（clofibrate，安妥明）。目前应用的吉非贝齐（gemfibrozil）、非诺贝特（fenofibrate）和苯扎贝特（benzafibrate）等，降脂作用强，不良反应较少，临床应用日益广泛。

【药理作用】贝特类既有调血脂作用也有非调脂作用。调血脂作用为降低血浆 TG、VLDL-C、TC、LDL-C，升高 HDL-C，各种贝特类中吉非贝齐、非诺贝特和苯扎贝特的作用较强。非调脂作用有抗凝血、抗血栓和抗炎性作用等，共同发挥抗动脉粥样硬化效应。

【临床应用和不良反应】用于原发性高 TG 血症，对Ⅲ型高脂蛋白血症和混合型高脂蛋白血症有较好的疗效，也可用于 2 型糖尿病的高脂蛋白血症。不良反应主要为消化道反应，如食欲缺乏、恶心、腹胀等；其次为乏力、头痛、失眠、皮疹、阳痿等。

（三）烟酸

烟酸为 B 族维生素之一，作为药物使用时有明显的降脂作用。一方面，烟酸抑制脂肪组织的降解，减少游离脂肪酸向肝内移动，减少肝三酰甘油的酯化，减少 VLDL 的产生和分泌，降低血浆 LDL 和 IDL 的水平。另一方面，烟酸可以增加脂蛋白脂肪酶的活性，增加 VLDL 清除，降低 TG，烟酸可以引起血浆 HDL 的增加，降低Ⅰ型纤维蛋白酶原，激活抑制因子的合成，加强纤溶作用。临床用于有致动脉粥样硬化的血脂障碍的高危人群。单用时主要用于没有 LDL-C 升高的患者，而对于有 LDL-C 升高的患者，该药则需与其他药物合用。具体可作为一线药物用于除Ⅰ型以外的所有高脂蛋白血症，是目前唯一可以降低脂蛋白的药物。

（四）胆汁酸结合树脂

此类药物进入肠道后不被吸收，与胆汁酸牢固结合阻滞胆汁酸的肝肠循环和反复利用，从而大量消耗胆固醇，使血浆 TC 和 LDL-C 水平降低。常用考来烯胺（cholestyramine，消胆胺）和考来替泊（colestipol，降胆宁），降低 TC 和 LDL-C，HDL 几无改变，对 TG 和 VLDL 的影响较小，适用于Ⅱa 及Ⅱb 及家族性杂合子，高脂蛋白血症，对纯合子家族性高胆固醇血症无效。对Ⅱb 型高脂血症者，应与降 TG 和 VLDL 的药物配合应用。

（五）抗氧化剂

氧自由基和过度氧化都可以诱导内皮细胞损伤，通过对 LDL 修饰，可促进动脉粥样硬化的形成和发展。因此，防止氧自由基脂蛋白的氧化修饰，已成为阻止动脉粥样硬化发生和发展的重要措施。代表药有普罗布考。

（六）多烯脂肪酸类

多烯脂肪酸，即不饱和脂肪酸，包括亚油酸（linoleic acid）、γ-亚麻油酸（γ-linolenic acid）、α-亚麻油酸、二十碳五烯酸（eicosapentaenoic acid，EPA）、二十二碳六烯酸（docosahexaenoic acid，DHA）。该类脂肪酸主要存在于植物油和海洋生物中，研究表明，口服 EPA、DHA 等可以降低血浆中的 TG。该类药物一般作为联合用药或辅助用药。

【学习小结】

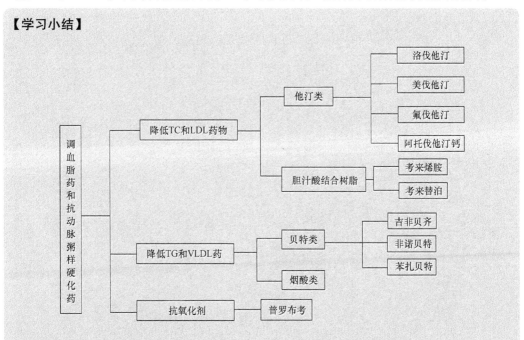

【目标考核】某患者诊断为冠心病，生化检验示血脂正常，但是医生开具的处方中仍然有他汀类药物，该药的用药目的是什么？

【能力训练】患者，男，63 岁，因冠心病、血脂异常入院。在院期间服用阿司匹林、硝酸异山梨酯、替罗非班、辛伐他汀等药物，入院第 10 日患者自述腿部肌肉酸痛，家属诉此前 3 日食用大量葡萄柚。问这与患者腿部肌肉酸痛是否有关联？

　　分析　患者出现腿部肌肉酸痛与患者食用大量葡萄柚有直接关系，葡萄柚汁含有一种或多种抑制 CYP3A4 代谢酶的成分，而辛伐他汀是通过 CYP3A4 代谢的。两者相互作用会导致辛伐他汀血药浓度升高而引起剂量相关的不良反应。该患者表现为肌病（横纹肌溶解），即腿部肌肉酸痛。所以服用辛伐他汀期间应避免大量食用葡萄柚。

（吴玉波　梁　晶）

第二十三章　利尿药和脱水药

【学习目标】
1. 掌握利尿药在肾内的作用部位及按作用时间的分类。
2. 熟悉每类利尿药的代表药物及其药理作用、临床应用和不良反应。
3. 了解利尿药的基本作用原理。

第一节　利　尿　药

利尿药（diuretic）是一类促进电解质和水从体内排出，增加尿量、消除水肿的药物。其主要用途为治疗水肿和腹水，也用于治疗高血压、尿崩症等非水肿性疾病。

一、利尿药的基本作用原理

尿液的生成主要包括肾小球滤过、肾小管和集合管的重吸收和分泌三个过程，利尿药通过影响以上过程而发挥利尿作用。

1. 肾小球滤过　　有些药物可增加肾小球滤过，但其利尿作用并不明显，无临床实用价值。

2. 近曲小管和髓袢　　生理情况下肾小球滤过量的 70%～75% 在近曲小管重吸收回血液。肾小管液中，60%～65% 的 Na^+ 在近曲小管主动重吸收，同时伴有相应数量的 Cl^- 和水的重吸收。除髓袢升支粗段中 Cl^- 为主动重吸收、Na^+ 为被动重吸收外，肾小管其余各段的 Na^+ 均为主动重吸收。Na^+ 的重吸收方式较多，有 H^+-Na^+ 交换、钠泵、Na^+-K^+-$2Cl^-$ 同向协同转运系统和 Na^+-Cl^- 同向转运系统等。H^+ 由小管细胞分泌到小管液中，而小管液中的 Na^+ 交换到细胞内。这种交换在近曲小管和远曲小管都存在，但以近曲小管为主。H^+ 由 CO_2 和 H_2O 在碳酸酐酶的催化下生成，H^+ 生成减少 H^+-Na^+ 交换减少，Na^+ 的重吸收减少，产生利尿作用。

3. 远曲小管和集合管　　原尿中 5%～10% 的 Na^+ 在远曲小管和集合管主动重吸收。在此段除了继续进行 H^+-Na^+ 交换外，还进行 K^+-Na^+ 交换。K^+-Na^+ 交换同时受管腔中 Na^+ 浓度和醛固酮的影响。醛固酮促进 K^+-Na^+ 交换，因此，醛固酮抑制剂可抑制 K^+-Na^+ 交换而具有排钠保钾的利尿作用。

4. 其他　　甘露醇、山梨醇、甘油果糖等脱水药能使血浆渗透压升高，肾小球滤过率（glomerular filtration rate，GFR）增加，可通过肾小球滤过而提高肾小管内原尿的渗透压，最终使尿量增加，产生一定的利尿作用，故也可称其为渗透性利尿药。

二、利尿药的作用部位及分类

按照作用部位、强度和作用机制可将利尿药分为三大类。

1. 高效利尿药　　本类药物主要作用于髓袢升支粗段，抑制 Na^+-K^+-$2Cl^-$ 同向转运系统，干扰肾的浓缩功能和稀释功能，产生强大的利尿作用，也称袢利尿药。代表药物有呋塞米、托拉塞米和布美他尼等。

2. 中效利尿药 本类药物主要作用于远曲小管近端，抑制 Na^+-Cl^- 同向转运系统，干扰肾的稀释功能，不影响浓缩功能，产生中等强度的利尿作用。常用药物有氢氯噻嗪、苄氟噻嗪、吲达帕胺、氯噻酮等。

3. 低效利尿药 低效利尿药按作用方式的不同分为两类：保钾利尿药和碳酸酐酶抑制药。保钾利尿药在集合管和远曲小管产生拮抗醛固酮的作用，它们或者通过直接拮抗醛固酮受体（如螺内酯）或者通过抑制管腔膜上的钠通道（氨苯蝶啶、阿米洛利）而起作用。碳酸酐酶抑制药的代表为乙酰唑胺，但是由于新利尿药的不断涌现，加之乙酰唑胺利尿作用较弱，现在很少作为利尿药使用。

三、常用的利尿药

（一）高效利尿药

呋塞米（furosemide）：又名呋喃苯胺酸、速尿、利尿、利尿灵（nicorol）。口服易吸收，生物利用度约为 53%，20～30min 起效，1～2h 达药峰浓度，作用持续 6～8h；静脉注射 5～10min 起效，0.5～1h 达峰浓度，作用持续 2～3h。血浆蛋白结合率高达 98%，大部分药物以原型经肾小管有机酸分泌通道排泄。

【药理作用和作用机制】

1）利尿作用：作用于髓袢升支粗段髓质部和皮质部，抑制 Na^+-K^+-$2Cl^-$ 同向协同转运系统载体，抑制 Cl^- 的主动重吸收，Na^+ 的重吸收也随之减少，从而减少髓袢升支粗段对 Na^+、Cl^- 的重吸收，致使 Na^+、Cl^- 和水分大量排出，产生强大的利尿作用，由于远曲小管 Na^+-K^+ 交换增多，它的排 K^+ 量也增加，因此易致低血钾。

2）扩血管作用：抑制前列腺素分解酶，升高前列腺素 E_2 的水平，从而扩张肾皮质血管，降低肾血管阻力，增加肾血流量，尤其是肾皮质深部血流量。这种作用在肾衰竭时较为明显，因而适用于肾衰竭患者。

【临床应用】

1）水肿性疾病：包括充血性心力衰竭、肝硬化、各种肾疾病引起的水肿等。

2）高血压：常与其他降压药合并应用，特别适用于伴有肾功能减退的原发性高血压患者。当噻嗪类药物疗效不佳，尤其是伴有肾功能不全或高血压危象时，可考虑使用。

3）预防急性肾衰竭：用于各种原因导致的肾血流灌注不足，如失水、休克、中毒、麻醉意外及循环功能不全等，及时应用可减少急性肾小管坏死的机会。

4）高钾血症及高钙血症。

5）加速某些毒物排泄：应用本类药物，结合输液，可使尿量增加，尽快排出毒物。

【不良反应】

1）常见的不良反应为体液和电解质失衡。大剂量或长期应用，可引起低血钠、低血钾、低血镁、低氯性碱血症和直立性低血压，以及电解质紊乱而引起的一系列症状，如食欲缺乏、恶心、呕吐、疲劳、乏力、口渴、头晕、肌肉疼挛等。

2）少见的不良反应有胰腺炎、高血压性昏迷、光感性皮炎、皮肤红斑、骨髓抑制、粒细胞减少、血小板减少等。

3）大剂量静脉推注（4～15mg/min）时，可引起耳鸣、暂时性耳聋和听力减退。

4）其他代谢改变，如高尿酸血症、高血糖症等。

（二）中效利尿药

氢氯噻嗪（hydrochlorothiazide）：口服后迅速吸收而完全。口服后 2h 开始起作用，3~4h 达高峰，作用持续 6~12h。生物利用度 65%~70%。消除半衰期为 15h，肾功能不全者可延长。所有的噻嗪类均以有机酸的形式从肾小管分泌。

【药理作用和作用机制】

1）利尿作用：主要作用于远曲小管始端，与 Na^+-Cl^- 同向协同转运系统的 Cl^- 结合点结合，干扰 Na^+-Cl^- 同向协同转运系统，减少 Na^+、Cl^- 及水的主动重吸收而利尿。氢氯噻嗪尚有轻度的抑制碳酸酐酶的作用，抑制 H^+-Na^+ 交换，增加 Na^+ 和水的排出量，从而利尿。

2）降压作用：其降压作用源于两个方面，一是通过利尿作用引起血容量下降而具有中等程度的降血压作用；二是其较强的排钠作用降低了血管对儿茶酚胺的敏感性。

3）抗利尿作用：由于增加机体 Na^+ 排泄，降低血浆渗透压，从而减轻患者的烦渴、多饮和多尿症状，可减少肾源性尿崩症患者的尿量达 50%。

【临床应用】

1）水肿性疾病：氢氯噻嗪为轻度、中度心源性水肿的首选利尿药。对肝硬化腹水、糖皮质激素或雌激素治疗过程中的水钠潴留、部分肾疾病所致水肿，如肾病综合征、急性肾小球肾炎、慢性肾衰竭等，效果较好。

2）高血压：可单独或与其他抗高血压药物合并使用，治疗原发性高血压。

3）尿崩症：治疗轻型中枢性或肾型尿崩症，但对重症者疗效差。

【不良反应】大多数不良反应与剂量和疗程有关。

1）电解质紊乱：长期给药可引起低血钠、低血氯、低血镁及低血钾，其中以低血钾最为重要。

2）高尿酸血症：因干扰肾小管排泄尿酸，对痛风患者偶可诱发或加重症状，但停药后可恢复。

3）高血糖症：由于氢氯噻嗪能抑制胰岛素及葡萄糖的利用，可使糖耐量降低，血糖升高。

4）氮质血症：可降低肾小球滤过率，引起肾损害患者尿素氮升高及肾功能不全。

5）长期服用可升高血三酰甘油和胆固醇水平，也可导致高钙血症、低磷血症。

6）其他：极少数患者偶有过敏性皮疹、粒细胞减少、血小板减少及胰腺炎等过敏反应。

（三）低效利尿药

螺内酯（spironolactone）：又称安体舒通（antisterone），是人工合成的甾体化合物，其化学结构与醛固酮相似，是醛固酮的竞争性拮抗药，通过结合胞质中的盐皮质激素受体，阻止醛固酮-受体复合物的核转位，而产生拮抗醛固酮的作用。临床用于治疗与醛固酮升高有关的顽固性水肿，对肝硬化和肾病综合征水肿患者较为有效。常见的不良反应有高钾血症、胃肠道反应。

第二节　脱　水　药

脱水药（dehydrant agent）又称渗透性利尿药（osmotic diuretics）。本类药物包括甘露

醇、山梨醇、高渗葡萄糖、尿素等。渗透性利尿药静脉注射给药后，可以提高血浆渗透压，产生组织脱水作用。当这些药物通过肾时，不易被重吸收，使水在髓袢升支和近曲小管的重吸收减少，增加水和部分离子的排出，产生渗透性利尿作用。该类药物一般具备如下特点：①静脉注射后不易通过毛细血管进入组织；②易经肾小球滤过；③不被肾小管再吸收。

甘露醇（mannitol）：为己六醇结构，临床主要用 20% 的高渗溶液静脉注射或静脉点滴。

【药理作用和作用机制】 甘露醇为多糖醇，经肾小球滤过后几乎不在肾小管重吸收，在体内也不被代谢，可升高血浆渗透压，使组织中的水分进入血管，减轻组织水肿，从而降低眼压、颅内压和脑脊液容量及其压力，具有很强的组织脱水作用。此外，该药可通过增加血容量，扩张肾血管，增加肾血流量，使肾小球滤过率增加；提高肾小管内液渗透压，减少肾小管的重吸收，产生利尿作用。

【临床应用】

1）预防急性肾衰竭：在心血管手术、严重创伤、有并发症的胆道手术及流血等时，由于肾小球滤过率急剧降低和（或）伴肾小管通透性急性改变，也常伴低血压，出现少尿、无尿，此时前面所述的普通利尿药已无作用，而甘露醇仍可发挥作用。如合理及时应用此类脱水药可有效地避免急性肾衰竭的出现。甘露醇一般不用于慢性水肿患者。

2）治疗脑水肿：广泛用于神经外科术后、创伤等引起的脑水肿，脑血管造影后脑肿胀，酮症酸中毒性昏迷，心脏停搏后脑缺氧等情况，以降低颅内压，治疗脑水肿。

3）降低眼压：作为青光眼术前准备。

4）增加毒物和药物的排泄。

【不良反应】 以水和电解质紊乱最为常见。例如，静脉注射过快可引起体内甘露醇积聚，肾衰竭时血容量迅速大量增多，导致心功能不全患者心力衰竭、稀释性低钠血症，偶可致高钾血症；不适当的过度利尿导致血容量减少，加重少尿；大量细胞内液转移至细胞外可致组织脱水，并可引起中枢神经系统症状，如头晕、视力模糊、寒战、发热、血栓性静脉炎、皮疹、荨麻疹、呼吸困难、过敏性休克等过敏症状；外渗可致组织水肿、皮肤坏死。

【学习小结】

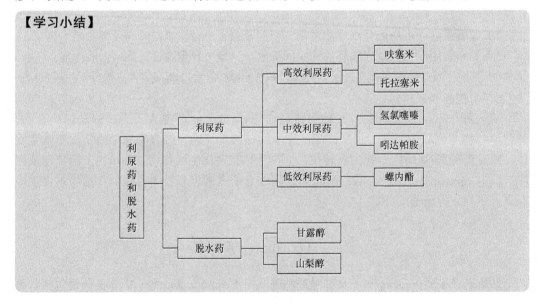

【目标考核】

1. 试述常用利尿药在肾内的作用部位。
2. 试述呋塞米的作用机制及临床应用。

【能力训练】患者，女性，66 岁。主因"双足踝部水肿 10 余天"入院。既往痛风病史 10 年。主要诊断：痛风。医生给予氢氯噻嗪消水肿治疗。治疗 3d 后，患者复查尿酸升高，痛风加重。停用氢氯噻嗪后好转。

　　分析　噻嗪类均以有机酸的形式从肾小管排泄，因而与尿酸的排泄产生竞争，可使尿酸的排泄速率降低。对痛风患者偶可诱发或加重症状，但停药后可恢复。对于需服用利尿剂且合并高血尿酸症的患者，避免应用噻嗪类利尿剂，同时碱化尿液、多饮水，保持每日尿量在 2000ml 以上。

（吴玉波　梁　晶）

第六篇 血液与造血系统疾病用药

第二十四章 作用于血液系统的药物

【学习目标】
1. 掌握肝素、华法林、尿激酶、链激酶、维生素K和利多格雷的药理作用机制、临床应用和不良反应。
2. 熟悉枸橼酸钠、氨甲环酸、右旋糖酐的作用及应用。
3. 了解抗血小板药物的分类及其代表药物、凝血因子制剂的特点及应用。

血液流动性能或造血功能改变可导致多种疾病，如凝血功能亢进或纤溶能力不足可引发血管内凝血，并形成血栓栓塞性疾病；凝血功能低下或纤溶亢进可引起出血性疾病；铁、铜、多种维生素及造血因子等造血必需物质的缺乏，将导致造血功能障碍而出现贫血；而各种原因引起大量失血造成的血容量降低，可导致休克，甚至危及生命。

本章主要介绍一些能够较好控制血液流动性的药物。①抗凝血药：抗凝血药用于防治血管内栓塞或血栓形成的疾病，是通过影响凝血过程中的某些凝血因子阻止凝血过程的药物。②纤维蛋白溶解药：凝血中形成的纤维蛋白，可经纤溶酶作用分解成可溶性产物，使血栓溶解。纤维蛋白溶解药通过激活纤溶酶而促进纤溶，也称溶栓药。③抗血小板药：又称血小板抑制药，即抑制血小板黏附、聚集、释放等功能，从而防止血栓形成、延长已活化的血小板生存期，并且在治疗剂量范围内，不导致出血等不良反应。④促凝血药：也称止血药，是能够加速血液凝固，降低毛细血管通透性，使出血停止的药物。⑤血容量扩充药：一般为人工合成的血浆代用品，常用于抗休克的治疗。

第一节 抗 凝 血 药

一、血液凝固

生理情况下，血液中存在着凝血与抗凝血、纤溶与抗纤溶两种对立统一的机制，二者的动态平衡是正常机体维持体内血液流动状态和防止血液丢失的关键。一旦平衡失调，就会出现血栓栓塞性疾病，或出血性疾病。

机体的正常凝血，主要依赖于完整的血管壁结构和功能、有效的血小板质量和数量、正常的血浆凝血因子活性。其中，血小板和凝血因子是生理性止凝血的重要成分。血液凝固过程需由多种凝血因子参与，按照一定顺序相继激活而生成凝血酶，最终使纤维蛋白原变成纤维蛋白的过程，包括内源性凝血途径和外源性凝血途径。

除了凝血系统，体内还存在纤维蛋白溶解系统（简称纤溶系统），其作用是：组织损伤后形成的血栓在完成止血后将逐步溶解，以保证血管的通畅，既可在凝血系统中形成的纤维蛋白，又可在抗凝因子作用下被降解而抗凝。凝血与纤溶过程见图 24-1。

二、抗凝血药

抗凝血药是指通过干扰机体生理性凝血过程的某些环节，进而阻止血液凝固的药物，临床上主要用于防止血栓形成和已形成血栓的进一步发展。

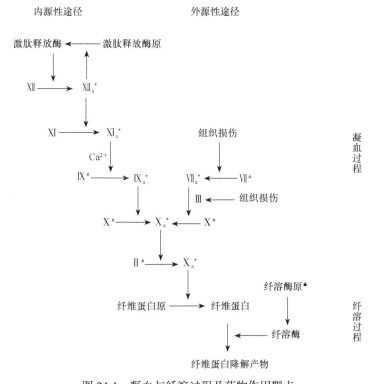

内源性途径　　　　　　外源性途径

图 24-1　凝血与纤溶过程及药物作用靶点
* 为肝素的作用环节；# 为华法林的作用环节；▲为链（尿）激酶、t-PA 的作用环节

（一）体内外抗凝血药

肝素（heparin）：因首先从肝内发现而定名，目前药用肝素主要从猪肠黏膜或猪、牛肺中提取。

【药理作用与作用机制】肝素是直接抗凝血药物，体内、体外均有迅速而强大的抗凝作用，可延长凝血时间、凝血酶和凝血酶原活性时间。其抗凝作用主要是通过激活抗凝血酶Ⅲ（ATⅢ）来完成的。带负电荷的肝素可与带正电荷的 ATⅢ 的赖氨酸残基形成可逆性复合物，使 ATⅢ 发生构型的改变，更充分地暴露出其活性中心，ATⅢ 则以精氨酸残基迅速与丝氨酸蛋白酶活性中心的丝氨酸残基结合，从而加速 ATⅢ 对凝血因子 IX_a、X_a、XI_a、XII_a 等的灭活，与凝血酶形成稳定复合物而使酶灭活。肝素可加速此过程达 1000 倍以上。长期连续应用肝素会使 ATⅢ 耗竭，作用减弱。此外，肝素还具有抗血小板聚集的作用，能抑制由凝血酶诱导的血小板聚集，降血脂、降低血液黏度及抗炎作用。

【临床应用】

1）血栓栓塞性疾病：可防止血栓的形成与扩大，主要用于心肌梗死、肺栓塞、脑血管栓塞、外周静脉血栓和心血管手术时栓塞等。

2）弥散性血管内凝血症（DIC）早期：可防止微血栓形成，避免凝血酶原、纤维蛋白原和凝血因子耗竭而发生的继发性出血，有利于病情的缓解。

3）体外抗凝血：可用于输血、体外循环、器官移植、心血管手术、心导管检查、血液透析、血样标本体外实验等。

【不良反应】

1）出血：肝素过量易致自发性出血，表现为皮肤瘀点或黏膜各种出血及颅内出血等。

2）血小板减少：发生率约 3%，多发生于肝素使用后 5～10d，可能是肝素与血小板因子Ⅳ形成复合物，刺激特异性抗体所致。

3）过敏反应：肝素偶可引起皮疹、哮喘、发热等过敏反应。

（二）体内抗凝血药

华法林（warfarin，又名苄丙酮香豆素）：为香豆素类抗凝剂的主要代表，其他还有双香豆素（dicoumarol）、醋硝香豆素（acenocoumarol，硝苄丙酮香豆素）等。它们的作用和用途相似，仅所用剂量、作用快慢和维持时间长短不同。

【药理作用与作用机制】口服抗凝血药，体外无效。本类药物的结构与维生素 K 相似，能与维生素 K 产生竞争性拮抗作用。凝血因子Ⅱ、Ⅶ、Ⅸ、Ⅹ的前体物质必须在氢醌型维生素 K 存在的条件下活化。本类药物可竞争性抑制维生素 K 环氧化物还原酶，阻止其还原成氢醌型维生素 K，从而阻碍维生素 K 的再利用，影响凝血因子Ⅱ、Ⅶ、Ⅸ、Ⅹ的活化而产生抗凝作用。对已经活化的凝血因子无影响，故起效慢，停药后因各凝血因子形成尚需一定时间，故作用时间较持久。

【临床应用】主要用于防治血栓栓塞性疾病，防止血栓形成与发展，如防治深静脉血栓、血栓性静脉炎，降低肺栓塞的发病率和死亡率，减少外科大手术、风湿性心脏病、人工心脏瓣膜置换术等的静脉血栓发生率。此外，也可作为心肌梗死的辅助用药，如用于心房颤动伴肺栓塞的治疗、冠状动脉闭塞的辅助治疗。

【不良反应】过量易致自发性出血，可发生在任何部位，最常见的为鼻出血，可为轻微局部瘀斑，严重也可发生大出血。易透过胎盘屏障，可导致胎儿出血，且可致胎儿骨骼形成异常，孕妇禁用。也可致皮肤坏死。

（三）体外抗凝药物

枸橼酸钠（sodium citrate）：与 Ca^{2+} 形成难解离的可溶性络合物，使血中 Ca^{2+} 减少，血凝过程受阻，故有抗凝作用。仅适用于体外血液保存，防止输血瓶中的血液凝固。输入有枸橼酸钠的血液，输入过速或过量，可引起低血钙，导致心功能不全。

第二节　纤维蛋白溶解药

当机体的生理性止血或病理因素引起小血管内形成血凝块时，需要纤维蛋白的溶解（简称纤溶）系统使之溶解，以防止血栓形成，保证血流畅通。

纤维蛋白溶解药（fibrinolytics）能使纤维蛋白溶酶原（plasminogen，又称纤溶酶原）转变为纤维蛋白溶酶（plasmin，又称纤溶酶）。后者迅速水解纤维蛋白和纤维蛋白原，促进纤溶，对已形成的血栓有溶解作用，故本类药物也称溶栓药（thrombolytic drug）。治疗药物包括：①第一代溶栓药物，如尿激酶、链激酶等；②第二代溶栓药物，如组织型纤溶酶原激活物；③第三代溶栓药物，如阿替普酶、瑞替普酶等，此类药物优点为对纤维蛋白特异性高、安全性好、专一性更强等，但它们的临床疗效和安全性有待进一步临床研究验证。

1. 链激酶（streptokinase，SK）　链激酶于 1933 年被发现，1959 年开始用于临床，

是从 β-溶血性链球菌培养液中提得的一种蛋白质，相对分子质量为 47 000。现已用基因工程技术制备重组链激酶。链激酶本身无活性，对纤溶酶原也无直接激活作用，而是通过间接机制激活纤溶酶原。链激酶与内源性纤溶酶原结合成复合物，并促使纤溶酶原转变为纤溶酶，生成的纤溶酶既可从血栓外部发挥溶栓作用，剥开新形成的血栓，又可渗入内部产生溶栓作用。但血栓机化后，链激酶难以渗入血栓内部，而被存在于血液循环中的大量纤溶酶抑制因子所中和。因此，链激酶应尽早应用于血栓形成疾病。

该药主要用于治疗各种急性血栓栓塞性疾病，如肺栓塞、急性心肌梗死早期和动静脉新鲜血栓形成和栓塞。主要不良反应为出血和过敏。

2. 尿激酶（urokinase，UK）　从人尿中分离而得到的一种糖蛋白，相对分子质量约为 53 000。尿激酶没有抗原性，不引起链激酶样的过敏反应，对链激酶过敏者可使用。其本身不与纤维蛋白结合，而是直接作用于血块表面的纤溶酶原，使纤溶酶原转变为纤溶酶，从而使纤维蛋白凝块、凝血因子 I、V 和 Ⅷ 降解，并分解与凝血有关的纤维蛋白堆积物。此外，内皮细胞和单核细胞表面存在尿激酶受体，可增加尿激酶的催化活性。临床用于急性心肌梗死、急性脑血栓形成和脑血管栓塞、急性广泛性肺栓塞、肢体周围动静脉血栓、中央视网膜动静脉血栓及其他新鲜血栓闭塞性疾病。也用于眼部炎症、外伤性组织水肿、血肿等。

3. 阿替普酶（alteplase）　又称茴酰化纤溶酶原链激酶激活剂复合物（anisoylated plasminogen streptokinase activator complex，APSAC），是将链激酶纤溶酶原复合物经化学方法处理后获得的改良型溶栓剂。APSAC 因其分子结构中的茴香酰基掩盖了活性位点，须在体内经过缓慢转化后才有活性。该药进入血液后可弥散到血栓部位，经去乙酰化作用而被激活，通过纤溶酶原的赖氨酸结合部位与纤溶酶原结合，使纤溶酶原转化成纤溶酶，发挥溶栓作用。APSAC 溶栓作用有选择性，可引起过敏反应。

第三节　抗血小板药

血栓性疾病中血小板是形成血栓，尤其是动脉血栓的主要成分。抗血小板药通过抑制血小板的黏附、聚集和释放功能，阻止血栓的形成，用于防治心脏或脑缺血性疾病、外周血栓栓塞性疾病的药物。

（一）环氧化酶抑制剂

阿司匹林：本药具有解热、镇痛、抗炎、抗风湿和影响血栓形成等药理作用（详见解热镇痛抗炎药介绍）。其抗血栓的作用机制为本药能不可逆地抑制血小板环氧化酶的活性，使花生四烯酸生成的 TXA_2 血栓素 A_2 减少，抑制血小板的聚集和血栓形成。但对血管内皮细胞的环氧化酶作用弱，对 PGI_2 的生成几乎无影响。这是由于血小板本身不能合成环氧化酶，当环氧化酶的活性受抑制时，必须待新生的血小板进入循环血液中才能继续合成 TXA_2，而血管内皮细胞具有合成环氧化酶的能力，所以应用低剂量的阿司匹林只能抑制血小板内环氧化酶的活性，对血管内皮细胞的环氧化酶则作用弱，临床上可用于心绞痛、心肌梗死等疾病的预防和治疗。

（二）TXA_2 合成酶抑制药和 TXA_2 受体拮抗药

利多格雷（ridogrel）：为强大的 TXA_2 合成酶抑制药和中度的 TXA_2 受体拮抗药。其对血小板血栓和冠状动脉血栓的作用，以及对再栓塞、反复心绞痛发作及缺血性脑卒中和防止新的缺血病变比阿司匹林更有效。利多格雷降低急性心肌梗死患者的血管栓塞率、复灌率及增强链激酶的纤溶作用等与阿司匹林相当。

（三）磷酸二酯酶抑制剂

双嘧达莫（dipyridamole，潘生丁，persantin）：本药能通过多种机制抑制血小板黏附和聚集，能抑制血小板的黏附性，防止其黏附于血管壁的损伤部位；可逆性地抑制磷酸二酯酶，使血小板中的 cAMP 增多；增强前列环素（PGI_2）的活性，激活血小板腺苷酸环化酶；抑制血小板生成 TXA_2 的功能。本药有扩张冠状动脉阻力血管、增加正常冠状动脉的血流量、增加心肌供氧量的作用。主要用于血栓栓塞性疾病、缺血性心脏病、弥散性血管内凝血，以及同服阿司匹林不能耐受者。与华法林合用抑制修复心脏瓣膜时血栓形成。静脉制剂可用于心肌缺血的诊断性试验。

（四）ADP 受体抑制剂

噻氯匹定（ticlopidine）：能选择性及特异性地干扰 ADP 介导的血小板活化，不可逆地抑制血小板聚集和黏附。血小板中 α 颗粒含有纤维蛋白原、粘连蛋白、有丝分裂因子等物质，噻氯匹定不仅抑制 ADP 诱导的 α 颗粒分泌，还可抑制 ADP 诱导的血小板膜表面的糖蛋白 $GPII_b/III_a$ 受体与其配体纤维蛋白原结合，进而抑制血小板聚集。用于预防脑卒中、心肌梗死及外周动脉血栓性疾病的复发。

（五）血小板 $GPII_b/III_a$ 受体抑制剂

阿昔单抗（abciximab）：是一种嵌合性单克隆抗体 7E3 的碎片，可选择性阻断血小板糖蛋白 $GPII_b/III_a$ 受体，防止纤维蛋白原、血小板凝集因子、玻璃体结合蛋白及纤维蛋白结合素与激活的血小板结合，从而抑制血小板聚集，防止血栓形成。临床仅用于严重病例，如不稳定型心绞痛、心肌梗死、溶栓治疗后及经皮穿刺冠状血管成形术或动脉粥样化切除术后，用于防止患者突然发生冠状血管堵塞引起的心肌急性缺血的辅助治疗。

第四节　促凝血药

促凝血药是指促进血液凝固，抑制纤维蛋白溶解，用于治疗凝血因子缺乏、纤溶功能过强或血小板减少等原因所致凝血功能障碍的一类药物，按其作用机制可分为促进凝血因子活性的药物、凝血因子制剂和抗纤维蛋白溶解药等。

（一）促进凝血因子活性的药物

维生素 K（vitamine K）：为甲萘醌类物质，维生素 K_1 存在于绿色植物中，维生素 K_2 由肠道细菌产生，维生素 K_1、维生素 K_2 为脂溶性，维生素 K_3（menadione sodium bisulfate，亚硫酸氢钠甲萘醌）、维生素 K_4（menadiol，甲萘氢醌）由人工合成，为水溶性维生素。维生素 K 属于促进凝血因子活性的药物。肝内合成凝血因子 II、VII、IX、X 依赖维生素 K 的参与。作为羧化酶的辅酶，维生素 K 促使凝血因子 II、VII、IX、X 前体物中的谷氨酸残基γ-羧化，并通过 Ca^{2+} 连接于血小板磷脂表面而具有凝血活性。经过羧化反应，氢醌型维生素 K 转变为环氧型维生素 K，后者又可经环氧还原酶作用还原为氢醌型，继续参与羧化反应。当维生素 K 缺乏或环氧型维生素 K 还原受阻时，这些凝血因子的合成停留于无活性的前体状态，导致凝血酶原时间延长而引起出血。临床主要用于维生素 K 缺乏引起的出血。不良反应最少，但静脉注射速度过快可出现颜面潮红、出汗、胸闷、血压剧降等反应，一般多作肌内注射。口服维生素 K_3 或维生素 K_4 常引起恶心、呕吐等胃肠道反应。

（二）凝血因子制剂

凝血因子制剂是从健康人体或动物血液中提取并经分离提纯、冻干而制得的含有各种凝血因子的制剂，主要用于凝血因子缺乏时替代或补充疗法。

常用的凝血因子制剂见表24-1。

表 24-1 常用凝血因子制剂

药物	作用机制	临床应用	注意事项
凝血酶（thrombin）从牛、兔或猪血中提取、加工制得的无菌冻干剂或粉末	局部应用，使纤维蛋白原转化成纤维蛋白，可使病灶表面的血液很快形成稳定的血凝块，可有效地用于控制小血管和毛细血管的局部渗血	局部止血，应用于伤口，使血液凝固。口服或局部灌注也可用于消化道止血	本药必须直接接触创面才能起到止血作用，切忌进入血管内。因其具有抗原性，可产生过敏反应
抗血友病球蛋白（globulin antihemophilic，Ⅷ因子）由新鲜冰冻健康人血浆或新鲜血浆制得，主要成分为凝血因子Ⅷ	经活化后的凝血因子Ⅷa 是加速凝血因子Ⅹa 生成的辅因子，能在血小板磷脂表面参与促使凝血酶原向凝血酶转化的过程	主要用于甲型血友病（先天性凝血因子Ⅷ缺乏症）的治疗，也可用于严重肝疾病、弥散性血管内凝血和系统性红斑狼疮等所致的获得性凝血因子Ⅷ缺乏症	本药滴注速度过快能引起头痛、眩晕、发热、荨麻疹、发绀和呼吸困难等症状
凝血酶原复合物（prothrombin complex，因子Ⅱ、Ⅶ、Ⅸ、Ⅹ）由健康人静脉血分离和浓缩而制得，含有凝血因子Ⅱ、Ⅶ、Ⅸ、Ⅹ的混合制剂	凝血因子Ⅱ、Ⅶ、Ⅸ、Ⅹ均在肝合成，发挥其生理功能，需要维生素 K 的存在	可用于补充凝血因子的缺乏，促进血液凝固。主要治疗乙型血友病（先天性凝血因子Ⅸ的缺乏）及严重肝疾病、口服抗凝血药过量和维生素 K 依赖性凝血因子缺乏而引起的出血，也可用于预防	

（三）抗纤维蛋白溶解药

抗纤维蛋白溶解药（antifibrinolytics）能竞争地阻止纤维蛋白溶酶原吸附于纤维蛋白上，妨碍纤溶酶的生成而促进凝血。

氨甲环酸（tranexamic acid）：属于合成的氨基酸类抗纤溶药。本药化学结构与赖氨酸相似，低剂量时能竞争性抑制纤溶酶原与纤维蛋白的结合，阻止纤溶酶原的活化；高剂量时则直接抑制纤溶酶的活性，减少纤维蛋白的降解，产生止血作用。临床主要用于预防和治疗由纤溶亢进所致的出血，如肝、肺、前列腺、尿道和肾上腺等手术或创伤后、应用组织型纤溶酶原激活物（t-PA）或纤溶药物过量等，也可用于链激酶和尿激酶过量引起的出血。尚可用于血友病患者手术前后的辅助治疗。常见的不良反应是恶心、腹泻等胃肠道反应，快速静脉给药可引起体位性低血压、多尿、心律失常、惊厥及心脏或肝的损伤。用量过大可致血栓形成，严重时可为全身性。

第五节　血容量扩充药

本类药物主要用于大量失血或血浆导致血容量降低、休克等紧急情况，以扩充血容量，维持器官的血液灌注。其共同特点是都具有一定的胶体渗透压、体内消除慢、不具有抗原性等。

右旋糖酐（dextran）：是高分子葡萄糖聚合物，按其相对分子质量由小到大可分为右旋糖酐 10、右旋糖酐 40 和右旋糖酐 70，临床常用后两种。

【药理作用】

1）扩充血容量：本药静脉注射后可提高血浆胶体渗透压，扩充血容量。

2）抗栓作用：右旋糖酐阻止红细胞和血小板集聚及纤维蛋白聚合，以及通过稀释血液等机制降低血液黏滞度，减少血小板的黏附和聚集，从而改善微循环。此作用以右旋糖酐 10、右旋糖酐 40 较好。

3）渗透性利尿作用：右旋糖酐 10、右旋糖酐 40 相对分子质量较小，易从肾排出，此作用强。

【临床应用】主要用于血容量不足性休克、中毒性休克的抢救和预防术后的血栓形成及某些血栓栓塞性疾病的治疗。

【不良反应】偶见发热、荨麻疹等过敏反应，还可导致红细胞聚集，此作用随相对分子质量增大而加重。连续应用时，制剂中少量大分子右旋糖酐蓄积可致凝血障碍及出血。

【学习小结】

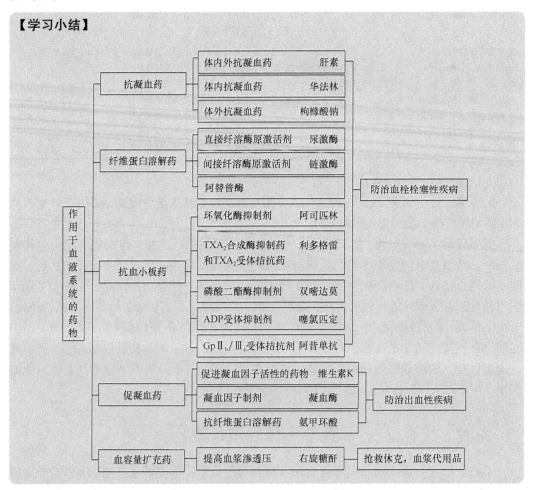

【目标考核】

1. 简述促凝药物的分类、药理作用，并列举临床常用药物。

2. 简述抗血小板药物的分类、药理作用及临床常用药物。

3. 简述华法林的作用特点及用药注意事项。

【能力训练】患者，男性，69岁，患有高血压和心肌梗死，长期服用华法林进行抗凝血治疗。近日因手指麻木及手腕部疼痛就诊，诊断为腱鞘炎，给予保泰松治疗，一周后患者突然出现一侧手脚不能动，经CT检查诊断为颅内出血伴有偏瘫。请问：患者出现颅内出血伴有偏瘫的原因是什么？

　　分析　华法林的血浆蛋白结合率为99.4%，当与保泰松合用时，结合型的华法林可被置换出来，使血浆内游离的华法林浓度明显增加，抗凝作用增强，引发严重的出血。因此，华法林不能与血浆蛋白结合率高的药物如保泰松合用。

（张　茹）

第二十五章　抗贫血药与生血药

【学习目标】
1. 掌握铁剂、叶酸和维生素 B_{12} 的药理作用和临床应用。
2. 熟悉常用造血因子的代表药物及其应用。
3. 了解促血液成分生成的辅助性药物。

现代工业化使得血液病的发病率逐年增高，化学因素、物理因素、生物因素、遗传因素、免疫因素、污染等，都可以成为血液病发病的诱因或直接原因。血液系统疾病主要包括红细胞疾病（各种贫血）、白细胞疾病（粒细胞、单核巨噬细胞及淋巴与浆细胞疾病）和出血性疾病（血管性、血小板及凝血因子疾病）。本章主要介绍补充造血所需物质的抗贫血药、造血生长因子及促血液成分生成的辅助性药物。

第一节　抗贫血药

贫血是指循环血液中红细胞数量和血红蛋白含量低于正常时引起的症状，临床常见贫血有缺铁性贫血、巨幼红细胞性贫血和再生障碍性贫血。缺铁性贫血由铁缺乏而不能满足机体造血需铁量所致，其血红蛋白减少，红细胞呈小细胞低色素性，可补充铁剂治疗；巨幼红细胞性贫血是由于叶酸或维生素 B_{12} 缺乏所致，呈大细胞高色素性，可用叶酸和维生素 B_{12} 治疗，针对血象为巨幼红细胞但伴有神经症状的恶性贫血，必须补充维生素 B_{12}；再生障碍性贫血是由于造血功能障碍引起的红细胞、白细胞和血小板减少，目前难于治疗。此外，还有自身免疫性溶血性贫血，是由免疫功能紊乱所产生的自身抗体，结合在红细胞表面或游离在血清中，使红细胞致敏，或激活补体，红细胞过早破坏而发生溶血性贫血，以治疗原发病最为重要，辅以糖皮质激素、免疫抑制剂。

铁剂（iron）：是构成血红蛋白、肌红蛋白、细胞染色质、细胞色素酶、过氧化酶等的组成部分。机体内的铁一方面可用于合成血红蛋白及参与过氧化氢酶等含铁酶的构成；另一方面以铁蛋白形式构成人体储存铁。人体每日至少需要 15mg 铁，所需的铁有内源性铁和外源性铁两个来源，前者来源于衰老的红细胞释出的铁，是机体铁的重要来源；后者从食物中摄取，与机体丢失的铁之间保持着动态平衡。当机体铁缺乏时可影响血红蛋白的合成而引起贫血，含铁酶活性降低导致代谢紊乱，及时补充铁剂能予以纠正。生长发育时期的婴儿、儿童、青少年和孕妇对铁的需要量相对或绝对增加，容易出现缺铁性贫血。常用的铁剂有硫酸亚铁（ferrous sulfate）、枸橼酸铁铵（ferric ammonium citrate）和右旋糖酐铁（iron dextran）。

【药理作用和作用机制】铁是红细胞成熟阶段合成血红素必不可少的物质。吸收后的铁进入骨髓，吸附在有核红细胞膜上并进入细胞内的线粒体，与原卟啉结合，形成血红素。后者再与珠蛋白结合，形成血红蛋白。

【临床应用】主要用于缺铁性贫血，如月经过多、消化道溃疡、痔疮等慢性失血性贫血、营养不良、妊娠、儿童生长期，在病因治疗的基础上选用铁剂疗效较好。口服铁剂一般 4～5d 血液中网织红细胞数即可上升，7～12d 达高峰，血红蛋白于用药第 4 周明显增加，对于重度贫血恢复正常值常需要较长时间。

【不良反应】

1）胃肠道反应：口服铁剂可引起恶心、呕吐、上腹不适、休克、血性腹泻等胃肠道刺激症状。铁与肠腔中的硫化氢结合减少了硫化氢对肠壁的刺激作用而引发便秘。

2）过敏反应：注射铁制剂可引起局部刺激症状、皮肤潮红、头昏和荨麻疹、发热和关节痛等过敏反应，严重者可发生心悸、胸闷和血压下降。

3）小儿误服铁剂 1g 即可引起急性中毒，表现为急性循环衰竭、休克和胃黏膜凝固性坏死。

【用药指导】口服铁剂最常见的胃肠道刺激症状，多与剂量有关，减少给药剂量或餐后服用可以减轻。铁剂误服的中毒急救，可用磷酸盐或碳酸盐洗胃，灌胃给予去铁胺与铁结合以减轻铁的毒性反应。

叶酸（folic acid）：由蝶啶、对氨苯甲酸及谷氨酸组成，是水溶性 B 族维生素。广泛存在于动植物性食物中，少量也可由肠道细菌合成，人体主要从食物中获得叶酸。叶酸不耐热，长时间烹煮可被破坏。

【药理作用和作用机制】食物中的叶酸和叶酸类制剂（甲酰四氢叶酸钙除外）进入体内后，需在二氢叶酸还原酶作用下形成具有活性的四氢叶酸，作为甲基（—CH_3）、甲酰基（—CHO）等一碳基团的传递体。这些一碳基团由丝氨酸、组氨酸、甘氨酸和甲硫氨酸等产生后，即以叶酸作为载体，参与嘌呤、嘧啶等物质的合成，见图 25-1。当叶酸缺乏时，叶酸作为载体介导的一碳基团代谢障碍，影响了核苷酸的合成。其中最为明显的是胸腺嘧啶核苷酸的合成受阻，导致细胞核中的 DNA 合成减少，细胞分裂与增殖减少。但由于对 RNA 和蛋白质合成影响较少，使细胞的 DNA/RNA 值降低，出现细胞增大、细胞质丰富、细胞核中染色质疏松分散。这些改变在红细胞系最为明显，表现为巨幼红细胞性贫血。

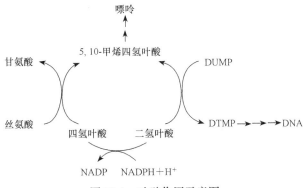

图 25-1　叶酸作用示意图

【临床应用】治疗各种原因所致的巨幼红细胞性贫血，尤其对营养性巨幼红细胞性贫血、妊娠期、婴儿期巨幼红细胞性贫血疗效好。对因二氢叶酸还原酶被抑制，如甲氨蝶呤、乙胺嘧啶、甲氧苄啶等所致的巨幼红细胞性贫血，应用一般叶酸制剂无效，需直接选用甲酰四氢叶酸钙治疗。对恶性贫血、维生素 B_{12} 缺乏所致的巨幼红细胞性贫血，应用叶酸仅可改善血象，不能减轻甚至可加重神经症状。故治疗时应以维生素 B_{12} 为主，叶酸为辅。

维生素 B_{12}（vitamin B_{12}）：是一类含钴的水溶性 B 族维生素，广泛存在于动物内脏、牛奶、蛋黄中。药用维生素 B_{12} 为氰钴胺和羟钴胺。

【药理作用和作用机制】维生素 B_{12} 参与体内核酸、胆碱、甲硫氨酸的合成，以及脂肪、糖的代谢过程。在幼红细胞的成熟、肝功能和神经组织髓鞘完整性方面发挥着重要作用。维生素 B_{12} 参与叶酸的代谢过程，维生素 B_{12} 从 5-甲基四氢叶酸获得甲基，促进四氢叶酸的循环利用。因此，维生素 B_{12} 缺乏会导致叶酸的缺乏。而维生素 B_{12} 转化而来的 5′-脱氧腺苷 B_{12} 使甲基丙二酰辅酶 A 代谢为琥珀酰辅酶 A，当维生素 B_{12} 缺乏时，将使甲基丙二酰辅酶 A 积聚，合成异常脂肪酸，从而影响正常神经鞘磷脂合成而出现神经症状。因此，对巨幼红细胞性贫血，叶酸和维生素 B_{12} 可以共同发挥作用，但神经症状必须用维生素 B_{12} 治疗。

【临床应用】主要用于治疗恶性贫血，其他巨幼红细胞性贫血应与叶酸合用。此外，也可用于神经炎、神经萎缩、神经痛、白细胞减少症、再生障碍性贫血、小儿生长发育不良、牛皮癣、日光性皮炎等。

【不良反应】可能引起过敏反应，包括过敏性休克。

第二节　造血生长因子

造血生长因子是一种糖蛋白，能刺激骨髓造血干细胞的增殖与分化。目前临床应用的主要有促红细胞生成素、粒细胞集落刺激因子、粒细胞-巨噬细胞集落刺激因子、白介素-11 及血小板生成素。

促红细胞生成素（erythropoietin，EPO）：是由肾近曲小管周间质细胞产生的糖蛋白激素，分子质量约 34kDa。临床常用的重组人促红细胞生成素（recombinant human erythropoietin，rhEPO）系利用 DNA 重组技术合成的。

【药理作用】EPO 能通过位于肾中的感受器感受氧运输的变化来调节自身的生成和分泌。释放入血的 EPO 与红系干细胞的表面 EPO 受体结合，刺激红系干细胞生成，促成红细胞成熟，使网织细胞从骨髓中释放出来及提高红细胞的抗氧化功能，以增加红细胞数量，并提高血红蛋白含量。

【临床应用】主要用于各种原因所致的贫血，如慢性肾病引起的贫血、肾衰竭需进行血液透析的贫血、恶性肿瘤、化疗及艾滋病药物治疗引起的贫血、严重寄生虫病所致的贫血，还能促进骨髓移植患者造血功能的恢复。

【不良反应】血细胞比容和血红蛋白增加，诱导血压升高和血栓形成，少见过敏反应。

一、促白细胞生成药

粒细胞集落刺激因子（granulocyte colony-stimulating factor，G-CSF）：是由血管内皮细胞、单核细胞和成纤维细胞合成的糖蛋白。**非格司亭**（filgrastim）为重组人 G-CSF，是由大肠埃希菌产生的含有 175 个氨基酸残基的糖蛋白，主要刺激粒细胞集落形成，促使造血干细胞向中性粒细胞增殖、分化；能促进中性粒细胞成熟；刺激成熟的粒细胞从骨髓释放出来；增强中性粒细胞趋化及吞噬功能。对巨噬细胞、巨核细胞影响小。非格司亭可采用静脉滴注或皮下注射的方法给药。主要用于治疗严重中性粒细胞减少症，如肿瘤化疗、放疗、骨髓移植、再生障碍性贫血、艾滋病伴发的贫血。可缩短中性粒细胞缺乏时间，减少由于中性粒细胞数量下降引起的细菌和真菌感染发病率。不良反应有胃肠道反应、肝功能损害和骨痛等。长期静脉注射可引起静脉炎。有药物过敏史，以及肝、肾、心功能严重障碍者慎用。在化疗药物应用前或后24h 应用。

粒细胞 / 巨噬细胞集落刺激因子（granulobyte-macrophage colony-stimulating factor，GM-CSF，生白能）：在 T-淋巴细胞、单核细胞、成纤维细胞核血管内皮细胞均可合成。**沙格司亭**（sargramostim）是由酵母菌产生的含 127 个氨基酸残基的糖蛋白，为重组人 GM-CSF，与天然 GM-CSF 相似，对骨髓细胞有广泛作用。通过作用于粒系、单核巨噬细胞系的前体细胞表面的受体，刺激粒细胞、单核细胞、巨噬细胞等多种细胞的集落形成和增生，促进成熟细胞的释放，并增强成熟中性粒细胞的功能，对红细胞增生也有间接影响。每天皮下或静脉缓慢注射，皮下注射后血浆浓度迅速上升，$t_{1/2}$ 为 2～3h。静脉给药作用持续 5～6h。临床主要用于骨髓移植、肿瘤化疗、再生障碍性贫血或艾滋病有关的粒细胞缺乏症。可用于预防白细胞减少时潜在的感染并发症。本药能加快恢复由于感染引起的中性粒细胞减少。不良反应比 G-CSF 多而重，表现为发热、肌肉疼痛、皮下注射部位红斑。首次静脉滴注时可出现潮红、低血压等。严重的不良反应为心功能不全、支气管痉挛、室上性心动过速、颅内高压、肺水肿和晕厥等。

二、促血小板生成药

血小板减少症是临床上常见疾病，常见于肿瘤放疗、化疗和骨髓移植患者，也见于特发性血小板减少性紫癜、骨髓增生异常综合征及慢性肝病等。促血小板生成素和白介素-11 是内源性调节血小板生成的主要物质。

白介素-11（interleukin-11，IL-11）：为骨髓成纤维细胞和基质细胞产生的分子质量为 65～85kDa 的蛋白质。药用为重组人 IL-11，皮下注射 $t_{1/2}$ 为 7～8h。IL-11 作用于特异性细胞表面细胞因子受体，增加外周血小板和中性白细胞的数目。临床主要用于治疗血小板减少症，也用于治疗非骨髓肿瘤化疗所致的血小板减少。常见不良反应有水潴留、心动过速，以及疲劳、头痛、眩晕、呼吸困难和低血钾等可逆性反应。

重组促血小板生成素（recombinant thrombopoietin，rhTPO）：主要是由肝细胞、骨髓间质细胞等产生的分子质量为 45～75kDa，含 322 个氨基酸残基的糖基化蛋白。TPO 作用于特异性细胞表面细胞因子受体，刺激原巨核细胞系祖细胞生长，也刺激成熟巨核细胞和血小板聚集。rhTPO 为重组人促血小板生成素。**罗米司亭**（romiplostim）包含 2 个相同的单链亚单元。每个单链包含 IgG Fc 恒定区域和 TPO 模拟肽。Fc 段能有效地延长药物半衰期，而 TPO 模拟肽与羧基端通过共价键链接，包含 2 个 TPO 受体结合区域，具有血小板生成素活性，能和巨核细胞表面的 TPO 受体结合，活化细胞内通路，使血小板增加，而且与 TPO 没有序列同源性。罗米司亭临床主要用于治疗实体瘤化疗药物引起的血小板减少，慢性特发性血小板减少症，尤其是对甾体药物和免疫球蛋白不敏感者，以及脾切除患者。rhTPO 可见过敏反应，偶有发热、肌肉酸痛、头晕等。常见不良反应为头痛、鼻咽炎、疲劳和鼻出血。

第三节　促血液成分生成的辅助性药物

1. 氨肽素（ampeptide elemente）　从哺乳动物毛爪中提取分离的水溶性蛋白质，能增强机体代谢和抗病能力，有助于血细胞增殖、分化、成熟与释放，增加白细胞和血小板数目。主要用于原发性血小板减少性紫癜、再生障碍性贫血、白细胞减少症。也可用于银屑病。可见过敏反应。

2. 维生素 B$_4$（vitamin B$_4$，磷酸腺嘌呤）　维生素 B$_4$ 是核酸和某些辅酶的组成成分，在体内参与 DNA 和 RNA 的合成，促进白细胞增生。连续用药 $2\sim4$ 周，白细胞可增加。临床用于放射治疗、抗肿瘤化疗、苯中毒及抗甲状腺药等引起的白细胞减少症，也可用于急性粒细胞减少症。

3. 肌苷（inosine，次黄嘌呤核苷）　直接透过细胞膜后转变为肌苷酸及磷酸腺苷，参与体内蛋白质的合成；活化丙酮酸氧化酶系，提高辅酶 A 的活性，促进肌细胞能量代谢，改善缺氧状态下的细胞代谢。主要用于白细胞减少症及血小板减少症。主要不良反应有胃肠道反应，静脉注射可引起颜面潮红，过敏反应。

4. 利可君（leucogen）　利可君为半胱氨酸衍生物，口服后在十二指肠碱性条件下与蛋白质结合形成可溶性物质而迅速被肠吸收，增强骨髓造血系统功能。主要用于治疗肿瘤放疗、化疗引起的白细胞减少和血小板减少症。

5. 鲨肝醇（batyl alcohol）　为 α-正十八碳甘油醚，存在于动物体内，骨髓造血组织中含量较多。能促进白细胞增生，增强抗放射线的作用，对抗由于苯中毒和细胞毒类药物引起的造血系统抑制。用于治疗各种原因引起的白细胞减少症，如放射性、抗肿瘤药物等所致的白细胞减少症。偶见口干、肠鸣音等。

【学习小结】

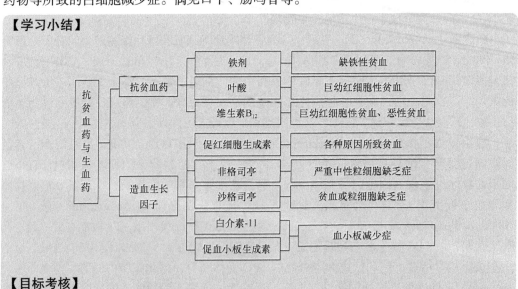

【目标考核】

1. 简述抗贫血药的分类及代表药物。
2. 简述造血生长因子的临床应用。

【能力训练】患者，女，39岁，严重月经过多10年，且长期服用抗酸药治疗消化性溃疡，近几个月来常感乏力、头昏、上腹痛。查体面色、甲床苍白，脾大。诊断为缺铁性贫血。给予硫酸亚铁口服治疗。

　　分析　缺铁性贫血应先针对病因进行治疗，辅以补铁治疗。补铁首选口服制剂，以二价铁离子为优。当患者对口服铁剂不能耐受、不能吸收、疗效不佳或急需补充者，可考虑注射铁剂。注射铁剂后，出现轻度及暂时不良反应，偶尔出现过敏性休克，故应有急救设备。抗酸药可影响铁的吸收，故抗酸药与铁制剂应间隔服用。

（张　茹）

第七篇 内脏系统疾病用药

第二十六章 呼吸系统疾病用药

【学习目标】

1. 掌握平喘药的分类，各类平喘药的药理作用、作用机制、临床应用及主要不良反应。
2. 熟悉可待因、右美沙芬的镇咳作用特点及临床应用。
3. 了解外周性镇咳药、祛痰药的主要药理特点及临床应用。

呼吸系统疾病常见症状是咳、痰、喘及呼吸衰竭等。而咳、痰、喘往往同时存在，多与炎症有关。咳、痰、喘、炎之间又有一定相互联系，所以治疗起来比较复杂。在治疗呼吸系统疾病时，除对因治疗外，及时应用平喘药（antiasthmatic durg）、镇咳药（antitussive）和祛痰药（expectorant），可有效地改善临床症状和患者的通气功能状态，预防并发症的发生。

第一节 平 喘 药

支气管哮喘（简称哮喘）是由于免疫和非免疫性因素刺激，引起以肥大细胞释放组胺、白三烯、前列腺素等炎性介质为主，导致血管通透性增加、气道分泌物增多、黏膜水肿等变态反应性炎症性疾病，同时伴有支气管平滑肌痉挛、气道狭窄、阻力增高、气道重塑。主要临床表现为反复发作性咳嗽、胸闷、喘息和呼吸困难等。临床常用的平喘药按作用机制可分为抗炎平喘药、支气管扩张药、抗过敏平喘药。糖皮质激素具有抗炎平喘作用，用于防治慢性支气管炎症，最终消除哮喘症状。支气管扩张药可缓解支气管平滑肌痉挛，进而缓解哮喘症状。抗过敏平喘药具有抑制过敏介质释放的作用，用于预防哮喘发作。

一、糖皮质激素类药物

糖皮质激素具有广泛的生理和药理作用（见肾上腺皮质激素类药），是目前治疗哮喘最有效的抗炎平喘药物。糖皮质激素全身使用抗炎作用强大，平喘作用明显，但因全身用药不良反应多而严重，临床仅用于严重的哮喘发作和持续状态，局部吸入给药用于防治其他药物治疗无效的慢性哮喘，包括持续性哮喘的长期治疗，可避免长期全身用药所致的严重不良反应。

倍氯米松（beclomethasone）：地塞米松的衍生物，气雾吸入后可直接作用于气道发挥抗炎平喘作用。在呼吸道内可转化为抗炎活性较高的17-单丙酸氯地米松。倍氯米松的局部抗炎作用比地塞米松高600倍，局部抗炎、抗过敏作用是氢化可的松的300倍，是泼尼松的75倍。能抑制支气管渗出物，消除支气管黏膜肿胀，解除支气管痉挛。临床用于哮喘比较严重或吸入糖皮质激素难以控制哮喘急性发作。对严重哮喘患者需与支气管扩张药联合使用。常用剂量下几乎不发生不良反应，久用可引起鹅口疮与声音嘶哑。

布地奈德（budesonide）：是一种非卤代化不含卤素的糖皮质激素类药物，因有极高的肝内首过效应，故在较大剂量范围内，其局部抗炎作用具有良好的选择性。有抗炎和抗过敏作用，能缓解因即刻或迟发过敏反应所引起的支气管阻塞。对于气道高反应性患者，可降低其气道对组胺和乙酰胆碱的反应。局部抗炎作用为倍氯米松的 2 倍，代谢速度比倍氯米松快 3～4 倍，故对肾上腺皮质的抑制作用较倍氯米松轻。适用于支气管哮喘或其他药物未能很好控制症状的患者。少数患者可发生轻微喉部刺激感及声嘶，偶见口咽部念珠菌感染。

氟替卡松（fluticasone）：氟替卡松口服生物利用度仅为 21%，分别为布地奈德和二丙酸倍氯米松的 1/10 和 2/10。由于其具有高脂溶性，在气道内浓度和存留时间比较长，能穿透细胞膜与糖皮质激素受体结合，发挥较强的局部抗炎活性。可用于持续性哮喘的长期治疗，也可用于持续性、轻度以上程度的哮喘。局部不良反应与其他吸入性糖皮质激素相同。对氟替卡松过敏者禁用。维持剂量应根据治疗效果决定。

二、肾上腺素受体激动剂

此类药物分为非选择性 β_2 受体激动药和选择性 β_2 受体激动药。前者因选择性较低，兴奋心脏副作用明显，临床已少用。选择性 β_2 受体激动药通过选择性激动 β_2 受体，使支气管平滑肌松弛，扩张支气管，因其具有发生心血管系统不良反应较少、稳定性较好、作用维持时间长、可多途径给药等优点，成为哮喘对症治疗的首选药物之一。

异丙肾上腺素（isoprenaline）：为 β 受体激动剂，对 β_1 和 β_2 受体均有强大的激动作用。作用于支气管平滑肌 β_2 受体，使支气管平滑肌松弛。不良反应多，多数不能口服，常采用吸入给药。

沙丁胺醇（salbutamol）：选择性支气管平滑肌 β_2 受体激动药，有较强的支气管扩张作用。可抑制肥大细胞等致敏细胞释放过敏介质，解除支气管平滑肌痉挛。用于支气管哮喘、喘息型支气管炎和肺气肿伴有支气管痉挛等呼吸道疾病。较常见不良反应有骨骼肌震颤、恶心、心率加快或心搏异常强烈。过量中毒的早期表现是胸痛、头晕、持续严重头痛，严重高血压，持续恶心、呕吐，持续心率加快或心搏强烈，情绪烦躁不安等。

三、M 胆碱受体拮抗剂

呼吸道内迷走神经支配的 M 胆碱受体分为主要位于副交感神经节及肺泡壁内的 M_1 受体，位于神经节后纤维末梢的 M_2 受体，位于呼吸道平滑肌、气管黏膜下腺体及血管内皮细胞的 M_3 受体。哮喘患者的 M_3 受体功能多偏于亢进，使气管平滑肌收缩、黏液分泌、血管扩张及炎性细胞聚集，导致喘息发作，而 M_2 受体功能低下时负反馈失调，胆碱能节后纤维末梢释放乙酰胆碱增加，加剧呼吸道内平滑肌收缩痉挛。

异丙托溴铵（ipratropine）：又名异丙阿托品，为阿托品的季铵盐衍生物。能选择性地阻断支气管平滑肌上的 M 受体，较强的支气管扩张作用，减少支气管腺体分泌。具有高度特异性，即使极低剂量，对呼吸道仍有局部作用，极少从黏膜吸收，其全身副作用轻微，适用于心脏病和循环系统疾病的患者。临床用于预防和治疗慢性气道阻塞性疾病的支气管痉挛，如支气管哮喘及伴有或不伴有肺气肿的慢性支气管炎。偶有口干或喉部激惹等局部反应及过敏反应，有瞳孔扩大、眼压增高的副作用。

四、磷酸二酯酶抑制剂

磷酸二酯酶抑制剂通过抑制磷酸二酯酶活性，减少支气管平滑肌细胞内 cAMP 降解，从而增高细胞内 cAMP 浓度，舒张支气管；还能阻断腺苷受体，拮抗腺苷诱发的支气管平滑肌痉挛；也可抑制过敏性介质释放和降低细胞内 Ca^{2+} 浓度，可解除呼吸道平滑肌痉挛。

氨茶碱（aminophylline）：为茶碱与乙二胺复盐，其药理作用主要来自茶碱，乙二胺使其水溶性增强。适用于支气管哮喘、喘息型支气管炎、阻塞性肺气肿等，用于缓解喘息症状，也可用于心力衰竭时的喘息治疗。口服可发生恶心、胃部不适、呕吐、食欲减退，也可见头痛、烦躁、激动。中毒时出现心律失常、心率增快等症状。

五、过敏介质阻释剂

该类药物平喘作用起效较慢，不宜用于治疗哮喘的急性发作，而主要用于预防。

色甘酸钠（sodium cromoglicate）：在临床上常用于预防哮喘发作，其作用机制表现为：①稳定肥大细胞膜，阻止肥大细胞释放过敏介质。可抑制肺组织肥大细胞中磷酸二酯酶活性，致使肥大细胞中 cAMP 水平增高，减少 Ca^{2+} 向细胞内转运，从而稳定肥大细胞膜，抑制肥大细胞裂解、脱颗粒，阻止组胺、白三烯、5-羟色胺、缓激肽及慢反应物质等过敏介质释放，从而预防过敏反应的发生；②直接抑制反射性支气管痉挛；③抑制非特异性支气管的高反应性；抑制血小板活化因子（platelet activating factor，PAF）引起的支气管痉挛。本品用于预防各型哮喘发作，对外源性哮喘疗效显著，特别是对已知抗原的年轻患者，疗效更佳。少数患者因吸入的干粉刺激，可出现口干、咽喉干痒、呛咳、胸部紧迫感，甚至诱发哮喘。

六、抗白三烯类药物

抗白三烯类药物（anti leukotriene drug）包括白三烯受体拮抗剂和 5-脂氧酶活性抑制剂。前者通过与位于支气管平滑肌等部位上的 LTs 受体选择性结合，竞争性阻断 LTs 的作用，进而阻断器官对 LTs 的反应。后者则通过花生四烯酸的 5-脂氧合酶途径抑制 LTs 的合成。

扎鲁司特（zafirlukast）：特异性拮抗引起气道超敏反应的白三烯受体，能够预防白三烯多肽所致的血管通透性增加、气道水肿和支气管平滑肌的收缩，抑制嗜酸性粒细胞、淋巴细胞和组织细胞的升高，减少因肺泡巨噬细胞刺激所产生的过氧化物，从而达到减轻气管收缩和炎症，减轻哮喘症状，减少哮喘发作及夜间憋醒次数，减少 β 受体激动剂的使用，改善肺功能。适用于成人及 12 岁以上儿童支气管哮喘的长期治疗与预防。降低各种抗原（如花粉）引起的速发性及迟发性反应，预防运动和过敏原引起的哮喘发作。最常见的不良反应有轻微头痛、胃肠道反应、咽炎、鼻炎，少见皮疹和氨基转移酶增高。罕见血管神经性水肿等变态反应。

第二节　镇　咳　药

咳嗽是呼吸道受刺激时产生的一种保护性反射活动，有利于排出呼吸道内的分泌物或异物，保持呼吸道清洁和畅通，故轻度咳嗽一般不必应用镇咳药。但剧烈或频繁的咳嗽不但给患者带来痛苦和体能消耗，影响休息、睡眠和工作，而且可引起肺泡壁弹性组织损伤，加重病情或引起并发症，应在对因治疗的同时适当应用镇咳药。

镇咳药（antitussive drug）是作用于咳嗽反射弧的不同环节，抑制咳嗽反射的药物。根据药物作用部位不同，分为中枢性镇咳药和外周性镇咳药两类。有些药物兼有中枢和外周两种抑制作用。中枢性镇咳药通过直接抑制咳嗽中枢发挥镇咳作用，又分为依赖性和非依赖性镇咳药两类。前者为阿片类生物碱及其衍生物，后者为合成镇咳药。外周性镇咳药通过抑制咳嗽反射弧中的感受器、传入神经或传出神经的传导而起镇咳作用。

可待因（codeine）：选择性抑制延髓咳嗽中枢神经系统，有镇痛、镇静作用，镇咳作用强而迅速，但能抑制支气管腺体的分泌，可使痰液黏稠，难以咳出，故不宜用于多痰黏稠的患者。用于各种原因引起的较剧烈的频繁干咳和刺激性咳嗽，尤其是伴有胸痛的剧烈干咳。用于中度以上的疼痛及局麻或全麻时的辅助用药，起镇静作用。常见的不良反应有心理变态或幻想，呼吸微弱、缓慢或不规则，心律异常等。少见的不良反应有恶心、呕吐、便秘、眩晕、惊厥、耳鸣、震颤或不能自控的肌肉运动等，长期应用可产生耐药性和成瘾性。

右美沙芬（dextromethorphan）：为中枢性镇咳药，抑制延髓咳嗽中枢而镇咳。其镇咳作用与可待因相似或稍强，无镇痛作用或成瘾性。用于各种原因引起的干咳。经肝代谢，主要生成3-甲氧吗啡烷、3-羟-17-甲吗啡烷及3-羟吗啡烷三种代谢产物，右啡烷的血浆浓度较低。原型药物和脱甲基代谢物由肾排泄。不良反应少，偶见头晕、轻度嗜睡、口干、便秘、恶心和食欲缺乏等。妊娠3个月内孕妇禁用，痰多者慎用。

苯丙哌林（benproperine）：为非麻醉性镇咳药，具有双重镇咳作用，可阻断肺、胸膜牵张感受器产生的肺迷走神经反射，也直接对咳嗽中枢产生抑制。其镇咳作用较可待因强2~4倍，起效快不抑制呼吸。无成瘾性和耐药性。镇咳作用优于磷酸可待因。用于各种原因引起的刺激性干咳。用于治疗急性支气管炎及各种原因（如感染、吸烟、刺激物、过敏等）引起的咳嗽，对刺激性干咳疗效更佳。偶有口干、胃部灼烧感、头晕、嗜睡、食欲缺乏、乏力和药疹等。服用片剂时勿嚼碎，避免引起口腔麻木感。

第三节　祛　痰　药

祛痰药是能使痰液变稀或黏稠度降低而易于咳出的药物。痰液刺激气管黏膜引起咳嗽，祛痰药清除痰液，起到间接的镇咳、平喘作用，有利于控制继发感染。

一、刺激性祛痰药

氯化铵（ammonium chloride）：对黏膜的化学性刺激，反射性增加呼吸道腺体分泌，使痰液稀释而易于排出，有利于清除不易咳出的少量黏痰。同时，少量被吸收的氯化铵可由呼吸道黏膜排出，在渗透压的作用下带出水分，进一步稀释痰液，利于排痰。被吸收后的氯离子进入血液和细胞外液使尿液酸化，有微弱利尿作用，并可纠正代谢性碱中毒。临床用于干咳及痰不易咳出等。服用后有恶心感，偶尔出现呕吐。过量或长期服用可造成酸中毒和低钾血症。

二、黏液溶解剂

溴己新（bromhexine）：有较强的黏痰溶解作用，可使痰中的多糖纤维素裂解，稀化痰液。抑制杯状细胞和黏液腺体合成糖蛋白，使痰液中的唾液酸减少，减低痰黏度，使其易于排出。用于慢性支气管炎、哮喘、支气管扩张、硅沉着病等有白色黏痰，不易咳出的患者。脓性痰患者需加用抗生素控制感染。偶有恶心、胃部不适，减量或停药后可消失。

乙酰半胱氨酸（acetylcysteine）：由于化学结构中的巯基（—SH）可使黏蛋白的二硫键（—S—S—）断裂，降低痰的黏滞性并使之消化，使痰液容易咳出。适用于痰液黏稠引起的咳痰困难、呼吸困难。可引起恶心、呕吐、胃炎等不良反应，吸入给药可造成咳嗽、支气管痉挛。

三、黏液稀释剂

羧甲司坦（carbocisteine）：又名羧甲半胱氨酸。其作用主要是减少高黏稠度的岩藻黏蛋白的分泌，促进支气管腺体低黏滞度黏蛋白的分泌。并能裂解黏蛋白中的二硫键（—S—S—），使痰的黏滞度降低，易于咳出。本药起效快，服用 4h 后有明显疗效。适用于各种呼吸道疾病所致的痰液黏稠而不易咳出者。也可用于手术后咳痰困难者。有轻度恶心、呕吐、胃部不适、腹泻等不良反应，严重者可有胃肠出血及皮疹等。有出血倾向的消化性溃疡患者慎用。

【学习小结】

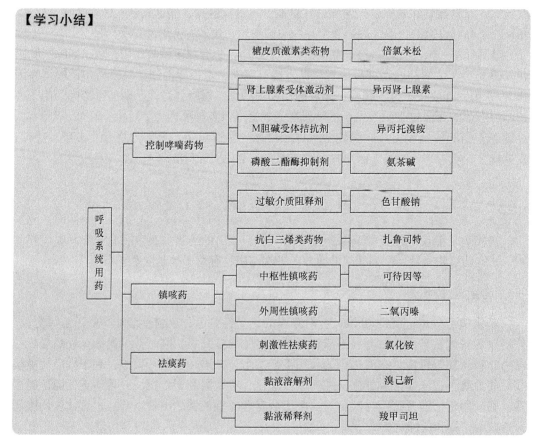

【目标考核】
1. 什么是中枢性镇咳药与外周性镇咳药？其代表药物分别是什么？
2. 简述可待因的临床应用、不良反应与用药注意事项。
3. 简述常用平喘药的作用特点，请列出各类代表药物。
4. 简述肾上腺糖皮质激素的平喘作用机制。
5. 什么是刺激性祛痰药和黏液溶解药？请列出代表药物。

【能力训练】女性患者，65 岁，高血压病史 10 年，干咳 3 个月，使用多种镇咳药仍不见效。问诊获知，该患者 5 个月前开始使用卡托普利（ACEI 类药物）。如何为该患者选择镇咳药？

用药 立即停用卡托普利，将其更换为其他抗高血压药物；暂时无法停药者，可尝试加用镇咳药物。

分析 患者属于慢性咳嗽（持续时间＞8 周的咳嗽即为慢性咳嗽），并且考虑该咳嗽是由于服用卡托普利而导致的不良反应。因为咳嗽是 ACEI 类药物最常见的不良反应，其发生率为 10%～30%，占慢性咳嗽病因的 1%～3%。停药后观察患者是否仍有咳嗽症状，无痰，酌情考虑使用可待因等中枢镇咳药。

（王淑静）

第二十七章　消化系统疾病用药

【学习目标】
1. 掌握抗消化性溃疡药的类别、作用机制、代表药物。
2. 熟悉助消化药、胃肠动力药及止吐药的作用及用途。
3. 了解泻药及止泻药和肝、胆疾病辅助用药的药理作用与临床应用。

第一节　抗消化性溃疡药物

消化性溃疡（peptic ulcer，PU）是主要发生在胃或十二指肠球部的慢性疾病，病情具有自然缓解和反复发作的特点，是消化道的常见病。临床以十二指肠溃疡较多见，好发于青壮年。不同患者消化性溃疡的病因和发病机制各异。消化性溃疡发病的直接原因是胃黏膜的自身防御因子（黏液、HCO_3^-、前列腺素等）和黏膜攻击因子（胃酸、胃蛋白酶等）间的平衡被打破。

一、抗酸药

抗酸药（antacids）为弱碱性物质，口服后能直接中和胃酸，从而降低胃内酸度，解除胃酸对胃、十二指肠黏膜的侵蚀和刺激，降低胃蛋白酶分解胃壁蛋白的活性，具有促进溃疡愈合和缓解疼痛的作用，主要用于胃溃疡、十二指肠溃疡及胃酸增多症的辅助治疗。

氢氧化铝（aluminium hydroxide）：作用缓慢、持久，具有中和、吸附胃酸，收敛、止血、保护溃疡的作用。主要用于胃及十二指肠溃疡、反流性食管炎及上消化道出血。长期服用可引起便秘，氢氧化铝可妨碍膳食内磷酸盐的吸收，对老年人可导致低磷血症和高钙血症，引起肾结石、骨质疏松症。氢氧化铝含多价铝离子，可与四环素类形成络合物而影响其吸收，故不宜合用；还可干扰地高辛、华法林、双香豆素、奎尼丁、氯丙嗪、普萘洛尔、吲哚美辛、异烟肼及巴比妥类的吸收或消除，也不宜同时使用。

氢氧化镁（magnesium hydroxide）：作用强大、持久，与胃酸作用生成氯化镁，具有导泻作用。适用于伴有便秘的胃酸过多症、胃及十二指肠溃疡患者。肾功能不良者可导致镁中毒；长期服用可导致低血钾；过量或发生过敏反应时，可出现腹痛、腹泻、皮疹、皮肤瘙痒。

铝碳酸镁（hydrotalcite）：作用迅速而持久，能增加黏液中的HCO_3^-，增强黏膜的抗酸缓冲能力。适用于胃及十二指肠溃疡、急慢性胃炎、胆汁反流性胃炎、食管炎，以及非溃疡性消化不良。含有铝、镁两种金属离子，相互抵消了便秘和腹泻的副作用，但个别患者可能出现腹泻。可干扰四环素类药物的吸收。

三硅酸镁（magnesium trisilicate）：与胃酸作用生成氧化镁和二氧化硅，中和胃酸和保护胃黏膜。用于胃及十二指肠溃疡、反流性食管炎、慢性胃炎。不良反应及注意事项同氢氧化镁。

二、抑酸药

胃酸（H^+）是消化性溃疡发生的始动因子，胃酸的分泌由胃黏膜壁细胞 H^+，K^+-ATP 酶介导，此酶又称质子泵或酸泵。质子泵由 α 和 β 两个亚基组成。当质子泵激活时，α 亚基催化 ATP 水解，产生能量，通过 H^+-K^+ 的交换，将 H^+ 从壁细胞的胞质"泵入"分泌小管腔。组胺、胃泌素和乙酰胆碱等可作用于相应的受体，激活质子泵，引起胃酸分泌，因此质子泵在胃酸分泌过程中是最重要的终末环节。

抑制胃酸分泌的药物按机制分为 4 类：组胺受体阻断药、抗胆碱药、胃泌素受体拮抗药和质子泵抑制剂。临床常用的抑酸药主要是组胺（H_2）受体阻断药和质子泵抑制剂。

（一）组胺受体阻断药

西咪替丁（cimetidine）：又名甲氰咪胍，为第一个上市的第一代 H_2 受体阻断药，能明显抑制基础和夜间胃酸分泌，也能抑制由组胺、五肽胃泌素、胰岛素和进食等刺激的泌酸作用，还具有轻度抑制胃蛋白酶分泌、保护胃黏膜细胞和增加胃黏膜血流量的作用。临床主要用于胃及十二指肠溃疡、佐林格-埃利森综合征等胃酸分泌过多症及上消化道出血等。不良反应发生率为 1%～5%。表现为头痛、头晕、乏力、腹泻、便秘、肌肉痛、皮疹、皮肤干燥、脱发。中枢神经系统反应可见嗜睡、焦虑、定向力障碍、幻觉。

雷尼替丁（ranitidine）：第二代 H_2 受体阻断药，对 H_2 受体的选择性较西咪替丁高，对 H_1 受体几无影响。其抑制胃酸分泌作用较西咪替丁强 5～10 倍，维持时间也更长。临床用途与西咪替丁相似，对胃及十二指肠溃疡的远期疗效较高且复发率较低。雷尼替丁对肝药酶 P450 的抑制作用很弱，为西咪替丁的 1/10～1/5，常见不良反应有头痛、头晕、幻觉、躁狂等，静脉注射可致心动过缓，偶见白细胞、血小板减少、血转氨酶升高、男性乳房发育等，停药后可恢复。

法莫替丁（famotidine）：第三代 H_2 受体阻断药，抑制胃酸分泌作用较西咪替丁强 40～50 倍，比雷尼替丁强 6～10 倍。显效快，作用持续时间可达 12h 以上。临床应用与西咪替丁相似。不良反应少，不抑制肝药酶，无抗雄激素作用，也不影响血催乳素水平。

（二）质子泵抑制剂

胃酸的分泌由胃黏膜壁细胞质子泵所介导，质子泵抑制剂（proton pump inhibitor，PPI）与质子泵特异性结合，抑制 H^+，K^+-ATP 酶活性，从而产生强大的抑制胃酸分泌的作用。现有的 PPI 都为前药（prodrug），但其活化不需要酶催化，只要在酸性环境中便可完成。活性产物为带有四环结构的阳离子化合物次磺酰胺（sulphona-mide），后者可与质子泵亚基中的半胱氨酸残基形成二硫键，不可逆地抑制质子泵的活性，直到合成新的质子泵才能恢复泌酸。研究发现，质子泵抑制剂还具有抗幽门螺杆菌的作用，此外，质子泵抑制剂可通过抑制胃酸分泌，提高胃液 pH，使不耐酸的抗菌药物发挥最大的杀菌能力，从而与抗菌药物协同发挥抗幽门螺杆菌感染的作用。

奥美拉唑（omeprazole）：吸收入血后，能迅速扩散进入壁细胞，并在其酸性的分泌小管腔中浓集。奥美拉唑对基础胃酸分泌和由组胺、五肽胃泌素等各种刺激引起的胃酸分泌均有强大的抑制作用。本药还能增加胃黏膜血流量，对胃液总量和胃蛋白酶的分泌也有一定的抑制作用。用于各种原因所致的上消化道出血的治疗或预防内镜止血后的再出血。不良反应主要有恶心、腹胀、腹泻等胃肠道症状和头痛、头昏、嗜睡等神经系统症状。此外，可见口干、肌肉关节疼痛。

（三）M_1 胆碱受体阻断药

哌仑西平（pirenzepine）：服药后 2～3h 达峰浓度，血浆蛋白结合率约为 10%。主要以原型通过肾和胆道排泄。本药能选择性阻断胃黏膜的 M_1 胆碱受体，抑制胃酸分泌，而对其他 M 胆碱受体亲和力低，不良反应轻微。本药不能通过血脑屏障，故不影响中枢神经系统功能。临床主要用于胃及十二指肠溃疡，缓解疼痛，降低抗酸药用量。剂量过大也会产生 M 样副作用。

三、保护胃黏膜药物

正常情况下，胃、十二指肠黏膜均具有一系列防御和修复机制（包括黏液-碳酸氢盐屏障、胃黏膜屏障、黏膜血流量、前列腺素、表皮生长因子等），当发生消化性溃疡时，由于受胃酸、胃蛋白酶、胆汁、乙醇、幽门螺杆菌（Hp）及药物和其他有害物质的侵袭，导致黏膜屏障功能失衡。胃黏膜保护药主要通过增强黏膜的防御和修复作用，促进溃疡的愈合。

硫糖铝（sucralfate）：没有抗酸作用，也不抑制胃酸分泌。其抗溃疡作用机制：①可在胃中酸性环境下形成不溶性的胶体，与溃疡处炎性渗出蛋白形成大分子有机物覆盖于溃疡表面，形成保护膜，阻止胃酸、胃蛋白酶和胆汁酸对溃疡面的渗透、侵蚀；②吸附胃蛋白酶和胆汁酸，抑制其活性；③能吸附表皮生长因子（EGF）积聚于溃疡处，保护胃黏膜；④促进胃黏膜合成前列腺素 E。适用于消化性溃疡病，疗效与组胺受体拮抗药相似，还可用于急性胃黏膜损伤或出血、应激性溃疡和反流性食管炎。

四、抗幽门螺杆菌药物

幽门螺杆菌（Helicobacter pylori，Hp）是消化性溃疡发病中最重要的因素，约 90% 的十二指肠溃疡和 70% 胃溃疡与 Hp 感染有关。在控制症状和促进溃疡愈合方面以组胺受体拮抗药和质子泵抑制剂应用最广，但停药后易复发，都不能彻底根治溃疡病，而只有彻底消灭 Hp 才有可能根治溃疡病，达到真正的治愈。幽门螺杆菌为革兰氏阴性厌氧菌，抑制幽门螺杆菌药主要有三类：①抗菌药物，如阿莫西林、克拉霉素、四环素、甲硝唑、呋喃唑酮等；②铋制剂，如枸橼酸铋钾、碱式碳酸铋等；③ H^+，K^+-ATP 酶抑制药如奥美拉唑等。

因单用疗效差，且容易反复，目前多采用多药联合应用。临床上常用的联合用药方案有三联疗法和四联疗法：奥美拉唑、阿莫西林、甲硝唑或呋喃唑酮三药联用，分两次服用，疗程 7～14d；也可采用奥美拉唑、克拉霉素、阿莫西林或甲硝唑或呋喃唑酮三药联用，分两次服用，疗程 7～14d；还可采用铋制剂、四环素、甲硝唑三药联用，分两次服用，疗程 14d；也可采用奥美拉唑、铋制剂、克拉霉素或阿莫西林、甲硝唑四药联用，疗程 7～14d。根除率可达 90% 左右，同时还可减少 Hp 耐药性的产生，成为抗 Hp 治疗消化性溃疡的主要趋势。

第二节　调节消化道功能药物

一、助消化药

助消化药（digestant）多为消化液中的成分或促进消化液分泌的药物，能促进食物消化，增进食欲。

稀盐酸（acid hydrochloric dilute）：口服可增进胃液的酸度，增强胃蛋白酶的活性，促进消化，到达十二指肠能促进胰液分泌，促进钙离子和亚铁离子的吸收。用于各种胃酸缺乏症和发酵性消化不良，与胃蛋白酶合用效果较好。

胃蛋白酶（pepsin）：分解蛋白质，水解多肽。辅助治疗胃酸分泌不足、消化酶分泌不足引起的消化不良和其他胃肠疾病。此酶在 pH 为 2 时活性最高，常与稀盐酸同服，不能与碱性药物配伍。

胰酶（pancreatin）：含胰蛋白酶、胰淀粉酶、胰脂肪酶。口服用于食欲减退、胰液分泌不足及肝、胆、胰腺疾病所致消化不良。在中性或弱碱性环境中活性最强，遇酸易被破坏，常用肠溶片制剂。

乳酶生（lactasin）：为干燥的活乳酸杆菌制剂，能分解糖类产生乳酸，提高肠内容物的酸性，抑制肠内腐败菌繁殖，减少发酵和产气。用于消化不良，腹泻及小儿消化不良性腹泻。不宜与抗菌药或吸附药同时服用。

二、泻药

泻药（laxatives，cathartics）是一类能增加肠内水分、软化粪便或润滑肠道、促进肠蠕动、加速排便的药物，分为容积性泻药、接触性泻药和润滑性泻药。

（一）容积性泻药

硫酸镁（magnesium sulfate）：其一方面在肠腔内形成高渗，使得水分吸收减少，另一方面可刺激肠壁，导致肠蠕动加快，引起泻下。镁盐还能反射性引起胆总管括约肌松弛，胆囊收缩，产生利胆作用。临床用于导泻，也用于阻塞性黄疸、慢性胆囊炎。过量或注射速度过快可引起急性镁中毒，出现中枢抑制、肌腱反射消失、血压迅速下降、呼吸抑制等。用于导泻时可引起盆腔充血和失水，故孕妇、月经期妇女禁用；肾功能不全者或老年患者应禁用或慎用。

（二）接触性泻药

酚酞（phenolphthalein）：口服后在肠道与碱性肠液形成可溶性钠盐，促进结肠蠕动，抑制水、钠吸收而起缓泻作用。作用温和，适用于慢性便秘。不良反应轻微，高敏患者可发生皮炎等反应，偶致肠绞痛、紫癜及心、肾损害，长期应用可致水、电解质丢失和结肠功能障碍。经肾排泄时在碱性尿液中呈红色。

蒽醌类（anthraquinones）：大黄、番泻叶等植物中含有蒽醌苷类，在肠内被细菌分解为蒽醌，增加结肠推进性蠕动，常用于急性、慢性便秘。用药后 6～8h 排便。

蓖麻油（castor oil）：在小肠上部释出蓖麻油酸而产生导泻作用，常用于急性、慢性便秘。服药后 2～3h 排出流质粪便。

（三）润滑性泻药

液状石蜡（liquid paraffin）：为矿物油，肠道不吸收，产生润滑肠壁和软化粪便的作用，使粪便易于排出。适用年老体弱、高血压、痔疮及心衰患者的便秘。久服可妨碍脂溶性维生素及钙、磷吸收。不宜应用于婴幼儿。

甘油（glycerin）：灌肠后高渗压刺激肠壁引起排便反应，并有局部润滑作用。适用于儿童及老人便秘。以 50% 浓度的液体灌肠，数分钟内引起排便。

三、止泻药

腹泻是多种疾病的一种症状，可引起疼痛，可促进毒物的排出，对机体具有一定的保护作用。但剧烈而持久的腹泻，可引起脱水和电解质紊乱，因此，在对因治疗的同时，应适当给予止泻药（antidiarrheal drug）。

（一）阿片类止泻药

地芬诺酯（diphenoxylate）：又名苯乙哌啶，是人工合成的哌替啶衍生物，能直接作用于肠道平滑肌，提高其张力，抑制肠蠕动，肠内水分吸收增多而止泻。可用于急性功能性腹泻。不良反应轻而少见，大量久服可成瘾。

洛哌丁胺（loperamide）：又名苯丁哌胺，止泻作用强、快且持久。另可增加肛门括约肌张力，制止大便失禁和便急。适用于急性腹泻及慢性腹泻。不良反应轻微。1 岁以下儿童禁用，孕妇及哺乳妇女慎用。

（二）收敛性止泻药

鞣酸蛋白（tannalbin）：能与肠黏膜表面蛋白质结合，形成保护膜，减轻对黏膜的刺激，减少炎性渗出而起收敛止泻作用。适用于急性胃肠炎、非细菌性腹泻等。

（三）吸附性止泻药

药用炭（medical charcoal）：为不溶性的微细粉末，能吸附肠内大量气体、毒物及细菌毒素等，防止毒物吸收并减弱刺激性肠蠕动而止泻。用于腹泻、胃肠胀气及服毒者解救。

（四）活性菌制剂

双歧三联活菌（bifid triple viable）：是由双歧杆菌、嗜酸乳酸菌和粪链球菌组成的活菌制剂，用于肠道菌群失调及其他原因引起的腹泻。忌与抗菌药物同用，应避光，置干燥处低温（2～8℃）或冷暗处保存，送服水温不宜超过 44℃。

多维乳酸菌散（compound vitamin lactobacillus powder）：由乳酸菌培养物、活粪链球菌、枯草杆菌和维生素等组成，用于防治婴幼儿消化不良、肠道感染性腹泻、功能性便秘和新生儿黄疸。无明显不良反应，对抗生素有耐药性，合用抗生素可提高疗效。送服水温不宜超过 40℃。

四、止吐药及胃肠动力药

呕吐是由内脏及前庭功能紊乱、药物、放疗等刺激延脑化学催吐感受区（CTZ）的

D_2、H_1、M_1 和 5-HT_3 受体，引起恶心、呕吐。止吐药可通过阻断上述受体而缓解或防止呕吐的发生。H_1 和 M_1 受体阻断药见第六章第四节和第十六章第二节相关内容。某些 5-HT_3 受体拮抗药及多巴胺受体拮抗药可增加胃肠推动性蠕动作用，协调胃肠运动。

促动力药（prokinetics）是指促进胃肠道平滑肌的协调运动，加快胃肠道内容物转运和排空及协调胃肠功能，有利于减少胃食管反流的药物，其对胃食管反流疾病的疗效与组胺受体拮抗药相似，对伴随腹胀、嗳气等动力障碍效果优于抑酸药，主要用于功能性胃肠道动力障碍，不愿长期服用抑酸剂治疗的患者或与抑酸剂联合治疗胃食管反流病。

（一）多巴胺受体拮抗药

甲氧氯普胺（metoclopramide）：第一代促动力药，拮抗胃肠道多巴胺 D_2 受体，减弱多巴胺能中间神经元对胃肠道初级运动神经元的抑制作用，还可激动 5-羟色胺 4 型（5-HT_4）受体，促进乙酰胆碱的释放。用于反流性食管炎、胆汁反流性胃炎和功能性消化不良。一般剂量时常见的不良反应为嗜睡，偶见激动、便秘、腹泻、荨麻疹、口干、舌或眶周水肿，头颈发硬和高铁血红蛋白血症。在较大剂量时，可出现锥体外系症状，如静坐不能、运动困难、肌张力增强、角弓反张和抽搐等。

多潘立酮（domperidone）：第二代促动力药，通过拮抗 D_2 受体，可增强食管下端括约肌张力，增进胃肠道蠕动，协调胃窦和幽门括约肌的运动，促进食管和胃的排空。多潘立酮可拮抗延脑极后区 CTZ 和垂体漏斗部 D_2 受体，有显著的镇吐作用，并能促进催乳素分泌。用于治疗功能性消化不良、糖尿病性胃瘫、反流性食管炎、胃炎、胃下垂，还可用于治疗抗肿瘤化疗或放疗引起的呕吐。不良反应有轻度腹痛、腹泻、便秘、口干、皮疹、困倦、溢乳等。

（二）5-HT_4 受体激动药

西沙必利（cisapride）：第三代促动力代表药物，为 5-羟色胺 4 型（5-HT_4）受体的激动剂，选择性作用于消化道平滑肌、肠肌神经丛抑制性中间神经元的受体，促进乙酰胆碱释放，增加食管下端括约肌的张力，促进食管的蠕动和对酸的清除，还能增强胃的蠕动和排空，增进胃窦、幽门、十二指肠的协调及小肠和结肠的动力，加速胆囊的收缩和排空，对消化道的作用范围比甲氧氯普胺和多潘立酮广，故西沙必利为一种全消化道促动力药。主要用于对其他治疗不耐受或疗效不佳的严重胃肠道动力性疾病，如慢性特发性或糖尿病性胃轻瘫、慢性假性肠梗阻、胃食管反流病。一般不良反应有稀便、腹泻、肠鸣、偶有腹痛、头晕、头痛等。由于可干扰心肌复极化，使心电图 Q-T 间期延长，甚至引起尖端扭转型室性心动过速，导致突然死亡，从而限制了西沙必利的临床应用，仅作为二线用药。

莫沙必利（mosapride）：新型胃动力药，作用与西沙必利相似，为选择性 5-HT_4 受体激动药，难以透过血脑屏障，也不拮抗 D_2 受体，因而无锥体外系副作用。主要用于功能性消化不良，可缓解胃灼热、嗳气、恶心、呕吐、早饱、上腹胀等消化道症状；也可用于胃食管反流病、糖尿病性胃轻瘫及部分胃切除患者的胃功能障碍。安全性优于西沙必利，不良反应主要表现为腹泻、腹痛、口干、皮疹及倦怠、头晕等，偶见转氨酶升高和嗜酸性粒细胞增多。

第三节 肝、胆疾病辅助用药

一、利胆药

临床上，胆道疾病多数需手术治疗，但对胆结石、急慢性胆囊炎等疾病可用药物治疗。这类药物主要通过促进胆汁分泌、降低胆汁中胆固醇饱和度，或增强胆囊收缩、舒张奥迪括约肌等发挥溶石或利胆消炎的作用。

熊去氧胆酸（ursodeoxycholic acid）：熊去氧胆酸能抑制胆固醇合成酶，减少胆固醇的生成，使胆石逐渐溶解，但速度较慢。主要用于胆囊功能正常的胆固醇结石或以胆固醇为主的混合型胆石症患者。不良反应主要为腹泻，孕妇及严重肝病患者禁用。

苯丙醇（phenylpropanol）：苯丙醇具有促进胆汁分泌、排出小结石的作用，但无溶石作用。对胆道平滑肌有轻微的解痉作用，松弛奥迪括约肌，故有利胆作用。主要用于胆石症、胆囊炎、胆道炎、胆道运动障碍等。主要不良反应为恶心、呕吐、腹泻等。阻塞性黄疸禁用。

二、护肝药

肝是人体内最大的实质性器官，具有多种复杂的功能，当其受到各种致病因素侵袭时，会导致肝结构和功能发生相应的变化，从而出现相关的各种临床症状，临床最常见的有肝炎、肝纤维化及肝癌等。肝疾病的治疗包括祛除病因、减轻肝损伤和坏死或促进肝细胞再生、肝结构和功能的改善和修复、缓解临床症状等。目前尚无特效药物，多数药物只能起到辅助和对症治疗的作用。

联苯双酯（bifendate）：我国创制的肝炎辅助治疗药。本品能减轻四氯化碳及硫代乙酰胺引起的小鼠血清丙氨酸氨基转移酶（ALT）升高，增强肝解毒功能，促进肝细胞再生。降低 ALT 作用明确，可明显改善肝区疼痛、乏力、腹胀等临床症状。适用于迁延性肝炎及 ALT 异常者。服用后个别患者出现恶心、黄疸或病情恶化，应引起注意。

硫普罗宁（tiopronin）：一种含游离巯基的甘氨酸衍生物，可使肝细胞线粒体的 ATP 酶活性降低，增高线粒体内 ATP 的含量，恢复电子传递功能，改善肝细胞的功能，对抗各种肝损伤；通过巯基与自由基的可逆结合，清除自由基，加速乙醇在体内的排泄、防止三酰甘油的堆积，抑制过氧化物产生，促进坏死肝细胞的再生和修复。临床可用于酒精性、非酒精性脂肪性及药物引起的各种急慢性肝炎引起的肝损伤。偶可出现皮疹、皮肤瘙痒、发热或胃肠道反应。重症肝炎或伴有重度黄疸、顽固性腹水、消化道出血、合并糖尿病或肾功能不全的患者慎用，孕妇、哺乳妇女、儿童及对本品有严重不良反应者禁用。

【学习小结】

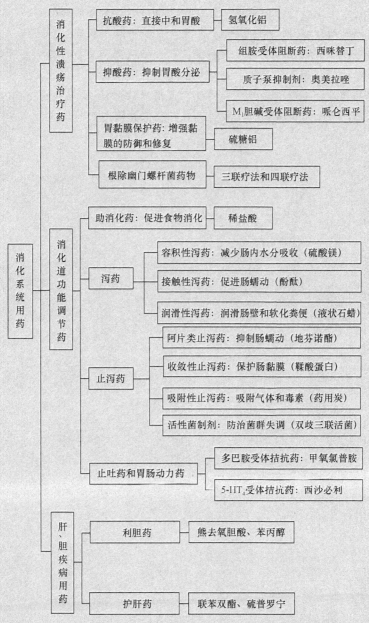

【目标考核】

1. 简述治疗消化性溃疡的药物分类及代表药,它们各自的作用机制是什么?
2. 目前用于治疗胃食管反流病的药物有哪些?评价其疗效。
3. 常用的利胆排石药有哪些?主要适应证是什么?
4. 试述硫酸镁的药理作用及临床应用。

【能力训练】患者，男，38岁，近来反复出现上腹部疼痛，饥饿时加重，进餐后可缓解，并伴有返酸、嗳气。三天前因受凉和疲劳，上腹疼痛又加剧，大便呈柏油样，前来就医。诊断为十二指肠球部溃疡，上消化道出血。该患者应如何用药？

分析　消化性溃疡（peptic ulcer）主要有胃和十二指肠溃疡，为消化系统的常见病，发病率10%～12%。其发病涉及神经、内分泌及遗传等多种因素，目前认为主要由消化道黏膜的损伤因子（胃酸、幽门螺杆菌等）作用增强而保护因子作用受损所引起。抗溃疡病药是一类能减轻溃疡病症状、促进溃疡愈合、防止和减少溃疡病复发或并发症的药物。可采用抑酸药、抗酸药和胃黏膜保护药进行治疗。

（王淑静）

第八篇　内分泌系统疾病用药

第二十八章 肾上腺皮质激素类药

【学习目标】
1. 掌握糖皮质激素的药理作用、临床应用。
2. 熟悉糖皮质激素的不良反应及应对措施。
3. 了解促肾上腺皮质激素和皮质激素抑制药的应用及代表药物。

肾上腺皮质激素（adrenocortical hormone）是肾上腺皮质上皮细胞分泌的各种激素的总称，结构上均属甾体类化合物。肾上腺皮质从外向内依次为球状带细胞，分泌盐皮质激素，主要是醛固酮和去氧皮质酮；束状带细胞，分泌糖皮质激素，有可的松和氢化可的松；网状带细胞，主要分泌少量性激素。

第一节 糖皮质激素类药

糖皮质激素（glucocorticoid）具有调节糖、蛋白质和脂肪代谢的功能，可影响葡萄糖的合成和利用、脂肪的动员及蛋白质合成。体内糖皮质激素的分泌主要受下丘脑-腺垂体-肾上腺皮质轴调节。由下丘脑分泌的促肾上腺皮质激素释放激素（corticotropin releasing hormone，CRH）进入腺垂体，促进促肾上腺皮质激素（adrenocorticotropic hormone，ACTH）的分泌，ACTH则可以促进肾上腺分泌皮质激素。血液中糖皮质激素的增多可抑制下丘脑和腺垂体，使内源性糖皮质激素分泌减少，长期应用糖皮质激素可导致肾上腺萎缩。

肾上腺皮质激素的基本结构为甾体母核，其共同结构特点为 C_4-C_5 间有双键，C_3 有酮基，C_{20} 上有羧基，为生理活性所必需。糖皮质激素还具有 17α-OH 和 11β-OH 结构。糖皮质激素特有的结构使其调节糖代谢和抗炎作用强，对水、盐代谢影响小。几种常用的糖皮质激素类药物结构见图 28-1。

【生理效应】糖皮质激素在生理剂量下主要表现出对物质代谢的影响。

1. 糖代谢 对糖代谢的作用主要是促进糖原异生，增加肝糖原、肌糖原含量，同时抑制外周组织对葡萄糖的利用，减慢葡萄糖的分解，使血糖升高。

2. 蛋白质代谢 促进蛋白质分解，提高蛋白分解酶的活性，促进多种组织（淋巴、肌肉、皮肤、骨、结缔组织等）中蛋白质分解。大剂量糖皮质激素还能抑制蛋白质合成，形成负氮平衡。久用可导致生长缓慢、肌肉消瘦、皮肤变薄、骨质疏松、淋巴组织萎缩和伤口愈合延缓等。

3. 脂肪代谢 短期应用糖皮质激素对脂质代谢无明显影响，大剂量长期应用可增高血浆胆固醇，激活四肢皮下脂酶，促使皮下脂肪分解，使脂肪重新分布在面部、上胸部、颈背部、腹部和臀部，形成满月脸和向心性肥胖。

4. 水和电解质代谢 对水和电解质代谢有较弱的盐皮质激素样作用，可保钠排钾，长期大剂量应用时，作用较明显。还可以引起低血钙及骨质脱钙。糖皮质激素还有增加肾小球滤过率和拮抗抗利尿激素的作用，减少肾小管对水的重吸收，故可利尿。

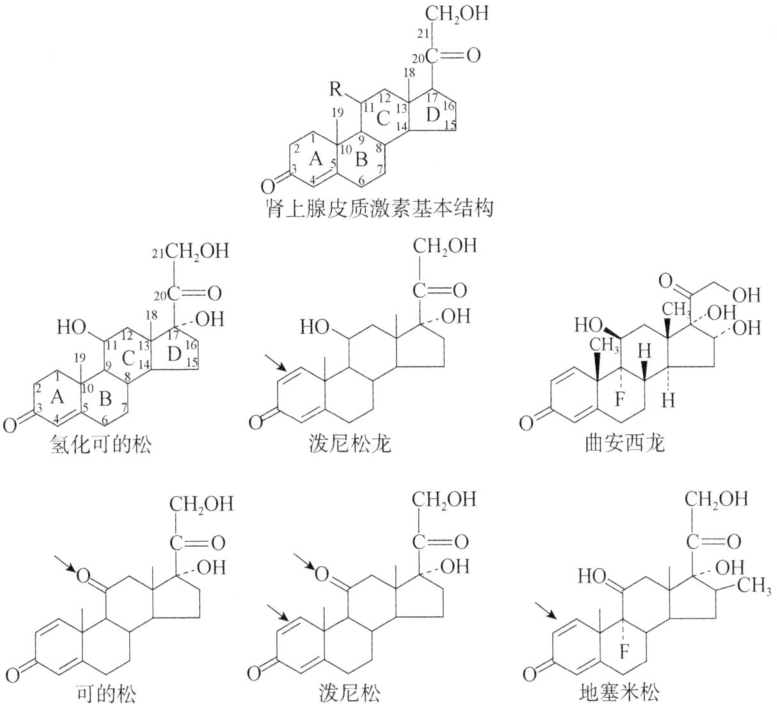

图 28-1　常用的糖皮质激素类药物化学结构

【药理作用和作用机制】糖皮质激素的药理作用是在超生理剂量时才发生的，这些作用除了对物质代谢有影响之外，还表现出广泛的药理作用。

1. 抗炎作用　糖皮质激素有强大而非特异性的抗炎作用，对各种刺激（物理、化学、生物、免疫等）所致各种炎症及炎症的各个阶段都抑制作用，主要降低机体对各种致炎物质的反应，提高机体对炎症的耐受性。在炎症早期减轻毛细血管扩张、渗出、水肿及炎性细胞的浸润、吞噬等反应，从而缓解红、肿、热、痛症状，在炎症后期抑制毛细血管和成纤维细胞的增生，延缓肉芽组织的生成，防止粘连及瘢痕形成，减轻后遗症。由于炎症反应是机体的一种防御性反应，炎症后期的反应更是组织修复的重要过程。因此，糖皮质激素在抑制炎症、减轻症状的同时，也一定程度地降低机体的防御功能，若应用不当可致感染扩散，阻碍创面愈合。因此，在治疗感染性疾病时，糖皮质激素必须与足量有效的抗菌药物合用。

糖皮质激素抗炎作用的基本机制是基因效应。激素作为一种脂溶性分子，易于通过细胞膜进入细胞，与细胞质内的糖皮质激素受体（glucocorticoid receptor，GR）结合。GR 有 GRα 和 GRβ 两种构型，GRα 与激素结合后产生经典的激素效应，GRβ 不具备与激素结合的能力，作为 GRα 拮抗剂而起作用。未活化的 GRα 在细胞质内与热休克蛋白 90（heat shock protein 90，HSP90）结合形成复合体。糖皮质激素与 GRα-HSP90 复合体结合后，HSP90 与 GRα 分离，随之类固醇-受体复合体易位进入细胞核，与特异性 DNA 靶基因的启动子序列的糖皮质激素反应成分（GRE）或负性糖皮质激素反应成分（nGRE）结合，影响基因转录，改变介质相关蛋白的水平，进而对炎症细胞和分子产生影响而发挥抗炎作用，见图 28-2。

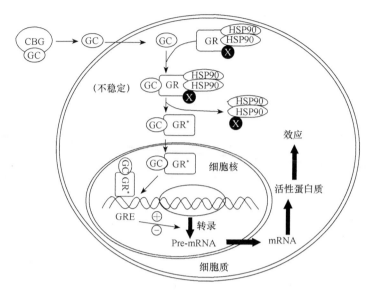

图 28-2　糖皮质激素药物作用于细胞内糖皮质激素受体产生基因效应的示意图

CBG. 皮质类固醇结合球蛋白；GC. 糖皮质激素类；GR. 糖皮质激素受体；GR*. 活化的糖皮质激素受体；
HSP90. 热休克蛋白 90；GRE. 糖皮质激素受体元件

2. 免疫抑制与抗过敏作用　　糖皮质激素对免疫过程的许多环节均有抑制作用，抑制巨噬细胞对抗原的吞噬和处理；在增殖期抑制人体成淋巴细胞的 DNA 和蛋白质合成，干扰淋巴组织在抗原作用下的分裂和增殖，并阻止敏化 T 淋巴细胞诱发的单核细胞和巨噬细胞的募集而抑制皮肤迟发性过敏反应；促使淋巴细胞解体或移行至血管外，从而使循环中淋巴细胞减少；在效应期抑制 IL-1、IL-2、IL-6 等细胞因子生成，减轻效应期的免疫性炎症反应。糖皮质激素小剂量主要抑制细胞免疫，大剂量则能抑制由 B 淋巴细胞转化成浆细胞的过程，使抗体生成减少，干扰体液免疫。此外，糖皮质激素通过抑制免疫反应引起的肥大细胞脱颗粒，对抗组胺、5-羟色胺等过敏介质的释放，发挥抗过敏作用。

作用机制可能涉及：①抑制单核 / 吞噬细胞对抗原的吞噬和处理；②通过抑制淋巴细胞的生物合成、诱导淋巴细胞快速凋亡、使淋巴细胞移行到血管外组织和改变淋巴细胞的分布等方式，使参与免疫过程的淋巴细胞数量减少；③干扰淋巴细胞在抗原作用下的分裂、增殖；④干扰敏感动物的抗体反应；⑤干扰补体参与的免疫反应。

3. 抗休克作用　　大剂量糖皮质激素的抗休克作用是其抗炎、抗免疫和抗内毒素作用的综合结果。其抗休克作用与下列因素有关：①抑制某些炎症因子的产生，减轻炎症反应，改善微循环血流动力学紊乱；②加强心肌收缩力、增加心排出量、扩张痉挛收缩的血管、增加肾血流量；③降低痉挛血管对某些缩血管物质的敏感性，改善微循环；④稳定溶酶体膜，减少心肌抑制因子（myocardial depressant factor，MDF）的形成；⑤提高机体对细菌内毒素的耐受力。

4. 允许作用　　糖皮质激素对有些组织细胞无直接作用，但可以为其他激素发挥作用创造有利条件，称为允许作用（permissive action）。例如，糖皮质激素可增强儿茶酚胺的血管收缩作用和胰高血糖素的血糖升高作用。

5. 其他作用

（1）退热作用　　有迅速而良好的退热作用，可用于严重中毒性感染如肝炎、伤寒、脑膜炎、急性血吸虫病、败血症及晚期癌症的发热。其退热机制可能与其能抑制体温中枢对致热源的反应，稳定溶酶体膜、减少内热源的释放有关，但是在发热诊断未明确前，不可滥用糖皮质激素，以免掩盖症状使诊断困难。

（2）对血液与造血系统的影响　能刺激骨髓造血功能，使红细胞和血红蛋白含量增加，大剂量可使血小板增多、提高纤维蛋白浓度，缩短凝血时间；刺激骨髓使中性粒细胞数量增多，但降低其游走、吞噬、消化及糖酵解等功能，因而减弱对炎症区的浸润与吞噬活动；还可使单核细胞、嗜酸性粒细胞和嗜碱性粒细胞减少；对淋巴组织也有明显影响，可使淋巴组织萎缩，淋巴细胞减少。

（3）对骨骼的影响　糖皮质激素可抑制成骨细胞的活力，减少骨中胶原的合成，促进胶原和骨基质的分解，使骨盐不易沉着，骨质形成发生障碍，长期大剂量应用可引起骨质疏松。

（4）对中枢神经系统的影响　可减少脑内 γ-氨基丁酸浓度，提高中枢兴奋性，出现欣快、激动、失眠等，偶可诱发精神失常和癫痫。大剂量可导致儿童惊厥。

（5）对消化系统的影响　能促进胃酸和胃蛋白酶的分泌，提高食欲，促进消化，但长期大剂量应用可诱发或加重溃疡。

【临床应用】

1. 替代疗法　用于急性、慢性肾上腺皮质功能减退症，垂体功能减退及肾上腺次全切除术后，常需配伍用盐皮质激素。

2. 严重感染或炎症　严重感染、病情危急、组织破坏严重，并伴有中毒或休克症状的急性感染的危重患者应首先考虑应用糖皮质激素类药物。大剂量应用糖皮质激素类药物常可迅速缓解症状，减轻炎症，保护心和脑等重要器官，减少组织损害，从而帮助患者度过危险期。

3. 自身免疫性疾病、过敏性疾病及器官移植　适当应用糖皮质激素能缓解症状，如严重风湿热、风湿性心肌炎、风湿性及类风湿关节炎、全身性红斑狼疮、结节性动脉周围炎、皮肌炎、自身免疫性贫血和肾病综合征等，可抑制免疫作用缓解症状。过敏性疾病如顽固性荨麻疹、花粉症、血管神经性水肿、过敏性皮炎、严重输血输液反应、血清病、过敏性休克和顽固性支气管哮喘等，应首先以抗组胺药、肾上腺素受体激动药治疗，病情严重或无效时可应用糖皮质激素辅助治疗。异体器官移植早期的强烈免疫排斥反应，也可使用糖皮质激素，一般与环孢素免疫抑制药合用。

4. 抗休克　宜及早、短时间大剂量突击使用糖皮质激素，并充分补充血容量。感染中毒性休克时作为首选药，需与足量有效的抗菌药物合用，待微循环改善并脱离休克状态后，先停用糖皮质激素后撤去抗菌药物；对过敏性休克，可与首选药肾上腺素合用；对心源性休克须结合病因治疗；对低血容量性休克，在补液补充电解质或输血后效果不佳者，可合用超大剂量的糖皮质激素。

5. 血液病　用于治疗儿童急性淋巴细胞性白血病、多发性骨髓瘤、再生障碍性贫血、粒细胞减少症、血小板减少症和过敏性紫癜等，能明显缓解症状，但停药后易复发。

6. 皮肤疾病　对一般性皮肤病如接触性皮炎、湿疹、肛门湿疹和银屑病等，可用氢化可的松、泼尼松龙或氟氢松等外用制剂；对天疱疮、剥脱性皮炎等严重病例需全身用药。

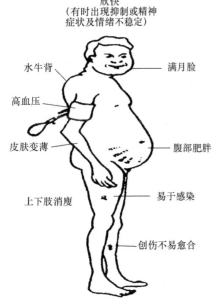

欣快
（有时出现抑制或精神
症状及情绪不稳定）

水牛背　　　　　　　　满月脸

高血压

皮肤变薄　　　　　　　　腹部肥胖

上下肢消瘦　　　　　　　易于感染

创伤不易愈合

图 28-3　糖皮质激素的不良反应

【不良反应】本类药物在生理剂量作为替代治疗时无明显不良反应，其不良反应的发生与剂量、疗程、药物种类、用法及给药途径等有密切关系。糖皮质激素类药物常见的不良反应见图 28-3。

1. 长期大量用药的不良反应

（1）医源性肾上腺皮质功能亢进症　　长期超生理剂量应用糖皮质激素引起物质代谢和水盐代谢紊乱所致，表现为向心性肥胖、满月脸、水牛背、皮肤变薄、痤疮、多毛、骨质疏松、低血钾、肌无力、水肿、高血压、糖尿等。一般无须特殊处理，停药后症状可自行消退，必要时适量应用降压药、降糖药等，并采用低盐、低糖、高蛋白饮食，补入氯化钾、钙盐和维生素 C 等。高血压、动脉硬化、心肾功能不全的患者应慎用糖皮质激素（图 28-3）。

（2）诱发或加重感染　　糖皮质激素长期应用常可诱发感染或使体内潜在病灶扩散，特别是原有疾病使抵抗力降低的患者更易发生，常见金黄色葡萄球菌、真菌、病毒感染和结核病灶扩散，有结核病史者必要时应合用抗结核药。

（3）诱发或加重消化性溃疡　　糖皮质激素刺激胃酸、胃蛋白酶分泌，抑制胃黏液分泌，加强蛋白质分解代谢和抑制蛋白质合成，使胃黏膜失去保护和修复能力，故可能诱发或加重溃疡病，甚至引起出血、穿孔的危险。为防止这一反应可加用抗酸药。

（4）骨质疏松、肌内萎缩、创口愈合迟缓　　与糖皮质激素抑制蛋白质合成、促进蛋白质分解及增加钙磷排泄有关。骨质疏松多见于儿童、老年人和绝经期妇女，严重者可有自发性骨折。尚可抑制儿童生长发育。孕妇应用偶可致畸。

（5）其他　　长期使用可增加心脑血管疾病的风险；引起失眠、欣快、诱发精神失常和癫痫；滥用滴眼液可诱发糖皮质激素性青光眼，也可致白内障、眼色素层发炎及角膜变厚、角膜伤口愈合减慢等。

2. 停药反应

（1）医源性肾上腺皮质功能不全症　　长期大剂量用药可导致皮质激素负反馈性抑制垂体-肾上腺皮质轴，使垂体分泌 ACTH 减少，引起肾上腺皮质萎缩和功能不全。若骤然停药或减药过快，可出现肾上腺皮质功能不全。停药后垂体分泌 ACTH 的功能需经 3～5 个月恢复，停药后患者如遇到感染、创伤、手术等严重应激情况时，可发生肾上腺危象，如恶心、呕吐、乏力、低血压和休克等，需及时抢救，为了防止这种现象的发生，应在停药后数月或更长时间内遇到上述应激情况时及时补给足量激素或停药后给予 ACTH 7d 左右；停药 1 年内如遇感染或手术等应激情况应给予足量糖皮质激素。

（2）反跳现象　　久用糖皮质激素减量过快或骤然停药而使原有疾病复发或加重，出现反跳现象，需重新加大剂量再行治疗，待症状缓解后再缓慢减量、停药。为避免反跳现象，应用激素 1 周以上患者应缓慢减量，乃至停药。

（3）停用综合征　久用糖皮质激素突然停药可出现一些原来没有的症状，如肌痛、关节痛、肌强直、疲乏无力、低热、情绪低落、食欲减退、恶心、呕吐，少数患者可致虚脱，为下丘脑-垂体-肾上腺轴系统暂时性功能紊乱所致。此时应及时恢复使用糖皮质激素；待症状平稳后缓慢减量、停药。

第二节　盐皮质激素类药

盐皮质激素（mineralocorticoid）是由肾上腺皮质球状带细胞分泌的类固醇激素，主要生理作用是维持人体内水和电解质的平衡，促进肾小管重吸收 Na^+，排泄 K^+。它与下丘脑分泌的抗利尿激素相互协调，共同调节体内水、电解质的平衡。

醛固酮是作用最强的一种天然盐皮质激素，平时每日醛固酮的分泌量很少，主要受肾素-血管紧张素系统，以及血 K^+、血 Na^+ 浓度的调节。当失血、失水、水肿、血 K^+ 升高或血 Na^+ 降低时，可通过肾素-血管紧张素系统刺激肾上腺皮质球状带细胞合成和分泌醛固酮，以维持机体电解质的平衡。若盐皮质激素分泌水平过低则会出现水、钠流失和血压降低的症状。临床常与氢化可的松合用作为替代疗法，治疗慢性肾上腺皮质功能减退症。过量或长期应用易引起水钠潴留、高血压、心脏扩大和低钾血症等。

第三节　促肾上腺皮质激素与皮质激素抑制药

一、促肾上腺皮质激素

促肾上腺皮质激素（adrenocorticotropic hormone，ACTH）是腺垂体分泌的一种多肽类激素，是维持机体肾上腺正常形态和功能的重要激素。它能促进肾上腺皮质束状带增生肥大，促进肾上腺皮质分泌（主要促进糖皮质激素分泌），还使氢化可的松合成酶活性增加，从而产生与糖皮质激素相似的功效。ACTH 缺乏，可引起肾上腺皮质萎缩、分泌功能减退。

ACTH 口服后被胃蛋白酶破坏而失效，只能注射给药，血浆 $t_{1/2}$ 为 15min。其主要作用是促进糖皮质激素分泌，但只有在皮质功能完好时才能发挥作用。一般在给药 2h 后皮质才开始分泌氢化可的松。临床用于诊断垂体-肾上腺皮质功能水平及检测长期使用糖皮质激素的停药前后肾上腺皮质功能水平，以防止因停药而发生皮质功能不全。

二、皮质激素抑制药

皮质激素抑制药可代替外科的肾上腺皮质切除术，临床常用的有米托坦、美替拉酮和氨鲁米特。

米托坦（mitotane，又称双氯苯二氯乙烷）：为杀虫剂 DDT 类化合物。它能选择性地使肾上腺皮质束状带及网状带细胞萎缩、坏死，但不影响球状带，因此醛固酮分泌不受影响。用药后血、尿中氢化可的松及其代谢物迅速减少。主要用于不可切除的皮质癌、切除后复发皮质癌及皮质癌术后辅助治疗。有厌食、恶心、腹泻、皮疹、嗜睡、头痛、眩晕、乏力、中枢抑制及运动失调等反应。

美替拉酮（metyrapone，甲吡酮）：能抑制 11β-羟化反应，干扰 11-去氧皮质酮转化为皮质酮及 11-去氧氢化可的松转化为氢化可的松，故其血浆浓度降低，但通过反馈性地促进 ACTH 分泌，可使 11-去氧皮质酮和 11-去氧氢化可的松代偿性增加，故尿中 17-羟类固醇排泄也相应增加。临床上用于治疗肾上腺皮质肿瘤和产生 ACTH 的肿瘤所引起的氢化可的松过多症和皮质癌，还可用于垂体释放 ACTH 功能试验。不良反应较少，可有眩晕、消化道反应等。

氨鲁米特（aminoglutethimide，氨基苯哌啶酮）：能抑制胆固醇转变成 20α-羟胆固醇，而阻断类胆固醇生物合成的第一步反应，从而对氢化可的松和醛固酮的合成产生抑制作用。能有效减少肾上腺皮质肿瘤和 ACTH 过度分泌使氢化可的松增多。它也能与美替拉酮合用，治疗由垂体所致 ACTH 过度分泌诱发的库欣综合征。为了防止肾上腺功能不足，可给予生理剂量的氢化可的松。

【学习小结】

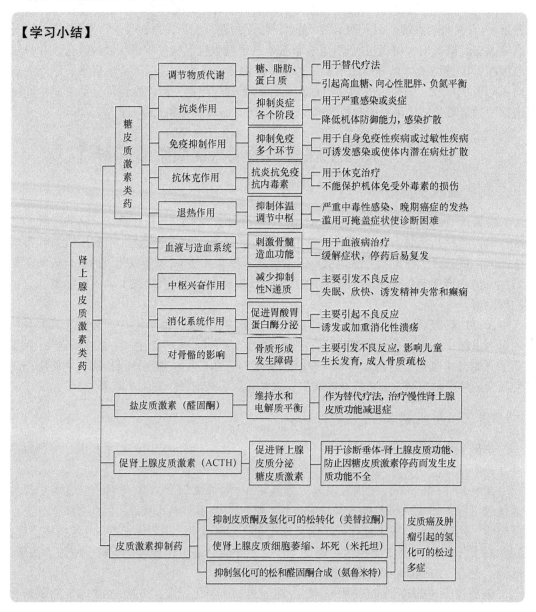

【目标考核】

1. 简述糖皮质激素类药物的药理作用、临床应用。
2. 简述糖皮质激素类药物的不良反应及用药注意事项。

【能力训练】 患者，女，44 岁，10 年前无明显诱因出现乏力，伴有皮肤发黑，食欲减退，被诊断为"原发性肾上腺皮质功能减退症"。之后长期服用醋酸泼尼松，1 个月前患者出现乏力加重，入院查血钠 126.9mmol/L。分别予以醋酸氢化可的松、10% 浓氯化钠注射液进行糖皮质激素替代，以及补钠治疗。

　　分析 原发性肾上腺皮质功能减退症的药物治疗需用激素进行替代，激素替代主要以糖皮质激素为主，糖皮质激素又首选氢化可的松。糖皮质激素替代治疗需要根据身高、体重、性别、年龄、体力劳动强度等确定合适的基础量；在有应激情况与并发症时可适当加量。本案例中患者既往长期使用泼尼松片治疗，由于泼尼松对钠潴留作用微弱，出现低钠血症，改用氢化可的松治疗，并检测血浆皮质醇、血浆促肾上腺皮质激素、血钠、血钾、血浆肾素活性和血压，根据检测结果调整氢化可的松的用量。出院后需要检测血压，定期复查皮质醇、促肾上腺皮质激素、肾素活性、电解质和血糖。

【知识拓展】 近年发现，非基因快速效应是糖皮质激素发挥作用的另一重要机制，主要包括非基因的受体介导效应和生化效应两类，其特点为起效迅速、对转录和蛋白质合成抑制剂不敏感。除了糖皮质激素受体外，尚存在细胞膜糖皮质激素受体，而糖皮质激素的非基因快速效应与细胞膜糖皮质激素受体相关（非基因的受体介导效应）。目前该受体的主要结构已基本清楚，业已成功克隆非基因的生化效应，近来发现糖皮质激素对细胞能量代谢的直接影响，如甲泼尼龙可溶解于生物膜，对线粒体内膜的直接影响将引起离子通透性增加，继而导致氧化磷酸化偶联的解离。此外，糖皮质激素还可以不通过减少细胞内 ATP 的产生而直接抑制阳离子循环。

（张　茹）

第二十九章 甲状腺激素与抗甲状腺药

【学习目标】
1. 掌握硫脲类药物的药理作用和作用机制、临床应用及不良反应。
2. 熟悉甲状腺激素的合成、分泌与调节，以及生理作用、药理作用和临床应用。
3. 了解碘和碘化物的作用、临床应用及不良反应。

甲状腺激素是甲状腺合成和分泌的含碘激素，为机体生长发育，尤其是中枢神经系统生长发育和正常代谢所必需。当甲状腺功能减退时，甲状腺激素生成不足，导致青少年出现呆小病，在成年人可引起黏液水肿；当甲状腺激素过量分泌，引起甲状腺功能亢进症；当甲状腺功能正常时，由于碘缺乏，甲状腺激素合成原料不足，可反馈性引起垂体促甲状腺激素（TSH）的分泌增加，血中 TSH 水平升高，刺激甲状腺增生肥大，引起单纯性甲状腺肿。在甲状腺功能减退时，需补充甲状腺激素；而在甲亢时，需采用抗甲状腺药或手术等进行治疗。

第一节 治疗甲状腺功能低下的药物

甲状腺腺泡上皮细胞分泌的甲状腺激素（thyroid hormone）包括甲状腺素（thyroxine，T_4）和三碘甲状腺原氨酸（triiodothyronine，T_3）。甲状腺激素的合成与释放受垂体前叶分泌的促甲状腺激素（TSH）、下丘脑分泌的促甲状腺激素释放激素（TRH）的调节及血液中 T_3 和 T_4 浓度的反馈性调节。药用甲状腺激素从牛、羊和猪等动物甲状腺中提取，或由人工合成。

【体内过程】口服主要经十二指肠和小肠吸收入血。T_4 和 T_3 生物利用度分别为 50%～70% 和 90%～95%，其中 T_4 吸收率受肠内容物的影响而不恒定。两者血浆蛋白结合率均在 99% 以上，但 T_3 与蛋白质的亲和力低于 T_4，其游离量为 T_4 的 10 倍。T_3 作用快而强，维持时间短，$t_{1/2}$ 为 2d；T_4 作用弱而慢，维持时间长，$t_{1/2}$ 为 5d。两者主要在肝和肾线粒体内脱碘，与葡糖醛酸或硫酸结合后经肾排泄。可通过胎盘和进入乳汁，故妊娠期和哺乳期慎用。

【药理作用】

1. 维持机体生长发育 甲状腺激素是机体骨骼及中枢神经系统生长和发育所必需的。在胚胎或婴幼儿期，因缺乏碘或使用抗甲状腺药可致甲状腺激素生成减少，引起呆小病，患儿智力低下、身材矮小；在成年人，甲状腺功能减退时，出现神情冷漠、记忆力减退等，同时因蛋白质合成减少而组织间液黏蛋白增多并结合大量水分等形成黏液性水肿。

2. 促进代谢 甲状腺激素促进物质氧化代谢，增加机体的耗氧量和产热量。在正常情况下，甲状腺激素主要是促进蛋白质合成，特别是使骨、骨骼肌、肝等蛋白质合成明显增加，促进婴幼儿的生长、发育。当甲状腺激素分泌过多时，蛋白质尤其是骨骼肌的蛋白质大量分解，促进糖的吸收、肝糖原分解及外周组织对糖的利用，加速脂肪分解氧化等，提高基础代谢率。甲状腺功能减退时基础代谢率可降低 15% 左右，出现畏寒、怕冷等症状，而甲亢时基础代谢率可增高 35% 左右，出现怕热、多汗等症状。

3. 增强交感-肾上腺系统的反应性 甲状腺激素可提高机体对儿茶酚胺的敏感性。在甲亢时，患者出现情绪激动、烦躁不安、心率加快、血压升高及失眠等现象。

【作用机制】T_4 和 T_3 与甲状腺受体结合而发挥作用。甲状腺受体（thyroid receptor，TR）是与 DNA 结合的细胞核受体，主要存在于垂体、心、肺、肝、肾、肠及骨骼肌等组织中。血中 T_4 和 T_3 与血浆蛋白解离后，经细胞膜单羧酸转运蛋白（monocarboxylate transporter）8 和 10 等特异性甲状腺激素载体转运进入细胞。T_4 在 Ⅰ 型和 Ⅱ 型脱碘酶的作用下，转化为 T_3，T_3 在 Ⅲ 型脱碘酶作用下变为二碘甲腺原氨酸失活。T_3 进入细胞核，与高亲和力 TR 特异性结合。TR 为配体依赖性受体，与维 A 酸 X 受体（retinoid X receptor，RXR）等核受体形成异二聚体（thyroid hormone response elements，TRE），使靶基因转录激活，促进相关蛋白和酶的生成而发挥生理效应。

【临床应用】主要用于甲状腺功能低下的替代疗法。

1. 呆小病 呆小病是一种先天性甲状腺功能减退症，临床表现为身体矮小、肢体粗短、智力低下等，主要原因是由于甲状腺功能减退始于胎儿或新生儿，引起生长发育迟缓。对婴幼儿患者，应尽早诊治。剂量应从小开始，逐渐增加剂量，有效者应终身治疗，并随时调整剂量。若治疗过晚，则智力仍然低下。为此，应以预防为主，孕妇摄取足量的碘化物可预防婴幼儿呆小病。

2. 黏液性水肿 黏液性水肿是一种成人甲状腺功能减退症，临床表现为皮肤呈非凹陷性水肿，并出现中枢神经兴奋性降低、记忆力减退等症状，主要是由于甲状腺功能不全导致甲状腺激素缺少。给予甲状腺应从小剂量开始，逐渐增至足量，2~3 周后如基础代谢率恢复正常，可逐渐减为维持量。老年人及心血管疾病患者增量宜缓慢，以防过量诱发或加重心脏病变；垂体功能低下者宜先用糖皮质激素，再用甲状腺激素，以防发生急性肾上腺皮质功能不全。黏液性水肿昏迷者必须立即注射大量 T_3，直至清醒后改为口服。如无静脉注射剂，也可用 T_3 片剂研碎后加水鼻饲，同时给予足量氢化可的松。

3. 单纯性甲状腺肿 治疗取决于病因，由于缺碘所致者应补碘，临床无明显原因者可补适量甲状腺激素，以补充内源性激素的不足，并可抑制 TSH 分泌过多，缓解腺体代偿性增生肥大。

4. T_3 抑制试验 正常人垂体-甲状腺轴呈反馈性调节关系，故甲状腺机能正常者服用外源性 T_3 后，血中 T_3 浓度升高，通过负反馈抑制内源 TSH 合成与分泌，使甲状腺摄 ^{131}I 率较服药前明显降低（可被抑制），抑制率>45% 以上；但甲亢者，由于存在病理性甲状腺刺激物，刺激甲状腺引起摄 ^{131}I 增高，甲状腺摄 ^{131}I 不受 T_3 抑制。故对摄碘率高者可作鉴别诊断用。服用 T_3 后摄碘率比用药前对照值下降 50% 以上者为单纯性甲状腺肿，摄碘率下降小于 50% 为甲亢。

【不良反应】过量可引起甲亢的临床表现，甚至有心绞痛、心力衰竭和手震颤发生等。

【用药指导】

1）甲状腺激素的使用应从小剂量开始，逐渐增加剂量，尤其老年人及心血管疾病患者宜缓慢增量，一旦发生不良反应，应立即停药，并采用 β 肾上腺素受体拮抗药对抗。

2）质子泵抑制药、H₂受体拮抗药因抑制胃酸分泌而影响甲状腺激素的吸收；氢氧化铝、碳酸钙、硫糖铝和硫酸亚铁等，可与甲状腺激素结合而减少其吸收；肝药酶诱导剂利福平、巴比妥类和卡马西平等加速甲状腺激素的代谢，合并用药时需提高甲状腺激素的用量。

3）禁用于糖尿病、冠心病、快速性心律失常。

左甲状腺素钠（levothroxine，又称优甲乐，euthyrox）：为人工合成制剂。本药纯度高，起效慢，半衰期长，体内储量大。口服后平均吸收 50%。主要在肝中代谢、大部分由尿中排泄。药理作用与甲状腺激素相似，主要用于先天性甲状腺功能减退症（呆小病）及各种原因引起的甲状腺功能减退症的长期替代治疗，也可用于单纯性甲状腺肿、慢性淋巴性甲状腺炎等。有时可用于甲状腺功能亢进症的辅助治疗，也可用于甲状腺的抑制试验。其不良反应主要为剂量过大所致心绞痛、心律失常、腹泻、呕吐、震颤、头痛、失眠、多汗、体重减轻等。减少用量或停药数日后，上述症状可减轻。

第二节　治疗甲状腺功能亢进的药物

甲状腺功能亢进（hyperthyroidism，简称甲亢）是血液循环中甲状腺激素分泌过多，引起以神经、循环、消化等系统兴奋性增高和代谢亢进为主要表现的一组临床综合征。甲亢治疗的目的是降低血液中甲状腺激素的浓度，恢复机体正常的代谢状态。抗甲状腺药通过抑制甲状腺激素的合成与分泌暂时或长期缓解甲亢症状。目前常用的药物有硫脲类、碘和碘化物、放射性碘和 β-肾上腺素受体阻断药。

一、硫脲类

硫脲类（thioureas）为临床最常用的抗甲状腺药，包括硫氧嘧啶类和咪唑类。硫氧嘧啶类药物有甲硫氧嘧啶（methylthiouracil）和丙硫氧嘧啶（propylthiouracil），因甲硫氧嘧啶的不良反应较为严重，目前临床上已很少应用，应用最广的为丙硫氧嘧啶。咪唑类药物包括甲巯咪唑（thiamazole，又名他巴唑，tapazole）和卡比马唑（carbimazole）。

丙硫氧嘧啶（propylthiouracil）：服后胃肠道迅速吸收，吸收率为 80%，经代谢后广泛分布于全身，以甲状腺中浓度最高。血浆蛋白结合率为 75%。$t_{1/2}$ 为 2.5h。主要经肝代谢，丙硫氧嘧啶及其代谢物大部分以结合型经肾排泄，还能通过胎盘和经乳汁排泄，在乳汁中浓度较高。

【药理作用和作用机制】

1. 抑制甲状腺激素的合成　抑制甲状腺滤泡内过氧化物酶，使进入甲状腺的碘化物不能氧化成活性碘，从而使酪氨酸不能碘化，并阻止碘化酪氨酸缩合成 T_4 和 T_3。

2. 降低血清 T_3 含量　抑制外周组织中 T_4 转化为 T_3，使血清中活性较强的 T_3 含量降低。

3. 具有免疫抑制作用　具有轻度抑制免疫球蛋白生成的作用，使甲状腺中的淋巴细胞减少，血液循环 TSH 受体抗体（TRAb）下降。

【临床应用】

1. 甲亢内科治疗　适用于轻症、不宜手术或放射性碘治疗的患者，如儿童、青少年及手术后复发及年老体弱或兼有心、肝、肾和出血性疾病的中度、重度患者。

2. 甲状腺危象 甲状腺危象是指在感染、外伤、手术和情绪激动等各种诱因作用下，大量甲状腺激素突然释放入血，患者产生高热、虚脱、心力衰竭、水和电解质紊乱等症状，严重者可致死亡。临床治疗除消除诱因、对症治疗外，还需给予大剂量碘剂以抑制甲状腺激素的释放，并使用加倍剂量的硫脲类以阻止甲状腺激素的合成。丙硫氧嘧啶为重症甲亢、甲状腺危象时的首选药。

3. 甲亢术前准备 为减少甲状腺次全切除手术患者在麻醉时和手术后的并发症及甲状腺危象的发生，术前应先服用本品，使甲状腺功能恢复到正常或接近正常。因硫脲类可反馈性增加 TSH 分泌，使腺体代偿性增生、组织变脆且充血，不利于手术，故须在手术前 2 周左右加服大剂量碘剂，使腺体坚实，充血减少。

【不良反应】 荨麻疹、药疹、皮肤瘙痒、剥脱性皮炎等过敏反应。治疗后 2～3 个月发生粒细胞缺乏症。用药过量可致甲状腺功能减退。长期用药，可引起甲状腺肿。

甲硫氧嘧啶（methylthiouracil）：口服吸收迅速，T_{max} 为 2h，$t_{1/2}$ 为 2.5h，大部分经肾排出，并可通过胎盘和乳汁排泄。适用于甲亢的治疗，但不可作为甲状腺危象、妊娠甲亢及青少年甲亢的首选用药，已被丙硫氧嘧啶替代。不良反应包括粒细胞缺乏症、过敏反应、肝损伤、胃肠道反应、恶心、头痛等。因其不良反应较多，且可通过胎盘和乳汁排泄，目前临床已很少应用，尤不适于妊娠和哺乳期妇女应用。

甲巯咪唑（thiamazole）：甲巯咪唑通过抑制甲状腺内过氧化物酶，使甲状腺滤泡内的碘化物不能氧化成活性碘，阻碍碘化酪氨酸的缩合过程，从而抑制甲状腺激素的合成。用于治疗甲亢及甲亢手术前准备，并可作为放射碘治疗的辅助治疗等。作为治疗甲亢的基础用药，其作用强，疗效明显，临床上观察其疗效与丙硫氧嘧啶无明显差别。其 $t_{1/2}$ 较长，代谢慢，治疗甲亢作用维持时间长，不能抑制 T_4 在外周组织中脱碘生成 T_3，使血清中活性较强的 T_3 含量降低，所以不作为 T_3 型甲亢、甲状腺危象的首选用药，一般甲亢患者应用本品可获得较好疗效。

卡比马唑（carbimazole）：卡比马唑为甲巯咪唑的衍生物，须在体内逐渐水解，转化为甲巯咪唑而起作用，故作用缓慢。一般不首选治疗甲亢。在某些患者应用丙硫氧嘧啶、甲巯咪唑后均出现明显的不良反应时，可改用卡比马唑治疗。

二、碘和碘化物

碘（iodine）和碘化物（iodide）是治疗甲状腺病最古老的药物。常用的有碘化钾（potassium iodide）、碘化钠（sodium iodide）和复方碘溶液（liquor iodine compound，又称卢戈液，Lugol's solution）等。

【药理作用和作用机制】

1. 促进甲状腺激素的合成 甲状腺浓集了机体 80% 的总碘量，并以此为原料合成甲状腺激素。小剂量碘可补充碘摄入的不足。

2. 抗甲状腺作用 大剂量碘对甲亢患者和正常人均能产生抗甲状腺作用。大剂量碘剂能抑制甲状腺球蛋白水解酶，阻碍 T_3、T_4 的释放。此外，还能短暂抑制过氧化物酶，阻碍酪氨酸的碘化和碘化酪氨酸的缩合过程，抑制甲状腺激素的合成。

【临床应用】

1. 单纯性甲状腺肿 缺碘地区食盐按（1∶100 000）～（1∶10 000）的比例加入碘化钾或碘化钠，防治由于碘摄入不足所致的单纯性甲状腺肿。对早期患者疗效较好。腺体过大或产生压迫症状者需采用手术治疗。

2. 甲亢手术治疗的术前准备 大剂量碘可抑制 TSH，使腺体缩小变韧、血管减少，利于手术并减少出血。一般手术前两周给予复方碘溶液，并配合服用硫脲类。

3. 甲状腺危象 大剂量碘剂（碘化物加入 10% 葡萄糖静滴或服用复方碘溶液）抑制甲状腺激素释放，抗甲状腺作用迅速，需配合使用硫脲类，并在两周内逐渐停服碘剂。

【不良反应】一般不良反应有口腔及咽喉不适、金属味、呼吸道刺激、流涎等；可发生皮疹、药热、皮炎和血管神经性水肿等过敏反应；长期或过量服用可诱发甲亢，也可诱发甲状腺功能减退和甲状腺肿等；可引起新生儿和婴儿甲状腺功能异常或甲状腺肿，严重者可因压迫气管而致命。

三、放射性碘

放射性碘（radioiodine）临床上常用 ^{131}I，其 $t_{1/2}$ 为 8d，用药后 1 个月放射性即可消除 90%，56d 消除 99%。

【药理作用和作用机制】^{131}I 被甲状腺摄取后，可释放出 β 射线和 γ 射线（其中 β 射线占 99%），β 射线可以使部分甲状腺上皮组织遭到破坏，从而减少甲状腺激素的产生，达到治疗的目的。其在组织内的射程仅为 2mm，因此其辐射作用仅局限在甲状腺局部，且增生组织对辐射作用敏感，而很少涉及周围组织，产生类似部分甲状腺手术切除的作用。

【临床应用】

1. 甲亢 适用于不宜手术或术后复发及硫脲类无效或过敏的甲亢患者。一般用药 1 个月见效，3～4 个月甲状腺功能恢复正常。

2. 甲状腺功能检查 小剂量用于检查甲状腺功能。摄碘率高、摄碘高峰时间前移者为甲亢。

【不良反应】剂量过大易致甲状腺功能减退，故应严格掌握剂量密切观察有无不良反应，一旦发生可补充甲状腺素对抗。由于处于生长发育期的儿童对辐射敏感，卵巢浓集放射性碘而影响遗传，故 20 岁以下患者、妊娠或哺乳期妇女及肾功能不佳者不宜使用。

四、β 受体阻断药

β 受体阻断药（β-adrenoceptor antagonists）临床用于控制甲亢症状、甲状腺危象的辅助治疗或甲状腺手术前的准备用药，以阿替洛尔、美托洛尔常用。该类药主要以其阻断 β 受体的作用控制甲状腺功能亢进者的交感肾上腺系统兴奋症状，如心动过速、心律失常、手指颤抖和情绪激动等；也能适当抑制甲状腺激素分泌及外周组织 T_4 转化为 T_3。β 受体阻断药不干扰硫脲类药物对甲状腺的作用，且作用迅速，对甲亢所致的心率加快、心肌收缩力增强等交感神经活动增强的症状有效。与硫脲类药物合用，疗效迅速而显著。

【学习小结】

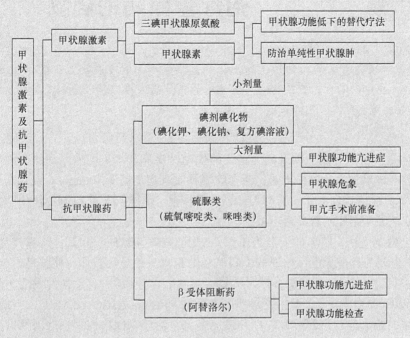

【目标考核】

1. 简述抗甲状腺药物的分类及其代表药。

2. 简述硫脲类药物的作用机制、临床应用及不良反应。

【能力训练】患者，女，47岁。3个月前无明显诱因出现全身乏力、体重增加，1个月内体重增加约5kg，面部水肿，偶有活动后心慌、胸闷。于当地医院就诊查甲状腺功能，结果为：TSH 146.99mIU/L，FT_3 1.01pmol/L，FT_4 1.22pmol/L，诊断为"甲状腺功能减退症"，予以左甲状腺素钠片25μg qd替代治疗。

　　分析　根据2007版《中国甲状腺疾病诊断指南》，甲状腺功能减退症一般需要终身替代治疗，左甲状腺素是主要的替代治疗药物。左甲状腺素的治疗剂量取决于患者病情、年龄、体重及个体差异。根据本案例患者情况，补充左甲状腺素，治疗初期每隔4～6周测定相关激素指标，再根据检查结果调整左甲状腺素的剂量。

（张　茹）

第三十章　治疗糖尿病的药物

【学习目标】

1. 掌握胰岛素的药理作用、作用机制、临床应用和不良反应；掌握格列本脲、罗格列酮、吡格列酮、二甲双胍的药理作用特点、临床应用和主要不良反应。

2. 熟悉瑞格列奈、阿卡波糖等药理作用特点及临床应用。

3. 了解胰岛素的各种制剂。

糖尿病是一组以长期血糖升高为特征的代谢性疾病群。美国糖尿病协会和世界卫生组织审定的新的糖尿病诊断标准是：当空腹静脉血浆葡萄糖≥7.0mmol/L 或葡萄糖负荷后2h 或餐后随机血糖≥11.1mmol/L 时可诊断为糖尿病，其主要发病机制为体内胰岛素的绝对或相对缺乏及靶组织对胰岛素不敏感。

临床上根据病情，将糖尿病分为 1 型、2 型、妊娠期糖尿病和其他特殊类型糖尿病。1 型糖尿病主要为自身免疫性糖尿病，胰岛 β 细胞自身免疫性破坏，使胰岛素绝对缺乏，发病急，多见"三多一少"（即多尿、多饮、多食、体重减轻）、急性并发症（酮症酸中毒），治疗以胰岛素为主；2 型主要是胰岛素抵抗（insulin resistance，IR），β 细胞分泌缺陷，发病缓，临床症状不明显，慢性并发症多见，治疗以饮食控制、运动及口服降糖药为主，无效者或晚期多需胰岛素治疗。

糖尿病如不及时治疗或治疗措施不当，晚期常出现酮症酸中毒和高渗性非酮症酸中毒、感染、大血管病变、微血管病变和神经病变等。

第一节　胰　岛　素

胰岛素（insulin）是由胰岛细胞分泌的一种分子质量为 56kDa 的酸性蛋白质，由 A、B 两条多肽链组成，两链之间由 2 个二硫键共价相连。A 链有 11 种 21 个氨基酸，B 链有15 种 30 个氨基酸，以结晶的形式存在于胰岛 β 细胞内。见图 30-1。

药用胰岛素按其来源可分为：①动物胰岛素，主要从猪和牛的胰腺中提取，两者药效相近，其结构具有种属差异，可成为抗原引起变态反应；②半合成人胰岛素，将猪胰岛素 B 链第 30 位的丙氨酸，置换成苏氨酸，即半合成人胰岛素；③生物合成人胰岛素，是现阶段临床上最常用的胰岛素制剂，是通过 DNA 重组技术获得的高纯度生物合成人胰岛素。由于抗原性弱，较少引起过敏反应。

按照胰岛素作用时间不同可分为：①超短效胰岛素，代表产品有门冬胰岛素和赖脯胰岛素；②短效胰岛素，又名普通胰岛素或正规胰岛素，代表产品有普通或中性胰岛素、生物合成人胰岛素和常规重组人胰岛素等；③中效胰岛素，又名低精蛋白锌胰岛素，代表产品有精蛋白生物合成人胰岛素、精蛋白锌重组人胰岛素和低精蛋白重组人胰岛素及国产的低精蛋白锌胰岛素（NPH）等；④长效胰岛素，又称为精蛋白锌胰岛素，目前应用较少；⑤长效胰岛素类似物，代表产品有地特胰岛素和甘精胰岛素；⑥预混胰岛素及预混胰岛素类似物，是将短效与中效胰岛素或胰岛素类似物按不同比例预先混合的胰岛素制剂，产生作用时间介于短效胰岛素与中效胰岛素之间，代表产品有精蛋白生物合成

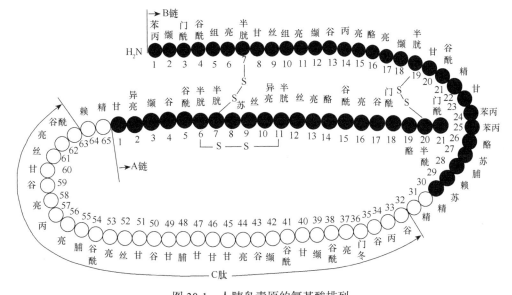

图 30-1 人胰岛素原的氨基酸排列

实心圆为胰岛素分子；空心圆为 C 肽；第 31 位、第 32 位、第 64 位、第 65 位氨基酸为裂解部位，

在胰岛素原转变为胰岛素时分离成游离的氨基酸

人胰岛素、门冬胰岛素 30、门冬胰岛素 50、精蛋白锌重组赖脯胰岛素混合注射液等。

【体内过程】临床常用的胰岛素制剂药代动力学参数见表 30-1。

表 30-1 临床常用的胰岛素制剂药代动力学参数

分类	代表药物	给药途径	起效时间 /h	达峰时间 /h	持续时间 /h
速效	门冬胰岛素	皮下	0.1~0.2	1~2	4~5
	赖脯胰岛素	皮下	0.25	0.5~1	2~4
短效	正规胰岛素	皮下，静脉，泵	0.5~1	2~4	5~7
	中性胰岛素	皮下，静脉，泵	0.5~1	1~3	5~7
中效	低精蛋白锌胰岛素	皮下	1~2	4~12	18~24
长效	精蛋白锌胰岛素	皮下	4~6	14~20	24~36
	甘精胰岛素	皮下	2~4	2~4	20~24
	地特胰岛素	皮下	2~3	6~8	20~24
预混	30R，50R，70/30	皮下	0.5	2~8	24

1. 普通胰岛素制剂 易被消化酶破坏，口服无效，必须注射给药。皮下注射吸收快，尤以前臂外侧和腹壁较为明显。代谢快，$t_{1/2}$ 为 9~10min，持续时间可达数小时。主要在肝、肾灭活，经谷胱甘肽转氨酶还原后，再由蛋白水解酶水解成短肽或氨基酸，也可被肾胰酶直接水解。严重肝肾功能不良者会影响其灭活。

2. 短效胰岛素 为无色透明液体，可采用皮下注射、静脉滴注和胰岛素泵给药。皮下注射后起效时间为 20~30min，作用高峰为 2~4h，持续时间 5~8h。短效胰岛素又称普通胰岛素或者正规胰岛素。按来源可分为：①动物正规胰岛素；②人正规胰岛素。按酸碱分：①酸性胰岛素（pH3.5），酸性胰岛素不能与中效胰岛素、长效胰岛素混合使用；②中性胰岛素（pH7.0），近年已将正规胰岛素制成中性胰岛素（pH7.2~7.4），可以与任何其他胰岛素混合使用。

3. 中效胰岛素 低精蛋白锌胰岛素和长效胰岛素精蛋白锌胰岛素均为乳白色混浊液体，只可皮下注射，不可静脉注射。低精蛋白锌胰岛素起效时间为 1.5～4h，作用高峰 6～10h，持续时间 12～24h。长效胰岛素精蛋白锌胰岛素起效时间 3～4h，作用高峰 14～20h，持续时间 24～36h。

4. 速效人胰岛素类似物 门冬胰岛素和赖脯胰岛素的主要特点：皮下注射后局部吸收更快，起效时间更短，为 10～20min，达峰时间更早，为 40min，作用持续时间延长，为 3～5h。

5. 长效人胰岛素类似物 甘精胰岛素和地特胰岛素的主要特点：注射后可在皮下形成微沉淀，缓慢而持续地吸收，并在 24h 内不断被吸收入血，起到长效的作用，其释放比传统胰岛素制剂如球蛋白锌和中性精蛋白锌胰岛素更贴近正常基础的人胰岛素。地特胰岛素在进入外周血循环后，98% 与白蛋白可逆性结合，在靶器官分布延缓。这些特点使地特胰岛素的作用时间长达 24h，每日只需使用 1 次即可有效降低血糖。地特胰岛素无论是在药代动力学还是在控制血糖的药效学方面，均与甘精胰岛素相似。

【药理作用和作用机制】 胰岛素调节的靶器官、组织主要是肝、骨骼肌，对其他器官组织也有一定作用。作用时间从数秒（如酶磷酸化）到数天（如细胞增殖、分化）不等。

1. 代谢作用

1）糖代谢：胰岛素能通过促进细胞膜对葡萄糖的转运、加速葡萄糖酵解氧化或转化为脂肪和氨基酸、促进糖原合成和储存、抑制肝糖原分解、抑制糖异生等方式减少血糖的来源并增加血糖的利用。

2）脂肪代谢：胰岛素能促进脂肪合成，抑制脂肪分解，并能抑制脂肪酸和氨基酸转变为酮体。

3）蛋白质代谢：胰岛素可增加氨基酸的转运，增加蛋白质合成，抑制蛋白质分解。

2. 促进 K^+ 转运 胰岛素和葡萄糖同用时，可通过激活 Na^+，K^+-ATP 酶，促进 K^+ 内流，提高细胞内 K^+ 浓度。糖原合成时，进入细胞内的 K^+ 增加，可以改善细胞内缺 K^+ 和细胞外高 K^+ 的状态。

3. 促细胞生长作用 由于胰岛素的结构与胰岛素样生长因子（insulin like growth factor-1，IGF-1）相似，可与组织中 IGF-1 受体结合，从而发挥促细胞生长作用。其作用机制可能与促进蛋白质、脂肪及核酸等合成有关。

4. 其他作用 胰岛素能引起交感神经兴奋和骨骼肌血管扩张，可加快心率，加强心肌收缩力并减少肾血流量，在伴有相关疾病使用时应给予关注。

【临床应用】

1. 糖尿病 胰岛素是治疗糖尿病的主要药物，对胰岛素缺乏的各型糖尿病均有效。主要包括以下几种。

1）1 型糖尿病：胰岛素是目前治疗 1 型糖尿病唯一有效的药物，无论有无急性或慢性并发症，需终身使用胰岛素替代治疗。

2）2 型糖尿病：经饮食控制和口服降糖药物无效的 2 型糖尿病患者。对于初发的 2 型糖尿病早期患者，可防止发生 "葡萄糖毒性"，即不可逆性 β 细胞功能改变。

3）出现各种急性或严重并发症的糖尿病患者，如酮症酸中毒、非酮性高血糖高渗性昏迷，或乳酸酸中毒伴有高血糖者。

4）糖尿病合并重症感染、妊娠、分娩、高热、心肌梗死、创伤及接受大型手术治疗等的糖尿病患者。

2. 纠正细胞内缺钾 细胞内缺钾者，胰岛素与葡萄糖同用促使钾内流，使血液中钾离子浓度降低而细胞内钾离子浓度升高，临床称为极化疗法。可用于治疗高钾血症和心肌梗死早期及防治心肌病变时引起的心律失常。

【不良反应】

1. 低血糖反应 最常见，与胰岛素注射过量或未按时进餐或运动过度有关。多见于1型糖尿病患者，会出现饥饿感、出汗、心跳加快、焦虑、震颤等症状，严重者引起昏迷、惊厥及脑损伤，甚至休克、死亡。

2. 过敏反应 因胰岛素制剂的抗原性而产生相应抗体所致，常见于动物胰岛素或非纯化胰岛素使用者。一般反应轻微且短暂，少数人出现瘙痒、荨麻疹和血管神经性水肿等，极少数严重患者可出现过敏性休克。

3. 胰岛素抵抗 胰岛素抵抗是指外周靶组织对内和（或）外源性胰岛素的敏感性和反应性降低，使正常浓度的胰岛素不能发挥相应的效应，需超常量胰岛素才能引起正常量反应的现象。胰岛素抵抗分为两种类型：①急性抵抗，常由并发感染、创伤、手术和情绪激动等应激状态所致，使血中拮抗胰岛素作用的物质增多，妨碍葡萄糖的摄取，从而降低胰岛素的作用；②慢性抵抗，产生的原因较为复杂，可能是体内产生了胰岛素受体的抗体，也可能是胰岛素受体数量的变化，如高胰岛素血症时靶细胞膜上胰岛素受体数目减少，还可能是靶细胞膜上葡萄糖转运系统失常。处理方法是换用高纯度胰岛素或人胰岛素，并适当调整剂量。

4. 脂肪萎缩 注射部位皮下脂肪萎缩或增生，停止注射后可缓慢自然恢复，女性多于男性，应经常更换注射部位以防止其发生。使用高纯度或人胰岛素制剂后可极大减少该症状出现。

【用药指导】 胰岛素应用必须在一般治疗和饮食治疗的基础上进行，由于患者表现的症状差异大，对胰岛素制剂的反应也有较大差异，因此应坚持个体化用药。急需应用胰岛素者，如糖尿病酮症酸中毒、糖尿病昏迷患者、糖尿病伴严重感染或大手术前后等需用短效胰岛素；幼年糖尿病患者可先选用短效胰岛素，剂量确定后可改用中效胰岛素；稳定性糖尿病患者可选用中效或长效胰岛素。从小剂量开始并注意患者对胰岛素的敏感性和治疗反应，及时测定血糖和（或）尿糖。用药后如发现低血糖或注射部位出现红肿、硬结应及时处理。

与口服降糖药、抗凝血药、水杨酸盐、磺胺类药、甲氨蝶呤、氯喹、奎尼丁、奎宁、单胺氧化酶抑制剂、血管紧张素转换酶抑制剂、同化激素及硫胺类药物合用时，应减少胰岛素的剂量。与钙通道阻滞药、可乐定、二氮嗪、生长激素、肝素、H_2受体拮抗剂、大麻、吗啡、尼古丁、口服避孕药、甲状腺激素、噻嗪类等合用时应加大胰岛素的剂量。

第二节 口服降血糖药

口服降血糖药作用慢而弱，只宜用于2型糖尿病治疗，不能完全替代胰岛素。目前常用口服降血糖药包括磺酰脲类、双胍类、α-葡糖苷酶抑制剂、胰岛素增敏剂。

一、磺酰脲类

磺酰脲类主要用于治疗2型糖尿病，临床上常用的有甲苯磺丁脲（tolbutamide，D_{860}，甲糖平）、格列本脲（glibenclamide，优降糖）、格列吡嗪（glipizide，美吡达）、格列齐特（gliclazide，达美康）、格列喹酮（gliquidone）、格列美脲（glimepiride）等，见图30-2。

格列本脲

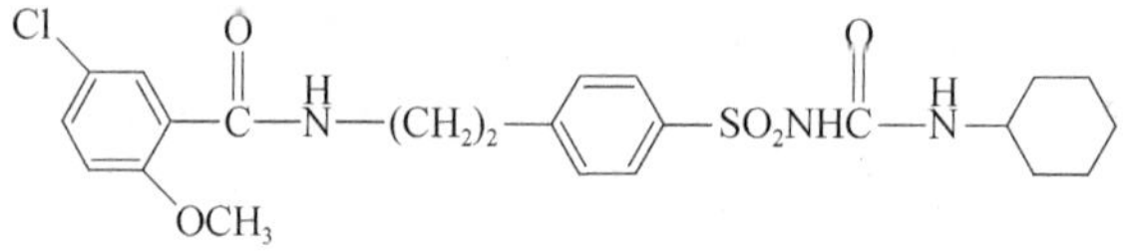

格列吡嗪

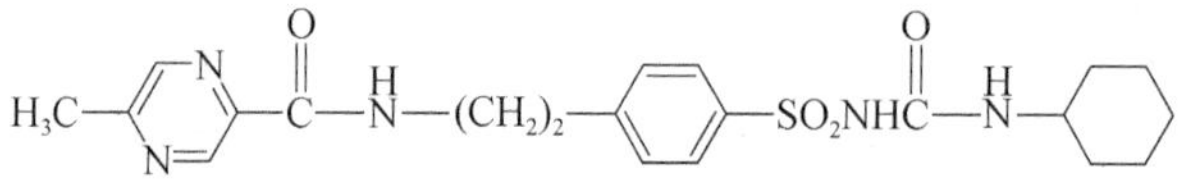

格列齐特

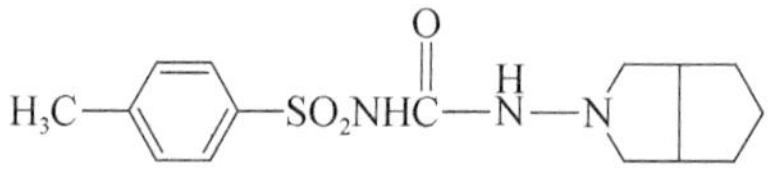

格列美脲

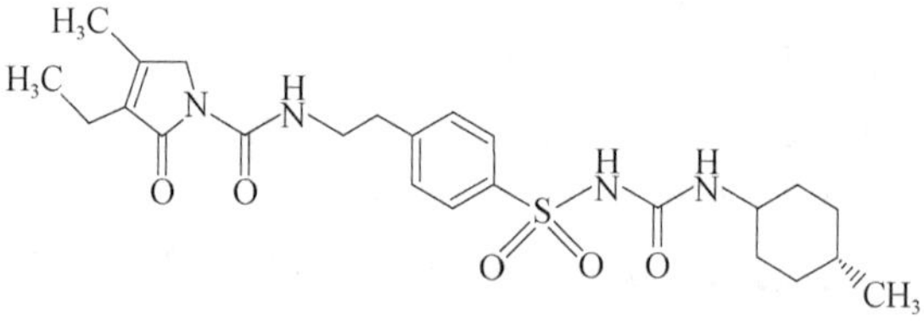

格列喹酮

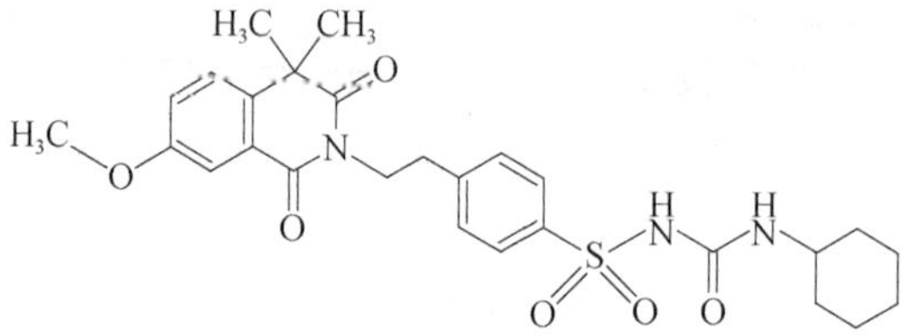

图30-2 磺酰脲类药物结构

【体内过程】口服易吸收，除氯磺丙脲外，大多数药物吸收迅速、完全，与血浆蛋白结合率高，格列美脲血浆蛋白结合率可达99.5%。多数药物经肝代谢，无活性产物经肾排出。常用磺酰脲类药物的药动学参数见表30-2。

表30-2 磺酰脲类药物的药动学参数

药名	半衰期	达峰时间/h	持续时间/h	每日给药次数
甲苯磺丁脲	4～6	4～6	6～12	2～3
氯磺丙脲	25～40	10	40～72	1
格列本脲	10～16	1.5	16～24	1～2
格列吡嗪	2～4	1～3	16～24	1～2
格列齐特	10～12	2～6	20～24	1～2
格列喹酮	1～2	2～3	8～24	1～3
格列美脲	2.7～7.0	2～3	24	1～2

【药理作用和作用机制】对正常人和胰岛功能尚存的糖尿病患者有降血糖作用；对严重的糖尿病患者和完全切除胰腺的糖尿病患者，或胰岛素分泌能力严重衰竭的糖尿病患者无效。该类药物主要通过刺激胰岛 β 细胞释放胰岛素，胰岛 β 细胞膜含有磺酰脲受体及与之相耦联的 ATP 敏感的钾通道和电压依赖性的钙通道。当磺酰脲类药物与其受体结合后，可阻滞与受体耦连的 ATP 敏感性钾通道而阻滞钾外流，是细胞膜去极化，开放电压依赖性钙通道，使细胞内钙浓度增加，进而触发胞吐作用及胰岛素的释放。同时，该类药能通过抑制胰岛素代谢、提高靶细胞对胰岛素敏感性、增强胰岛素受体的数目和亲和力等方式增强胰岛素的作用。此外，该类药物还可以抑制胰高血糖素的分泌。

【临床应用】

1. 糖尿病 用于胰岛功能尚未完全丧失且经饮食控制无效的 2 型糖尿病患者。与胰岛素或双胍类药物合用有协同作用。产生胰岛素抵抗的患者加用本类药物可刺激内源性胰岛素分泌，增强胰岛素的作用。

2. 尿崩症 氯磺丙脲可明显减少尿量。

【不良反应】

1. 低血糖反应 由进餐延迟、剧烈体力活动、药物剂量过大或不合理的联合用药引起，多发生于老年患者和肝肾功能不良者。发生低血糖反应后给患者饮食、饮糖水，严重时需注射葡萄糖解救。

2. 消化道反应 常引起恶心、呕吐、胃痛、食欲减退、腹泻、口中金属味等，一般与剂量有关。大剂量应用 1～2 个月内，可出现肝损害和胆汁淤积性黄疸。

3. 过敏反应 如皮疹、偶有发生剥脱性皮炎者。

4. 其他 中枢神经系统反应，如嗜睡、眩晕、共济失调等；血液系统反应，如粒细胞减少等。

甲苯磺丁脲（tolbutamide，D860，甲糖平）：甲苯磺丁脲属第一代降血糖药，主要选择性作用于胰岛 β 细胞，促进胰岛素的分泌。还能增强外源性胰岛素的降血糖作用，加强胰岛素的受体后作用，而糖耐量的改善可导致血浆胰岛素的浓度降低，其结果是使胰岛素受体数目增加进而导致胰岛素的敏感性增高。因其不良反应较大，现较少使用。

格列本脲（glibenclamide，优降糖）：格列本脲属第二代降血糖药，是在第一代药物的苯环上接一带芳香环的碳酰胺而成，作用是第一代药物的几十至上百倍，而副作用较少发生，应从小剂量开始使用。

格列齐特（gliclazide）：格列齐特属第三代降血糖药，是在磺酰脲的尿素部分加一个二环杂环。口服后吸收迅速，30min 起效，2～6h 达到高峰，持续 24h。$t_{1/2}$ 为 10～12h。10%～20% 自胃肠道排出，60%～70% 从肾排泄。其降低血糖作用为甲苯磺丁脲的 10～20 倍，本药还可降低血小板黏附与聚集，加速纤维蛋白溶解，消除微血栓，对糖尿病微血管病有防治作用。适用于成人型糖尿病患者，或伴有肥胖症、血管病变糖尿病患者。多数患者耐受性好，偶有头晕、恶心、腹痛与皮疹，剂量过大也可致低血糖反应。肾功能不全者禁用。

二、双胍类

双胍类（biguanide）是一类历史悠久的口服降糖药，其化学结构由一个双胍核加侧链所构成。临床常用的药物有二甲双胍（metformin，甲福明）和苯乙双胍（phenformin，苯乙福明）。

【药理作用和作用机制】本类药物的作用机制主要是通过促进组织对葡萄糖的摄取利用，增加糖的无氧酵解，抑制葡萄糖在肠道内的吸收，抑制肝糖原异生，拮抗胰高血糖素等作用而发挥的。双胍类对正常人血糖无影响，能明显降低 2 型糖尿病患者空腹及餐后高血糖，不刺激胰岛素分泌过多而造成高胰岛素血症从而减少胰岛素抵抗的发生，无促进脂肪合成作用。

【临床应用】用于单纯饮食控制不满意的轻症 2 型糖尿病患者，尤其是肥胖者。不但可降低血糖，还可减轻体重。对胰岛素耐受、某些磺酰脲类治疗失败的患者也可奏效。

【不良反应】常见的不良反应有恶心、呕吐、乏力、腹泻、口中有金属味等。本品可减少肠道吸收维生素 B_{12}，使血红蛋白减少，导致巨幼细胞贫血；严重的不良反应有乳酸性酸中毒。

三、葡糖苷酶抑制剂

α-葡糖苷酶主要包括麦芽糖酶、蔗糖酶、异构麦芽糖酶、乳糖酶等酶类，其主要分布在小肠上皮绒毛刷状缘上，对糖的分解代谢具有重要作用。葡糖苷酶抑制剂的降糖机制是在小肠上皮刷状缘竞争抑制各种 α-葡糖苷酶，使淀粉、麦芽糖的逐级水解速度减慢，使葡萄糖减少，并延缓葡萄糖的吸收，使餐后血糖降低，但需要与食物同服才有效。葡糖苷酶抑制剂能有效抑制餐后和空腹血糖、降低糖基化血红蛋白，可作为 2 型糖尿病的一线药物，可单独用于轻症或饮食控制后血糖仍高的糖尿病，也可与其他口服降糖药及胰岛素合用治疗各型糖尿病，尤其适用于老年患者。对应用磺酰脲类或胰岛素疗效不佳者，加用本类药物可明显降低餐后血糖，使血糖波动减小，减少磺酰脲类或胰岛素用量。由于本类药物阻碍碳水化合物在肠道内的分解和吸收，使之滞留时间延长，因此导致细菌酵解产气增加，可出现肠道多气、腹痛、腹泻等不良反应。随着治疗过程中结肠的乳酸杆菌增多及小肠下段葡糖苷酶活性的上调，胃肠道不良反应可减少，也可以采用小剂量开始逐渐加量以减轻肠道的不适。临床常用的药物有阿卡波糖（acarbose）、伏格列波糖（voglibose）、米格列托（miglitol）等，其中阿卡波糖临床应用时间较长。

四、胰岛素增敏剂

2 型糖尿病患者，通常并非体内胰岛素的分泌不足，而是产生了胰岛素抵抗，故改善胰岛素抵抗对治疗具有重要意义。胰岛素增敏剂（insulin action enhancer）可降低机体胰岛素抵抗性，使胰岛素能正常发挥作用。主要为噻唑二烷类衍生物，包括罗格列酮（rosiglitazone）、吡格列酮（pioglitazone）、曲格列酮（troglitazone）、环格列酮（ciglitazone）、恩格列酮（englitazone）等，其中罗格列酮和吡格列酮在临床中使用较多。

本类药物口服吸收良好，起效时间较长，服药后 6～12 周才能达到最大效应。主要经肝代谢，肾功能不全的患者可以使用。

【药理作用和作用机制】本类药物能竞争性激活过氧化物酶增殖体活化受体 γ（peroxisomal proliferator activated receptor γ，PPARγ），调节胰岛素反应性基因的转录，增加外周组织葡萄糖转运体 1 及葡萄糖转运体 4 等的转录和蛋白质合成，能增强骨骼肌、脂肪组织对葡萄糖的摄取并降低它们对胰岛素的抵抗，降低肝糖原的分解，改善胰岛细胞对胰岛素的分泌反应。

1. 改善胰岛素抵抗 可降低骨骼肌、肝和脂肪组织的胰岛素抵抗；与磺酰脲类药物或二甲双胍联合治疗效果更好。

2. 改善胰岛 β 细胞功能 不影响胰岛素的正常分泌，能通过减少细胞凋亡来阻止 B 细胞的衰退，还能增加胰岛的面积、密度及胰岛内胰岛素的含量。此外，还能减轻高胰岛素血症和降低血浆内游离脂肪酸水平，进而减少对胰腺的毒性作用。

3. 改善脂肪代谢紊乱 能显著降低 2 型糖尿病患者体内三酰甘油三酯的水平，提高总胆固醇和高密度脂蛋白-胆固醇的水平。

4. 防止糖尿病血管并发症的发生 能抑制血小板的聚集、防止炎症的发生和内皮细胞的增生，延缓蛋白尿的发生，减轻肾小球的病变。

【临床应用】主要用于治疗其他降血糖药疗效不佳的 2 型糖尿病，尤其是有胰岛素抵抗者。可单独使用，也可与磺酰脲类、二甲双胍或胰岛素联合应用。

【不良反应】不良反应较少，耐受性好，低血糖发生率低。常见不良反应有体液潴留和体重增加、嗜睡、水肿、头痛、肌肉和骨骼痛、胃肠道刺激症状等。

罗格列酮（rosiglitazone）：为环格列酮的体内代谢物，通过增加组织对胰岛素的敏感性，提高细胞对葡萄糖的利用而发挥降血糖作用，可明显降低空腹和餐后血糖及胰岛素和 C-肽水平，被认为是最有效抵抗的 PPARγ 激动剂。其药动学参数不受年龄、种族、吸烟或饮酒的影响。主要用于以胰岛素为主的 2 型糖尿病患者，可与二甲双胍或磺酰脲类药物合用。对已服用最大推荐剂量二甲双胍或磺酰脲类药物，血糖仍控制不佳者，本品不可替代原抗糖尿病药物，需在其原来基础上联合应用。不良反应主要有上呼吸道感染、头痛、钠潴留致轻度或重度水肿及轻度贫血等。心功能不全者、儿童、孕妇及哺乳期妇女、已知对本品过敏者禁用。

五、其他新型降血糖药

随着对糖尿病及其治疗的深入研究和分子生物学的进展，人们不断发现新的抗糖尿病药物作用靶标，并研发了众多新型降血糖药物，为糖尿病的治疗提供更多选择。

瑞格列奈（repaglinide）：为苯甲酸衍生物，是非磺酰脲类口服降糖药，能刺激胰岛素分泌。与磺酰脲不同的是，本品刺激胰岛素分泌的作用有葡萄糖依赖性，即当血糖较高时才刺激胰岛素分泌，当血糖降低时，其作用也减弱，可模仿胰岛素的生理性分泌，有效控制餐后高血糖，被称为"餐时血糖调节剂"，且促胰岛素分泌的作用较磺酰脲类快，降低餐后血糖的作用也较快。需在进餐时服用，不进餐就不服药。口服吸收迅速，15min 起效，30min 血药浓度达峰值。在肝内代谢，$t_{1/2}$ 为 1h。临床主要用于 2 型糖尿病患者。本药较安全，不良反应主要为低血糖反应，但发生率较磺酰脲类低。禁用于有明显肝肾功能损害者，孕妇、哺乳妇女和 12 岁以下儿童。能影响肝 CYP3A4 酶系作用的抑制剂，如酮康唑、伊曲康唑、红霉素、氟康唑及诱导剂利福平、苯妥英钠均不宜与本品同时使用。

依克那肽（exenatide）：是一种人工合成的肽类物质，含有 39 个氨基酸残基，为长效胰高血糖素样肽-1（glucagons-like peptide-1，GLP-1）受体激动剂，依克那肽可结合并激活 GLP-1 受体，用于治疗 2 型糖尿病。通常采用注射给药，$t_{1/2}$ 为 2.4h。依克那肽具有葡萄糖依赖性的促胰岛素分泌作用，可恢复 2 型糖尿病患者的胰岛素第一时相分泌，并可通过抑制胰高血糖素的分泌、减慢胃排空及降低食欲等作用发挥降血糖效应。临床上用于常规口服降糖药无法控制血糖水平的患者。不良反应多为恶心、低血糖、腹泻和呕吐。严重胃肠道疾病及肾功能不全者慎用。

【学习小结】

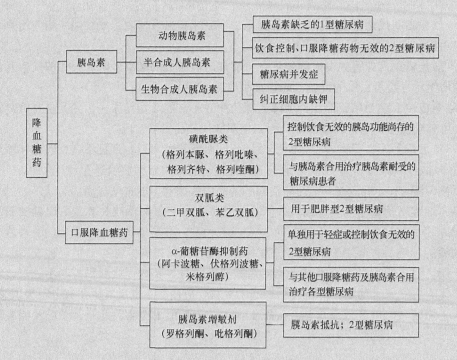

【目标考核】

1. 简述胰岛素的药理作用和临床应用。
2. 简述口服降糖药的分类、作用机制及代表药物。
3. 试述针对糖尿病患者的实际情况，临床上应选用哪种胰岛素制剂？

【能力训练】患者，男，53 岁，8 年前因出现多饮、多尿、乏力，经检查被诊断为"糖尿病"，间断使用过胰岛素，并服用阿卡波糖片治疗 5 年后，患者自行停药，2d 前无明显诱因出现恶心、呕吐 5 次，伴深呼吸，乏力，头晕明显，急测血糖为 25mmol/L，尿常规：酮体＋＋＋，诊断为 2 型糖尿病，糖尿病酮症酸中毒。给予胰岛素、氯化钾注射液、氯化钠注射液治疗。

分析 2 型糖尿病患者虽然不需要胰岛素来维持生命，但在出现急性并发症时，应首先解决患者的糖毒性，给予短效胰岛素治疗。糖尿病酮症酸中毒是糖尿病急性并发症，需迅速缓解症状，因此本案例采用胰岛素静脉滴注对抗糖尿病酮症，并同时以氯化钾注射液和氯化钠注射液补充体液及电解质。

（张　茹）

第三十一章　性激素类与避孕药

【学习目标】
1. 掌握雌激素、孕激素、雄激素的作用及临床应用。
2. 熟悉抗雌激素类药的应用，以及药物避孕的原理及方法。
3. 了解性激素的分泌与调节。

性激素（sex hormone）是性腺分泌的激素，包括雌激素、孕激素和雄激素，属甾体化合物。临床应用的雌激素类药物多为人工合成品及其衍生物。常用的避孕药（contraceptive）大多为雌激素和孕激素的复合制剂。

性激素的产生和分泌受下丘脑和垂体前叶调节，体内性激素的水平又通过正/负反馈影响下丘脑和垂体前叶功能。下丘脑分泌促性激素释放激素（GnRH），使垂体前叶释放促卵泡素（FSH）和黄体生成素（LH）。FSH能刺激卵巢中的卵泡发育，并使之分泌激素，对男性则刺激睾丸中精子的生成。LH对女性促进卵巢黄体的生成，对男性则可促进睾丸间质细胞分泌激素，故又称为间质细胞刺激素。

性激素对垂体前叶的分泌功能具有正反馈和负反馈两方面的调节作用。这取决于机体的性周期。在排卵前血中雌激素水平较高，可直接或通过下丘脑促进腺垂体分泌LH，导致排卵（正反馈）。在月经周期的黄体期，由于血中雌激素、孕激素水平较高，从而减少GnRH的分泌，抑制排卵（负反馈），见图31-1。常用的甾体避孕药就是根据这一负反馈机制而设计的。

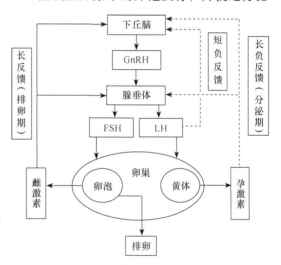

图 31-1　女性激素的分泌与调节

第一节　雌激素和抗雌激素类药

一、雌激素类药

天然雌激素（estrogen）主要包括雌二醇（estradiol，E_2）、雌酮（estrone，E_1）和雌三醇（estriol，E_3）。卵巢分泌的雌激素主要是雌二醇，雌酮、雌三醇为雌二醇的代谢物，雌二醇活性最强。天然雌激素可经胃肠道吸收，但易在肝内被破坏，多采用肌内注射给药。临床常用的雌激素类药物多以雌二醇为母体，人工合成能吸收的高效、长效甾体衍生物。主要有炔雌醇（propargyl estradiol）、炔雌醚（quinestrol），以及非甾体类的己烯雌酚（stilboestrol，diethylstilbestrol），口服有效，维持时间长。

【药理作用和作用机制】雌激素主要通过与靶细胞内雌激素受体结合，形成复合物，然后与核内靶基因中特异性核苷酸序列雌激素反应元件结合，使特定的 mRNA 和蛋白质合成，从而产生生物活性，发挥各种生理及药理学作用。

1. 女性成熟　　促进女性性器官的发育和成熟，维持女性第二性征。

2. 影响子宫内膜　　促进子宫肌层和内膜增殖变厚，雌激素引起的内膜异常增殖可引起子宫出血；对成熟女性，雌激素与孕激素协同作用，使子宫内膜产生周期性变化，形成月经周期。雌激素刺激阴道上皮增生，浅表层细胞角化，并增加子宫平滑肌对缩宫素的敏感性。

3. 排卵　　小剂量雌激素，特别在孕激素配合下，促进腺激素分泌，促进排卵，但大剂量通过负反馈机制能减少其释放，从而抑制排卵。此外，雌激素具有抗雄激素作用。

4. 对乳腺发育和乳汁分泌的影响　　小剂量雌激素能刺激乳腺导管及腺泡的生长发育，大剂量能抑制催乳素对乳腺的刺激作用，减少乳汁分泌。

5. 其他　　能激活肾素-血管紧张素系统，有轻度促进水钠潴留作用，使血压升高；能增加骨骼的钙盐沉积，加速骨垢闭合；大剂量能升高血清三酰甘油三酯和磷脂，降低血清胆固醇和低密度脂蛋白，升高高密度脂蛋白；降低糖耐量。雌激素还可增加凝血因子 II、VII、IX、X 的活性，促进血液凝固。

【临床应用】

1. 绝经期综合征　　更年期妇女由于卵巢功能降低，雌激素分泌不足，垂体促进性腺激素分泌增多，产生内分泌失调现象，而出现面颊红热、恶心、失眠、情绪不安等症状，也称更年期综合征。每个月经周期前适量补充雌激素可抑制垂体促性腺激素分泌，减轻上述症状。对于绝经后的骨质疏松，也可用雌激素替代疗法，预防骨质疏松和骨折发生。局部用药还可缓解因雌激素缺乏引起的老年性阴道炎。

2. 卵巢功能不全　　用于卵巢功能不全引起的子宫、外生殖器及第二性征发育迟缓、闭经等。

3. 功能性子宫出血　　由于体内雌激素水平低、子宫内膜创面修复不良，引起持续少量阴道出血，雌激素能促进子宫内膜增生，修复出血创面而止血。与孕激素合用，调整月经周期。

4. 乳房胀痛及退乳　　停止授乳后乳汁继续分泌而引起乳房胀痛，大剂量雌激素能干扰催乳素对乳腺的刺激作用，使乳汁分泌减少而退乳。

5. 绝经后乳腺癌　　绝经期妇女卵巢停止分泌雌二醇，而肾上腺分泌的雄烯二酮在周围组织可转化为雌酮，后者对乳腺的持续作用，可引起乳腺癌。大剂量雌激素可抑制垂体前叶分泌促性腺激素，而减少雌酮的产生。雌激素能用于缓解绝经期 5 年后的乳腺癌患者的症状，但绝经期 5 年以内的患者禁用，否则可能促进肿瘤的生长。

6. 前列腺癌　　大剂量雌激素抑制垂体促性腺激素的分泌，使睾丸萎缩及雄激素分泌减少，同时拮抗雄激素的作用，用于前列腺癌。

7. 痤疮　　痤疮常由于过多的雄激素使皮脂腺分泌过多，引起堵塞继发感染所致，可利用雌激素抗雄激素作用治疗。

8. 避孕　　与孕激素合用可避孕。

【不良反应】常见厌食、恶心、呕吐及头昏等。减少剂量或从小量开始逐渐增量的方法可减轻症状；注射用药也可减轻症状。长期大剂量应用可使子宫内膜过度增生，引起子宫出血，故患有子宫内膜炎者慎用。雌激素对前列腺癌及绝经期后乳腺癌患者有治疗作用，但禁用于其他肿瘤患者。更年期雌激素替代疗法可明显增加子宫内膜癌的发生率，如同时辅用孕激素可减少其危险性。在妊娠早期不宜使用雌激素，以免引起胎儿发育异常。大剂量激素可引起水、钠潴留导致水肿，故高血压、心衰患者慎用。本药在肝内代谢，故肝功能不良者慎用。

二、抗雌激素类药

本类药物能与雌激素受体结合，抑制或减弱雌激素作用，用于临床的药物有氯米芬及他莫昔芬、雷洛昔芬（raloxifene）等。

氯米芬（clomifene）：为三苯乙烯衍生物，其结构与己烯雌酚相似，可阻断下丘脑的雌激素受体，消除雌二醇的负反馈抑制，促进垂体前叶分泌促性腺激素，诱发排卵。临床用于功能性不孕症、功能性子宫出血、月经不调、晚期乳腺癌及长期应用避孕药后发生的闭经等。长期大剂量应用可引起卵巢肥大，卵巢囊肿者禁用。

他莫昔芬（tamoxifen）：能与乳腺癌细胞的雌激素受体结合，对于某些依赖雌激素才能持续生长的肿瘤细胞具有抑制作用。用于姑息治疗已绝经的晚期乳腺癌患者，一般疗效较好。

第二节　孕激素、抗孕激素类药

一、孕激素类

天然孕激素主要是由黄体分泌的黄体酮（progesterone，孕酮），妊娠3～4个月后，黄体萎缩，随后由胎盘分泌至分娩。黄体酮体内含量低，且口服无效。临床应用多为人工合成品，按化学结构可分为两类。

1. 17α-羟孕酮类　由黄体酮衍生而来，如甲羟孕酮（medroxyprogesterone，安宫黄体酮）、甲地孕酮（megestrol）、氯地孕酮（chlormadinone）和己酸羟孕酮（17α-hydroxyprogesterone caproate）等。

2. 19-去甲睾酮类　由炔孕酮（ethisterone，妊娠素）衍生而来，如炔诺酮（norethisterone）、炔诺孕酮（norgestrel）、醋炔诺酮（norethisterone acetate）、双醋炔诺酮（ethynodiol diacetate）等。这类药除有孕激素作用外，还具有轻微雄激素样作用。

【药理作用和作用机制】

1. 对生殖系统作用　在雌激素作用的基础上，促进子宫内膜由增殖期转化为分泌期，有利于孕卵的着床和胚胎发育。在妊娠期能降低子宫对缩宫素的敏感性，抑制子宫收缩活动，从而起到保胎作用。大剂量能抑制垂体前叶 LH 的分泌，抑制排卵，有避孕作用。能促进乳腺腺泡发育，为哺乳做准备。

2. 对代谢的影响　孕激素与醛固酮结构相似，有竞争性拮抗醛固酮作用，促进 Na^+、Cl^- 排出而利尿。此外，孕激素是肝药酶诱导剂，促进药物代谢；孕激素可促进蛋白质分解，增加尿素氮的排泄。

3. 对体温的影响　　黄体酮通过下丘脑体温调节中枢影响散热过程，使月经周期排卵后基础体温轻度升高，直至月经来潮。

【临床应用】主要用于激素替代治疗和避孕。

1. 功能性子宫出血　　黄体功能不足可引起子宫内膜不规则的成熟与脱落，导致子宫持续性出血。应用雌激素可使子宫内膜同步转为分泌期，在行经期有助于子宫内膜全部脱落，恢复正常月经，与雌激素合用效果更好，停药后 3～5d 发生撤退性出血。

2. 痛经和子宫内膜异位症　　常采用雌激素、孕激素复合避孕药，抑制排卵和抑制子宫痉挛性收缩，故可治疗痛经。采用长周期、大剂量孕激素，使异位的子宫内膜腺体萎缩退化，治疗子宫内膜异位症。

3. 子宫内膜腺癌　　大剂量孕激素可使子宫内膜瘤体萎缩，部分患者病情缓解，症状改善。常用制剂为长效的己酸孕酮和甲地孕酮注射液。

4. 前列腺肥大和前列腺癌　　大剂量孕激素可反馈地抑制垂体前叶分泌 ICSH，减少睾酮分泌，促使前列腺细胞萎缩退化，故有一定治疗作用。

5. 先兆性流产与习惯性流产　　对黄体功能不足所致流产，常在妊娠前三个月使用孕激素保胎。

【不良反应】偶见恶心、呕吐或头晕。有时可致乳房胀痛，长期应用引起子宫内膜萎缩，月经减少。长期使用易发生阴道真菌感染。大剂量黄体酮可引起胎儿生殖器畸形。

二、抗孕激素类

抗孕激素类药物可干扰孕酮的合成和影响孕酮的代谢，包括孕酮受体阻断药，如孕三烯酮（gestrinone）、米非司酮（mifepristone），以及 3β-羟甾脱氢酶（3β-SDH）抑制剂，如曲洛司坦（trilostane）、环氧司坦（epostane）和阿扎斯丁（azastene）。

米非司酮： 炔诺酮的衍生物，与孕激素受体的亲和力高而几乎无孕激素活性，是孕激素受体的阻断剂。米非司酮同时具有抗孕激素和抗皮质激素活性，还具有较弱的雄激素活性。口服有效，生物利用度高，血浆蛋白结合率高，血浆 $t_{1/2}$ 长，因此可延长下一个月经周期，不宜持续给药。由于米非司酮可对抗黄体酮对子宫内膜的作用，具有抗着床作用，单用可作为房事后避孕的有效措施；具有抗早孕作用，可用于终止早期妊娠，能引起子宫出血延长，但一般无须特殊处理。

第三节　雄激素类、抗雄激素类药

一、雄激素类药

天然雄激素睾酮（testosterone，睾丸酮）主要由睾丸间质细胞分泌。临床多用人工合成的睾酮衍生物，如甲睾酮（methyltestosterone，甲基睾酮）、丙酸睾酮（testosterone propionate）、美睾酮（mesterolone，甲二氢睾酮）、氟甲睾酮（fluoxymesterone）及苯乙酸睾酮（testosterone phenylacetate）等。

睾酮不仅有雄性激素活性，还有促进蛋白质合成作用（同化作用）。某些人工合成的睾酮衍生物雄性激素活性明显减弱，其同化作用保留或增强，这些药物被称为同化激素，如苯丙酸诺龙（nandrolone phenylpropionate，durabolin，多乐宝灵）、美雄酮（metandienone，去氢甲睾酮，dianabol，大力补）、斯坦唑醇（stanozolol，司坦唑、康力龙）。

【药理作用和作用机制】睾酮进入精囊、附睾、前列腺、肾、骨骼肌和皮肤等组织的靶细胞内，在 5α-双氢睾酮后发挥生理或药理活性。与其他甾体激素一样，5α-双氢睾酮与细胞内受体结合发挥作用。

1. 生殖系统作用　促进男性器官及副性器官的发育和成熟，促进男性第二性征形成，促进精子的生成及成熟。大剂量反馈抑制垂体前叶分泌促性腺激素，卵巢雌激素分泌减少，并有直接抗雌激素作用。

2. 同化作用　促进蛋白质合成代谢，减少蛋白质分解，造成正氮平衡，因而促进生长发育，使肌肉发达，体重增加。

3. 提高骨髓造血机能　较大剂量的雄激素，可直接刺激骨髓合成亚铁血红素，增加红细胞的生成。此外，睾酮还能刺激肾分泌促红细胞生成素。

【临床应用】

1. 男性雄激素替代疗法　无睾症（两侧睾丸先天或后天缺损）或类无睾症（睾丸机能不足）、男性性功能低下者，可用睾酮及其酯类进行替代治疗。

2. 更年期综合征及功能性子宫出血　通过对抗雌激素作用，使子宫平滑肌和子宫血管收缩，使内膜萎缩而止血，对更年期综合征更为合适。使用丙酸睾酮还可抑制子宫肌瘤的生长。

3. 晚期乳腺癌　通过抗雌激素和抑制垂体促性腺激素分泌，以及对抗催乳素刺激乳腺癌组织的作用，对晚期乳腺癌及卵巢癌有缓解作用。其治疗效果与癌细胞中的雌激素受体含量有关，含量高者疗效较好。

4. 贫血　对于再生障碍性贫血可使骨髓功能得到改善，特别是红细胞生成加速。起效缓慢，一般在用药 2~4 个月才起效，疗程为 5~8 个月。停药后病情复发，再次用药仍然有效。使用丙酸睾酮也可用于其他贫血的治疗。目前，重组红细胞生成素已基本替代了雄激素在治疗贫血方面的临床应用。

5. 其他　由于雄性激素的同化作用，各种消耗性疾病、骨质疏松、肌肉萎缩、生长延缓、长期卧床、损伤、放疗等状况，可用小剂量雄激素治疗，使患者食欲增加，加快体质恢复。雄激素可明显增加体育比赛成绩，特别是对女运动员，应在各种体育比赛中禁止使用。

【不良反应】雄激素过量可引起女性男性化，如痤疮、多毛、声音变粗等。男性患者可发生性欲亢进，也可出现女性化，男性如乳房肿大，这是由于雄激素在性腺外组织转化为雌激素所致；长期用药后的负反馈作用使睾丸萎缩，抑制精子生成。甲基睾酮等 17α 位有烷基的睾酮类药物对肝有一定毒性，如发现黄疸应立即停药。肾炎、肾病综合征、高血压及心力衰竭患者慎用。孕妇及前列腺癌患者禁用。

二、抗雄激素类药

凡能对抗雄激素生理效应的药物均称为抗雄激素药，包括雄激素合成抑制剂、5α-还原酶抑制剂、雄激素受体阻断剂。

环丙孕酮（cyproterone，环甲氯地孕酮，色普龙）：为 17α-羟孕酮类化合物，具有较强的孕激素作用，可反馈抑制下丘脑-垂体系统，使血浆 LH、FSH 水平降低，进而使睾酮分泌水平下降。环丙孕酮又可阻断雄激素受体，阻断内源性雄激素的作用。用于抑制男性严重性功能亢进。在前列腺癌治疗中，当其他药物无效或患者无法耐受时，也可服用环丙孕酮。与雌激素合用治疗女性严重痤疮和特发性多毛症。环丙孕酮2mg与雌炔醇35μg组成复方避孕片，即 Diane-35，不但避孕效果良好，而且使服药妇女的高密度脂蛋白胆固醇水平增加。由于本药抑制性功能和性发育，禁用于未成年青年。因本药影响肝功能、糖代谢、血象和肾上腺皮质功能，用药期间应严密观察。

第四节 避 孕 药

生殖是一个复杂的生理过程，包括精子及卵子的形成、成熟、排放、受精、着床及胚胎发育等多个环节，阻断其中任何一个环节均可达到避孕或终止妊娠的目的。避孕药是指阻碍受孕或防止妊娠的一类药物，现有的避孕药大多为女用药，男用药较少。

一、女用避孕药

女用避孕药主要为甾体类的雌激素和孕激素复方制剂。

【药理作用和作用机制】

1. 抑制排卵 卵巢中卵泡的成熟和排卵，需要卵泡素（FSH）和 LH 的共同作用。外源性雌激素和孕激素通过负反馈作用，抑制下丘脑促性腺激素释放激素（RnRH）的分泌，促使卵泡素 FSH 分泌减少，从而抑制卵泡的成熟和排卵过程。但停药后很快恢复排卵功能。

2. 改变宫颈黏液性质 孕激素可使宫颈的黏液黏稠度增加且量减少，阻止精子进入宫腔，不利于精子存活，从而影响卵子受精。单用低剂量孕激素避孕，主要是此作用机制，但避孕效果较差。

3. 抗着床作用 干扰子宫内膜正常发育，使之不利于孕卵着床。

4. 改变输卵管功能 雌激素有增强输卵管节律性收缩的作用，孕激素则相反。避孕药改变了正常月经周期内的雌激素和孕激素的水平，从而影响了输卵管的正常收缩，使受精卵不能及时地被输送至子宫内着床。

本类药物应用不受月经周期的限制，排卵前、排卵期及排卵后服用，都可影响孕卵着床。

【临床应用】现用避孕药可分为口服剂、注射剂及缓释剂，各制剂的成分见表31-1。

表 31-1 常用避孕制剂的组成成分

制剂名称	成分		使用方法
	孕激素	雌激素	
短效口服避孕药			有抑制排卵、不利孕卵着床作用。于月经周期第 5 日开始，每晚 1 片，连服 22d，待下次月经周期第 5 日在开始下 1 个月的服药
口服避孕片（膜）0 号	炔诺酮 0.3mg，醋酸甲地孕酮 0.5mg	炔雌醇 0.035mg	
复方炔诺酮片（口服避孕药片 1 号）	炔诺酮 0.625mg	炔雌醇 0.035mg	
复方甲地孕酮片（口服避孕药片 2 号）	甲地孕酮 1mg	炔雌醇 0.035mg	
复方炔诺孕酮片	炔诺孕酮 0.3mg	炔雌醇 0.03mg	

续表

制剂名称	成分		使用方法
	孕激素	雌激素	
长效口服避孕药			每月服一次，成功率为98.3%。来月经第5天服1片，最初2次间隔20d，以后每月服1次，每次1片
复方氯地孕酮片（长效避孕片1号）	氯地孕酮12mg	炔雌醚3mg	
复方次甲氯地孕酮片	次甲氯地孕酮12mg	炔雌醚3mg	
长效复方炔诺孕酮片	炔诺孕酮12mg	炔雌醚3mg	
长效注射避孕药			首次于月经第5天肌内注射2支，以后每次月经来潮后10～12d注射1支
复方己酸孕酮注射液（避孕针1号）	己酸孕酮250mg	戊酸雌二醇5mg	
复方甲地孕酮注射液	甲地孕酮25mg	环戊丙酸雌二醇5mg	
探亲避孕药			同居当晚或事后服1片，以后每晚1片，连服14d。同居超过半个月，宜改口服避孕药片1号或2号
炔诺酮片（探亲避孕片）	炔诺酮5mg		
甲地孕酮片（探亲1号）	甲地孕酮2mg		
双炔失碳酯片（53号抗孕片）	双炔失碳酯7.5mg		
埋植剂	将孕激素放在硅橡胶材料制成的胶囊、阴道环、宫内避孕器内，植入皮下，或置入阴道或宫腔内，每日微量释放，可保持1～2年		
多相制剂			
诺酮双相片	开始10d每日1片，含炔诺酮0.5mg和炔雌醇0.035mg，后11d每日1片，含炔诺酮1mg和炔雌醇0.035mg。优点是突破性出血很少发生		
诺酮三相片	开始7d每日1片，含炔诺酮0.5mg，中期7d和最后7d每日1片每片相应含0.75mg和1mg，炔雌醇均含0.035mg，其效果较双相片更佳		
炔诺孕酮三相片	开始6d每日1片，含炔诺孕酮0.05mg和炔雌醇0.03mg，中期5d每日1片每片相应含药0.075mg和0.04mg，后10d每片相应含药0.125mg和0.03mg，因更符合人体内源性激素变化规律，临床效果更好		

【不良反应】少数人可发生类早孕反应，漏服可有突破性出血，久服后部分人可出现经量减少经期偏短，可发生凝血功能亢进，血栓栓塞性疾病危险增加。泌乳减少。

二、男用避孕药

目前，这类避孕药一般均是通过抑制精子的生成，降低精子的数量，达到少精子或无精子而不能受孕的目的。由于男用避孕药用后需要时间恢复生精能力或对性功能有影响，因此较少广泛使用。

1. 棉酚（gossypol）　棉酚是从棉花的根、茎、种子中提取的一种黄色酚类物质。临床应用的制剂有乙酸棉酚、普通棉酚、甲酸棉酚等。棉酚选择性作用于睾丸曲细精管的生精上皮细胞。用药4～5周后大部分曲细精管萎缩，生精上皮细胞几乎消失，管中可见大量脱落细胞和死精子。故棉酚是通过抑制精子生成而达到抗生育作用的。停药后逐渐恢复。起效量每日20mg，服用75d后用维持量40mg，每周一次，连服两个月可达节育标准，有效率90%以上。

不良反应有胃肠刺激症状、心悸、肝功能改变等。少数发生低血钾无力症状。

2. 孕激素-雄激素复合剂 孕激素-雄激素在较大剂量时可反馈性抑制垂体前叶促性腺激素的分泌，从而抑制精子的发生。两者合用，有协同作用，可减少各药剂量，从而减少副作用。雄激素可补充体内的睾酮不足，用以维持正常性功能。

3. 环丙氯地孕酮（cyproterone acetate，1, 2-环次甲基氯地孕酮） 环丙氯地孕酮是一种强效孕激素，为抗雄激素药物，可在雄激素的靶器官竞争性对抗雄激素作用。大剂量时可抑制促性腺激素的分泌，减少睾丸内激素结合蛋白的产生，抑制精子的生成，干扰精子的成熟过程。

【学习小结】

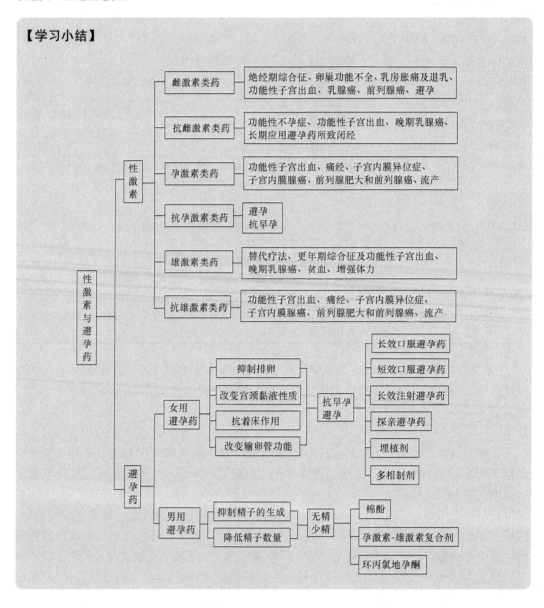

【目标考核】

    1. 性激素包括哪些? 简述其临床应用。

    2. 避孕药的作用途径有哪些? 常用制剂有哪些?

【能力训练】患者，女，55岁，绝经5年，自述无诱因潮热，情绪不稳定易怒，夜间失眠，同时自觉阴道干燥，分泌物少。诊断为绝经期综合征，老年性阴道炎。予以雌激素口服，外用。

    分析 绝经期妇女由于卵巢功能降低，雌激素分泌不足，垂体促进性腺激素分泌增多，产生内分泌失调现象，而出现面颊红热、恶心、失眠、情绪不安等症状，也称更年期综合征。每个月经周期前21～25d适量补充雌激素可抑制垂体促性腺激素的分泌，从而减轻上述症状。局部用药可缓解雌激素缺乏引起的老年性阴道炎。

（张 茹）

第九篇　病原微生物疾病用药

第三十二章 抗菌药物概述

第一节 抗菌药物基本概念

化学治疗（chemotherapy）是指对所有病原体，包括微生物、寄生虫及肿瘤细胞所致疾病的药物治疗。用于治疗病原微生物所致的感染性疾病的药物统称为抗微生物药（antimicrobial drug）。主要包括抗菌药物（antibacterial drug）、抗真菌药（antifungal drug）和抗病毒药（antiviral drug）。在应用各类抗菌药物治疗细菌所致疾病过程中，应注意机体、细菌和药物三者之间在防治疾病中的相互关系，见图32-1。

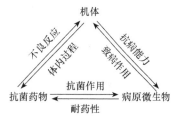

图 32-1 机体-抗菌药物-病原微生物的关系

病原菌是致病的关键因素，但不能决定疾病发展的全过程，因为机体的防御机能、免疫状态等对疾病的发生、发展及转归也具有重要作用。一方面，抗菌药物主要通过抑制或杀灭细菌起作用，帮助机体阻止疾病的发展，促进机体的康复，以达到最终消灭病原菌与使机体痊愈的目的。另一方面，在某种情况下，病原体对药物的敏感性下降，表现出耐药性。在抗菌治疗中，药物可能对机体产生多种不良反应，严重者影响患者健康，危及生命。因此，临床医生不仅应该了解机体细胞与病原体（包括肿瘤细胞）的生化代谢特性，病原体可能导致机体产生的病理生理学变化，还应该熟知抗菌药物的药效学、药动学及毒理学，才能充分发挥药物应有的治疗作用和避免不良反应。

理想的抗菌药物应具备以下几个特点：对人体无毒或毒性很低；对细菌有高度选择性；细菌不易对其产生耐药性；具有较好的药代动力学特点；高效低毒价廉易用。随着细胞生物学与分子生物学的迅速发展，将会有更多高效低毒的新型抗菌药物出现。

常用的抗菌药物常用术语如下。

抗菌药（antibacterial drug）：是指能抑制和杀灭细菌，用于预防和治疗细菌性感染的药物，包括抗生素和人工合成抗菌药物（磺胺类和喹诺酮类等）。

抗生素（antibiotics）：是微生物（包括细菌、真菌、放线菌属）的代谢产物，分子质量较低；能抑制或杀灭其他病原微生物。抗生素分为天然抗生素和人工半成抗生素，前者由微生物产生，后者是对天然抗生素进行结构改造获得的半合成产品。

抗菌谱（antibacterial spectrum）：是指抗菌药物的抗菌范围。广谱抗菌药是指对多种病原微生物有效的抗菌药物，如四环素（tetracycline）、氯霉素（chloromycetin），以及第三、第四代氟喹诺酮类（fluoroquinolone）、广谱青霉素类和广谱头孢菌素。窄谱抗菌药物是指仅对一种细菌或局限于某属细菌有抗菌作用的药物，如异烟肼（isoniazide）仅对结核杆菌有作用，而对其他细菌无效。抗菌药物的抗菌谱是临床选药的基础。

化疗指数（chemotherapeuticindex，CI）：是指衡量化疗药物临床应用价值和安全性评价的重要参数，常用化疗药物的半数动物致死量（LD_{50}）与治疗感染动物的半数有效量（ED_{50}）之比来表示，即LD_{50}/ED_{50}，或者用5%的致死量（LD_5）与95%的有效量（ED_{95}）之比来表示。

化疗指数越大，表明该药物的毒性越小，临床应用价值越高。但应注意，某些青霉素类药物化疗指数很大，几乎对机体无毒性，但可能发生过敏性休克这种严重不良反应。

抗菌活性（antibacterialactivity）：是指抗菌药物抑制或杀灭病原微生物的能力。

广谱抗菌药（wideantibacterial drugs）：对多数细菌甚至包括衣原体、支原体等病原体都有效的药物称为广谱抗菌药。

抑菌药（bacteriostatic drug）：仅能抑制细菌生长和繁殖而不能杀灭细菌的药物称为抑菌药，如四环素类、红霉素类、磺胺类等。

杀菌药（bactericide drug）：是指具有杀灭细菌作用的抗菌药物，如青霉素类、头孢菌素类、氨基糖苷类等。

最低抑菌浓度（minimal inhibitory concentration，MIC）：是衡量抗菌药物抗菌活性大小的指标。在体外试验中，药物能够抑制培养基内细菌生长的最低浓度。

最低杀菌浓度（minimal bactericidal concentration，MBC）：是衡量抗菌药物抗菌活性大小的指标。能够杀灭培养基内细菌或使细菌数减少99.9%的最低药物浓度称为最低杀菌浓度。

抗菌后效应（post antibiotic effect，PAE）：是指将细菌暴露于浓度高于MIC的某种抗菌药后，在除去培养基中的抗菌药，去除抗菌药后的一定时间范围内细菌繁殖不能恢复正常，这种现象称为抗菌后效应。

耐药性（resistance）：分为固有耐药性与获得耐药性两种。固有耐药性是指基于药物作用机制的一种内在耐药性。获得耐药性其耐药基因是后天获得的，一般是指细菌与药物多次接触后，细菌对药物的敏感性下降甚至消失，造成抗菌药对耐药菌感染的疗效降低或无效。

首次接触效应（first expose effect）：是指抗菌药物在初次接触细菌时有强大的抗菌效应，再度接触或连续与细菌接触时抗菌效应不再明显增强，需要间隔相当时间以后，才会再起作用。氨基糖苷类抗生素有明显的首次接触效应。

第二节 抗菌药物的作用机制

抗菌药物的作用机制主要是通过特异性干扰细菌的生化代谢过程，影响其结构和功能，使其失去正常生长繁殖能力，从而在宿主细胞和细菌之间发挥选择性抗菌作用。主要有以下几种方式。

1. 抑制细菌细胞壁的合成 细菌细胞壁位于细胞质膜外，而人体细胞无细胞壁，这也是抑制细菌细胞壁合成的抗菌药物对人体细胞几乎没有毒性的原因。细菌外面有一层坚韧而富有弹性的细胞壁，主要由肽聚糖（peptidoglycan）构成，决定细菌的形状，保护细菌不被菌体内的高渗透压破坏。β-内酰胺类药物能与细菌细胞膜上的青霉素结合蛋白结合，使转肽酶失活，阻止肽聚糖形成，造成细胞壁缺损。这类药物还包括磷霉素、杆菌肽、万古霉素和环丝氨酸等，它们分别作用于细胞壁合成的不同阶段，抑制细菌细胞壁的合成。

2. 改变细胞膜的通透性　　细菌的细胞膜位于细胞壁内侧，紧包着细胞质，具有物质转运、生物合成、分泌和呼吸功能。影响细胞膜生物活性的抗生素包括多烯类抗真菌药两性霉素 B（amphotericin）和多黏菌素 E（polymyxin）类。前者可与真菌细胞膜上的谷甾醇选择性结合，形成"微孔"和"通道"。后者可与细胞膜中磷脂的磷酸基形成复合物，干扰膜的生物学功能。

3. 抑制蛋白质合成　　细菌与哺乳动物的核糖体不同，细菌核糖体为 70S，由 30S 和 50S 亚基组成。某些抗生素对细菌核糖体具有高度选择性，抑制蛋白质合成，产生抑菌或杀菌作用。细菌蛋白质的合成包括起始、肽链延伸及合成终止三个阶段，在胞质内通过核糖体循环完成。抑制蛋白合成的药物分别作用于细菌蛋白质合成的不同阶段：①起始阶段，氨基糖苷类抗生素阻止 30S 亚基和 70S 亚基合成始动复合物；②肽链延伸阶段，四环素类抗生素能与核糖体 30S 亚基结合，阻止氨基酰 tRNA 在 30S 亚基 A 位点的结合，阻碍了肽链的形成，产生抑菌作用，氯霉素和林可霉素抑制肽酰基转移酶，大环内酯类抑制移位酶；③终止阶段，氨基糖苷类抗生素阻止终止因子与 A 位点结合，使合成的肽链不能从核糖体释放出来，致使核糖体循环受阻，合成不正常或无功能的肽链，因而具有杀菌作用。

4. 影响叶酸和核酸代谢　　喹诺酮类（quinolone）药物抑制 DNA 回旋酶，从而抑制细菌的 DNA 复制产生杀菌作用；利福平（rifampicin）与敏感菌的 DNA 依赖性 RNA 多聚酶的 β-亚单位结合，阻碍 mRNA 合成而杀灭细菌。细菌不能利用环境中的叶酸（folic acid），而必须自身合成叶酸供菌体使用。细菌以蝶啶、对氨苯甲酸（PABA）为原料，在二氢蝶酸合酶作用下生成二氢蝶酸，二氢蝶酸和谷氨酸生成二氢叶酸，在二氢叶酸还原酶的作用下形成四氢叶酸，四氢叶酸作为一碳单位载体的辅酶参与嘧啶核苷酸和嘌呤核苷酸的合成。磺胺类和 PABA 结构相似，与 PABA 竞争二氢蝶酸合酶，影响菌体内的叶酸代谢。由于缺乏叶酸，细菌体内核苷酸合成受阻，因此细菌生长不能进行。

第三节　细菌的耐药性

细菌耐药性（bacterial resistance）是细菌产生对抗菌药不敏感的现象，是细菌在自身生存过程中的一种特殊表现形式。

1. 细菌耐药的种类　　耐药性分为固有耐药性（intrinsic resistance，又称天然耐药）与获得耐药性（acquired resistance）两种。固有耐药性是指基于药物作用机制的一种内在耐药性，是由细菌染色体基因决定的，不会改变。获得耐药性是指某种细菌对某种抗菌药不具有固有耐药性，其耐药基因是后天获得的，细菌的获得耐药性可因不再接触抗生素而消失，也可由质粒将耐药基因转移染色体而代代相传，成为固有耐药性。使用抗菌药是形成获得耐药性的重要原因之一，也是抗菌药物临床应用中的一个严重问题。

2. 细菌耐药的机制

（1）产生灭活酶　　细菌产生灭活抗菌药物的酶使抗菌药物失去活性是微生物产生

耐药的重要机制之一。常见的灭活酶有水解酶，如β-内酰胺酶可水解青霉素或头孢菌素。该酶可由染色体或质粒介导，使β-内酰胺环裂解，从而导致该抗生素丧失抗菌作用。另一种是钝化酶，又称合成酶，多数对氨基糖苷类抗生素耐药的革兰氏阴性杆菌能产生质粒介导的钝化酶，可以将乙酰基、腺苷酰基和磷酰基转移酶作用于氨基糖苷类的氨基或羟基上，使氨基糖苷类的结构改变而失去抗菌活性。其他灭活酶还有氯霉素乙酰转移酶灭活氯霉素、产生酯酶灭活大环内酯类抗生素，金黄色葡萄球菌产生核苷转移酶灭活林可霉素。

（2）抗菌药物作用靶位的改变　　多数革兰氏阴性菌的外膜有膜孔蛋白，是一种非特异性的水溶性扩散通道。细菌可通过各种途径使抗菌药物不易进入菌体。①由于改变了细胞内膜上与抗生素结合部位的靶蛋白，降低与抗生素的亲和力，使抗生素不能与其结合，导致抗菌失败，肺炎链球菌对青霉素的高度耐药就是通过此机制产生的；②细菌与抗生素接触之后产生一种新的、原来敏感菌没有的靶蛋白，使抗生素不能与新的靶蛋白结合，产生高度耐药，如耐甲氧西林金黄色葡萄球菌（MRSA）比敏感的金黄色葡萄球菌的青霉素结合蛋白组成多一个青霉素结合蛋白-2a（PBPs-2a）；③靶蛋白数量的增加，药物存在时仍有足够量的靶蛋白可以维持细菌的正常功能和形态，导致细菌继续生长、繁殖，从而对抗菌药物产生耐药，如肠球菌对β-内酰胺类的耐药是既产生β-内酰胺酶又增加青霉素结合蛋白的量，同时降低青霉素结合蛋白与抗生素的亲和力形成多重耐药。

（3）改变细菌外膜的通透性　　很多广谱抗菌药物都对铜绿假单胞菌无效或很弱，主要是抗菌药物不能进入铜绿假单胞菌的菌体内，产生天然耐药。细菌接触抗生素之后，可以通过改变通道蛋白（porin）的性质和数量来降低细菌的膜通透性而产生获得耐药性。正常情况下，细菌外膜的通道蛋白由 OmpF 和 OmpC 组成非特异性跨膜通道，允许抗生素等药物分子进入菌体，当细菌多次接触抗生素后，菌株发生突变，使 OmpF 蛋白的结构基因失活而发生障碍，引起 OmpF 通道蛋白丢失，导致β-内酰胺类、喹诺酮类等药物进入菌体的量减少。铜绿假单胞菌还存在特异的 OprD 蛋白通道，钙通道允许亚胺培南通过而进入菌体，当该蛋白通道丢失时，同样产生特异性耐药。

（4）影响主动外排系统　　某些细菌能将进入菌体的药物泵出体外，这种泵因需能量，故称主动外排系统（active efflux system）。这种主动外排系统的存在及它对抗菌药物具有选择性，使大肠杆菌、金黄色葡萄球菌、表皮葡萄球菌、铜绿假单胞菌、空肠弯曲杆菌对四环素、氟喹诺酮类、大环内酯类、氯霉素、β-内酰胺类产生多重耐药性。细菌的外排系统由蛋白质组成，主要为膜蛋白。细菌的外排系统由三个蛋白质组成，即转运子（efflux transporter）、附加蛋白（accessory protein）和外膜蛋白（outer membrane protein），三者缺一不可，又称三联外排系统（tripartite efflux system）。外膜蛋白类似于通道蛋白，位于外膜（革兰氏阴性菌）或细胞壁（革兰氏阳性菌），是药物泵出细胞的外膜通道。附加蛋白位于转运子与外膜蛋白之间，发挥桥梁作用，转运子位于细胞膜上，产生泵的作用。

（5）细菌生物被膜的形成　　细菌生物被膜（biofilm，BF）是指附着于有生命或无生命物体表面被细菌胞外大分子包裹的有组织的细菌群体。生物被膜中含有细菌分泌的大分子多聚物、吸附的营养物质和代谢产物及细菌裂解产物等。因此，生物被膜中存在各种主要的生物大分子如蛋白质、多糖、DNA、肽聚糖和磷脂等物质。生物被膜细菌对抗生素的抗性可提高 10～1000 倍。细菌生物被膜抗药性主要取决于其多细胞结构：①生物被膜中的胞多糖起屏障作用，限制抗生素分子向细菌细胞运输，多糖蛋白复合物还可与一些药物反应，具有中和药物的活性。②生物被膜中微环境的不同可影响抗生素的活性，如局部酸性代谢产物的积累对许多抗生素活性有拮抗作用，生物被膜结构的不均质性和生物被膜细菌生理上的不均质性使渗入的药物只能杀死一部分细菌，而另一部分细菌则存活下来。③表面生长可诱导细菌表达，诱导产生生物被膜特异性表型。例如，生物被膜中的一部分细菌可进入一种类似芽孢菌的分化状态，其对抗生素有高度抗性。④多菌种生物被膜中各菌种的协同作用。例如，产生 β-内酰胺酶的菌种可保护不产生此酶的菌种免受青霉素的作用。

第四节　抗菌药物的用药原则

一、治疗性应用的基本原则

1. 诊断为细菌性感染者，方有指征应用抗菌药物　根据患者的症状、体征、实验室检查或放射、超声等影像学结果，诊断为细菌、真菌感染者方有指征应用抗菌药物；由结核分枝杆菌、非结核分枝杆菌、支原体、衣原体、螺旋体、立克次体及部分原虫等病原微生物所引起的感染也有指征应用抗菌药物。缺乏细菌及上述病原微生物感染的临床或实验室证据，诊断不能成立者，以及病毒性感染者，均无应用抗菌药物指征。

2. 尽早查明感染病原，根据病原种类及药物敏感试验结果选用抗菌药物　抗菌药物品种的选用，原则上应根据病原菌种类及病原菌对抗菌药物敏感性，即细菌药物敏感试验（以下简称药敏试验）的结果而定。因此有条件的医疗机构，对临床诊断为细菌性感染的患者应在开始抗菌治疗前，及时留取相应合格标本（尤其血液等无菌部位标本）送病原学检测，以尽早明确病原菌和药敏结果，并据此调整抗菌药物治疗方案。

3. 抗菌药物的经验治疗　对于临床诊断为细菌性感染的患者，在未获知细菌培养及药敏结果前，或无法获取培养标本时，可根据患者的感染部位、基础疾病、发病情况、发病场所、既往抗菌药物用药史及其治疗反应等推测可能的病原体，并结合当地细菌耐药性监测数据，先给予抗菌药物经验治疗。待获知病原学检测及药敏结果后，结合先前的治疗反应调整用药方案；对培养结果阴性的患者，应根据经验治疗的效果和患者情况采取进一步诊疗措施。

4. 按照药物的抗菌作用及其体内过程特点选择用药　各种抗菌药物的药效学和人体药动学特点不同，因此各有不同的临床适应证。临床医师应根据各种抗菌药物的药学特点，按临床适应证正确选用抗菌药物。

5. 综合患者病情、病原菌种类及抗菌药物特点制订抗菌治疗方案　根据病原菌、感染部位、感染严重程度和患者的生理、病理情况及抗菌药物药效学和药动学证据制订抗菌治疗方案，包括抗菌药物的选用品种、剂量、给药次数、给药途径、疗程及联合用药等。

二、预防性应用的基本原则

（一）非手术患者抗菌药物的预防性应用

1）用于尚无细菌感染征象但暴露于致病菌感染的高危人群。

2）预防用药适应证和抗菌药物选择应基于循证医学证据。

3）应针对一种或两种最可能细菌的感染进行预防用药，不宜盲目地选用广谱抗菌药或多药联合预防多种细菌多部位感染。

4）应限于针对某一段特定时间内可能发生的感染，而非任何时间可能发生的感染。

5）应积极纠正导致感染风险增加的原发疾病或基础状况。可以治愈或纠正者，预防用药价值较大；原发疾病不能治愈或纠正者，药物预防效果有限，应权衡利弊决定是否预防用药。

6）以下情况原则上不应预防使用抗菌药物：普通感冒、麻疹、水痘等病毒性疾病；昏迷、休克、中毒、心力衰竭、肿瘤、应用肾上腺皮质激素等患者；留置导尿管、留置深静脉导管及建立人工气道（包括气管插管或气管切口）患者。

（二）围术期抗菌药物的预防性应用

围术期抗菌药物的预防性应用，应根据手术切口类别、手术创伤程度、可能的污染细菌种类、手术持续时间、感染发生机会和后果严重程度、抗菌药物预防效果的循证医学证据、对细菌耐药性的影响和经济学评估等因素，综合考虑决定是否用抗菌药物。但抗菌药物的预防性应用并不能代替严格的消毒、灭菌技术和精细的无菌操作，也不能代替术中保温和血糖控制等其他预防措施。

【学习小结】

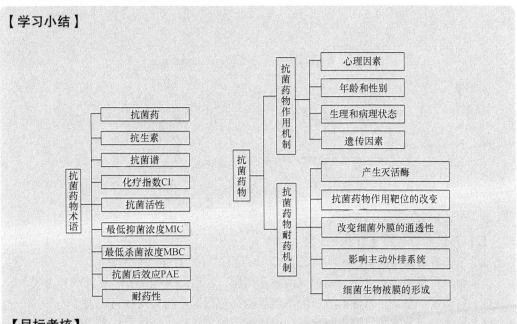

【目标考核】

1. 名词解释：最低抑菌浓度；抗菌活性；抗菌谱；化疗指数。

2. 试述抗菌药物联合应用的指征及注意事项。

（刘　璐　李希娜）

第三十三章 β-内酰胺类抗生素

【学习目标】
1. 掌握青霉素 G 的抗菌作用、临床应用、不良反应；掌握头孢菌素类各代抗菌作用特点、临床应用。
2. 熟悉 β-内酰胺类抗生素的作用机制及耐药机制；熟悉半合成青霉素的作用特点和应用注意事项；熟悉不典型 β-内酰胺类抗生素的抗菌作用特点。
3. 了解 β-内酰胺类抗生素的分类；了解 β-内酰胺酶抑制的药理作用和临床应用。

第一节 概 述

一、分类

β-内酰胺类抗生素是指分子中含有 β-内酰胺环的抗生素，见图 33-1。包括青霉素类、头孢菌素类、非典型 β-内酰胺类和 β-内酰胺酶抑制剂，该类抗生素临床使用时抗菌活性强、抗菌范围广、毒性低、疗效高、适应证广、品种多，是临床最为常用的抗菌药物。

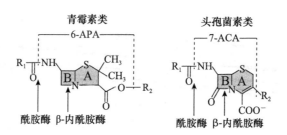

图 33-1　β- 内酰胺类抗生素基本结构

（一）青霉素类

按抗菌谱和耐药性分为以下 5 类。

1）窄谱青霉素类：以注射用青霉素 G 和口服用青霉素 V 为代表。

2）耐酶青霉素类：以注射用甲氧西林和口服、注射用氯唑西林、氟氯西林为代表。

3）广谱青霉素类：以注射、口服用氨苄西林和口服用阿莫西林为代表。

4）抗铜绿假单胞菌广谱青霉素类：以注射用羧苄西林、哌拉西林为代表。

5）抗革兰氏阴性菌青霉素类：以注射用美西林和口服用匹美西林为代表。

（二）头孢菌素类

按抗菌谱、耐药性和肾毒性分为一代、二代、三代、四代。

1）第一代头孢菌素：以注射、口服用头孢拉定和口服用头孢氨苄为代表。

2）第二代头孢菌素：以注射用头孢呋辛和口服用头孢克洛为代表。

3）第三代头孢菌素：以注射用头孢哌酮、头孢噻肟和口服用头孢克肟为代表。

4）第四代头孢菌素：以注射用头孢匹罗为代表。

（三）其他 β-内酰胺类

包括碳青霉烯类、头孢霉素类、氧头孢烯类、单环 β-内酰胺类。

（四）β-内酰胺酶抑制药

包括克拉维酸、舒巴坦和他唑巴坦。

（五）β-内酰胺类抗生素的复方制剂

包括阿莫西林克拉维酸、哌拉西林他唑巴坦、头孢哌酮舒巴坦。

二、抗菌作用机制

β-内酰胺类抗生素的作用机制主要是作用于细菌菌体内的青霉素结合蛋白（penicillin-binding protein，PBP），抑制细菌细胞壁合成，菌体失去渗透屏障而膨胀、裂解，同时借助细菌的自溶酶（autolysins）溶解而产生抗菌作用。

PBP 是存在于细菌细胞膜上的蛋白质，分为两类，一类具有转肽酶和转糖基酶活性，参与细菌细胞壁合成；另一类具有羧肽酶活性，与细菌细胞分裂和维持形态有关。各种细菌细胞膜上的 PBP 数目、相对分子质量、对 β-内酰胺类抗生素的敏感性不同，但分类学上相近的细菌，其 PBP 类型及生理功能则相似。

哺乳动物的细胞没有细胞壁，所以 β-内酰胺类抗生素对人和动物的毒性很小。因 β-内酰胺类抗生素对已合成的细胞壁无影响，故对繁殖期细菌的作用较静止期强。

三、耐药机制

细菌对 β-内酰胺类抗生素产生的耐药机制有以下几种。

1. 产生水解酶　β-内酰胺酶（β-lactamase）是耐 β-内酰胺类抗生素细菌产生的一类能使药物结构中的 β-内酰胺环水解裂开，失去抗菌活性的酶。

2. 与药物结合　β-内酰胺酶可与某些耐酶 β-内酰胺类抗生素迅速结合，使药物停留在细胞膜外间隙中，不能到达作用靶位——PBP 发挥抗菌作用。

3. 改变 PBP　可发生结构改变或合成量增加或产生新的 PBP，使与 β-内酰胺类抗生素的结合减少，失去抗菌作用。

4. 改变菌膜通透性　敏感的革兰氏阴性（G^-）菌的耐药主要是改变跨膜通道孔蛋白（porin）结构。接触抗生素后，突变菌株的基因失活使蛋白质表达减少或消失，导致β-内酰胺类抗生素进入菌内大量减少而耐药。

5. 增强药物外排　在细菌的细胞膜上存在主动外排系统，它是一组跨膜蛋白，由转运子（transporter）、外膜蛋白（outer membrane protein）和附加蛋白（accessory protein）组成。细菌可以通过此组跨膜蛋白主动外排药物，从而形成了低水平的非特异性、多重性耐药。

6. 缺乏自溶酶　当 β-内酰胺类抗生素的杀菌作用下降或仅有抑菌作用时，原因之一是细菌缺少了自溶酶（autolysins）。

第二节　青霉素类抗生素

青霉素类（penicillins）除青霉素 G 为天然青霉素外，其余均为半合成青霉素。本类抗生素均为 6-氨基青霉烷酸（6-APA）的衍生物（图 33-1），分子中的 β-内酰胺环是抗菌活性的必需基团，破坏后抗菌活性即消失。侧链的改变可以影响药物的抗菌谱、耐酸、耐酶等特性。

（一）窄谱青霉素类

青霉素 G（penicillin G，benzylpenicillin，苄青霉素）：青霉素 G 是由青霉菌培养液中分离而得到的一种有机酸，常用其钠盐、钾盐，其干燥粉末在室温保持数年仍有抗菌活性，但溶于水后极不稳定，易被酸、碱、醇、氧化剂、金属离子分解破坏，且不耐热，在室温放置 24h 大部分降解失效，同时生成具有抗原性质的降解产物，故应现用现配。本药剂量用国际单位 U 表示，理论效价为青霉素 G 钠 1670U≈1mg，青霉素 G 钾 1598U≈1mg。其他半合成青霉素均以毫克（mg）为剂量单位。

【体内过程】青霉素 G 口服易被胃酸及消化酶破坏，故不宜口服。通常作肌内注射，吸收迅速且完全。注射后 T_{peak} 为 0.5～1.0h。该药因脂溶性低主要分布于细胞外液。几乎全部以原型迅速经尿排泄，约 10% 经肾小球滤过排出，90% 经肾小管分泌排出，$t_{1/2}$ 为 0.5～1.0h。

青霉素 G 钠盐或者钾盐水溶液为短效制剂，混悬剂普鲁卡因青霉素（procaine benzylpenicillin，双效西林）和油剂苄星青霉素（benzathine benzylpenicillin，长效西林），肌内注射后在注射部位缓慢溶解吸收，但长效剂型血药浓度低，不可用于急性或重症感染，仅用于轻症患者或预防感染。

【药理作用】青霉素 G 抗菌作用很强，在细菌繁殖期低浓度抑菌，较高浓度杀菌。对病原菌有高度抗菌活性：①大多数革兰氏阳性（G^+）球菌，如溶血性链球菌、肺炎球菌等；②G^+杆菌，如白喉棒状杆菌、炭疽杆菌等；③G^-球菌，如脑膜炎奈瑟菌等；④少数 G^- 杆菌，如流感杆菌；⑤螺旋体、放线杆菌，如梅毒螺旋体等。对 G^- 菌作用强，对大多数 G^- 杆菌作用较弱，金黄色葡萄球菌、肺炎球菌、脑膜炎奈瑟菌等对本药易产生耐药性；对繁殖期细菌作用强，对静止期细菌无作用；对真菌、病毒、立克次体等无效；对人类和哺乳动物基本无毒性作用。

【临床应用】本药肌内注射或静脉滴注为治疗敏感所致感染的首选药，如溶血性链球菌引起的蜂窝组织炎、丹毒、猩红热、咽炎、扁桃体炎、心内膜炎等；肺炎球菌引起的大叶性肺炎、脓胸、支气管肺炎等；草绿色链球菌引起的心内膜炎、淋球奈瑟菌所致的生殖道淋病；敏感的金黄色葡萄球菌引起的疖、痈、败血症等；脑膜炎奈瑟菌引起的流行性脑脊髓膜炎；也可用于放线杆菌病、钩端螺旋体病、梅毒、回归热的治疗。还可用于白喉、破伤风、气性坏疽和流产后产气荚膜梭菌所致的败血症的治疗。但因青霉素 G 对细菌产生的外毒素无效，故必须加用抗毒素血清。

【不良反应】

1. 变态反应　青霉素过敏反应较常见，在各种药物中居首位。过敏性休克不及时抢救者，病死率高。因此，一旦发生必须就地抢救，立即给患者肌内注射 0.1% 肾上腺素 0.5～1ml，必要时以 5% 葡萄糖或氯化钠注射液稀释作静脉注射，临床表现无改善者，半小时后重复一次。同时静脉滴注大剂量肾上腺皮质激素，并补充血容量；血压持久不升者给予多巴胺等血管活性药。也可考虑采用抗组胺药以减轻荨麻疹。有呼吸困难者给予氧气吸入或人工呼吸，喉头水肿明显者应及时作气管切开。

2. 赫氏反应　用青霉素治疗梅毒、钩端螺旋体病或其他感染时可有症状加剧现象，称赫氏反应。表现为全身不适、寒战、发热、咽痛、肌痛、心跳加快等症状，为大量病原体被杀灭释放的物质引起的全身反应。

3. 局部刺激　肌内注射青霉素 G 可产生局部疼痛、红肿或硬结。

4. 其他　可发生高钾血症或钾中毒反应。大剂量给予青霉素钠，尤其是对肾功能减退或心功能不全患者，可造成高钠血症。

【用药指导】预防青霉素类发生过敏性休克，主要防治措施：①问过敏史；②避免滥用和局部用药；③避免在饥饿时注射青霉素；④不在没有急救药物（如肾上腺素）和抢救设备的条件下使用；⑤初次使用、用药间隔 3d 以上或换批号者必须做皮肤过敏试验，反应阳性者禁用；⑥注射液需临用现配；⑦患者每次用药后需观察 30min，无反应者方可离去；⑧一旦发生过敏性休克及时采取有效救治措施。

青霉素 V（penicillin V）：为广泛使用的口服青霉素类药，抗菌谱和抗菌活性同青霉素 G。最大的特点为耐酸，口服吸收好。本品主要用于轻度敏感菌感染、恢复期的巩固治疗和防止感染复发的预防用药，不宜用于严重感染。不良反应与青霉素 G 相同，并存在交叉过敏反应。

（二）耐酶青霉素

本类药物通过改变青霉素化学结构的侧链，通过其空间位置障碍作用保护了 β-内酰胺环，使其不易被青霉素酶水解。本类药物的抗菌谱同青霉素 G，但抗菌活性较低，不及青霉素 G。甲氧西林（methicillin）是第一个耐酶青霉素。金黄色葡萄球菌对本药可以显示出特殊耐药，一旦耐药，该菌株将对所有 β-内酰胺类抗生素耐药，称为耐甲氧西林金黄色葡萄球菌（methicillin resistant staphylococcus auresus，MRSA）。本品不耐酸，只能肌内注射或静脉注射给药。临床主要用于耐药菌株感染的治疗。既耐酶又耐酸的有：苯唑西林（oxacillin）、双氯西林（dicloxacillin）与氟氯西林（flucloxacillin）等，但抗菌作用不及青霉素 G。

（三）广谱青霉素

本类药物的共同特点是耐酸、可口服，对 G⁺菌和 G⁻菌都有杀菌作用，疗效与青霉素 G 相当，但因不耐酶而对耐药金黄色葡萄球菌感染无效。

氨苄西林（ampicillin）：耐酸可口服，对 A 组溶血性链球菌、B 组溶血性链球菌、肺炎球菌和青霉素敏感的金黄色葡萄球菌有较强的活性。口服后吸收尚可，但食物可延迟和降低峰浓度。吸收后分布良好，注射给药后在有炎症的脑脊液、胸腹水、关节腔积液和支气管分泌液中均可达有效治疗浓度；对 G⁻菌活性强于青霉素 G。

阿莫西林（amoxicillin）：口服吸收比较完全，血中浓度约为口服同量氨苄西林的 2.5 倍，抗菌谱和抗菌活性与氨苄西林相似，但对肺炎球菌、肠球菌、沙门菌属、幽门螺杆菌的杀菌作用比氨苄西林强，主要用于敏感菌所致的呼吸道、尿路、胆道感染及伤寒治疗。此外，也可用于慢性活动性胃炎和消化性溃疡的治疗。

（四）抗铜绿假单胞菌广谱青霉素类

该类药物皆为广谱抗生素，特别是对铜绿假单胞菌有强大杀菌作用。

羧苄西林（carbenicillin）：抗菌谱与氨苄西林相似，特点是对 G⁻杆菌作用强，尤其是对铜绿假单胞菌作用较强，也可用于大肠埃希菌、变形杆菌引起的感染。不良反应与其他青霉素相似，但出现低血钾症状较其他青霉素常见，在血药浓度过高时偶有出血发生。

哌拉西林（piperacillin）：抗菌谱广，抗菌作用较强，对 G⁻ 杆菌，包括铜绿假单胞菌有很强的抗菌作用。脆弱拟杆菌等多种厌氧菌对本品高度敏感。G⁺菌作用与氨苄西林相似，不耐酶。主要用于治疗铜绿假单胞菌、大肠埃希菌、变形杆菌、流感杆菌、伤寒沙门菌等所致的呼吸道、泌尿道、胆道感染和败血症。不良反应较少，可出现皮疹和皮肤瘙痒等过敏反应的症状，约 3% 患者发生以腹泻为主的胃肠道反应。

（五）抗革兰氏阴性杆菌青霉素类

本类药物有美西林（mecillinam）、替莫西林（temocillin）及匹美西林（pivmecillinam）。本类药对杆菌作用强，但对铜绿假单胞菌无效，对 G⁺菌作用弱。本类药为抑菌药，若与作用于其他 PBP 的抗菌药合用可提高疗效。不良反应主要为胃肠道反应和一般过敏反应。

第三节 头孢菌素类抗生素

头孢菌素类（cephalosporins）是由头孢菌素 C 裂解而获得的 7-氨基头孢烷酸（7-amino-cephalosporanic acid，7-ACA），经改造后制成的一系列半合成抗生素。头孢菌素的活性基团也是 β-内酰胺环，与青霉素类有着相似的理化特性、生物活性、作用机制和临床应用。具有抗菌谱广、抗菌作用强、对 β-内酰胺酶较稳定、过敏反应少、毒性小、与青霉素类仅有部分交叉过敏反应等特点。根据头孢菌素的抗菌谱、抗菌强度、对 β-内酰胺酶的稳定性及对肾毒性可分为 4 代，见表 33-1。

表 33-1 头孢菌素类药物的分类及作用特点

项目	第一代头孢菌素	第二代头孢菌素	第三代头孢菌素	第四代头孢菌素
药品名称	头孢唑啉（cefazolin）	头孢呋辛（cefuroxime）	头孢噻肟（cefotaxime）	头孢吡肟（cefepime）
	头孢羟氨苄（cefadroxil）	头孢孟多（cefamandole）	头孢曲松（ceftriaxone）	头孢匹罗（cefpirome）
	头孢氨苄（cephalexin）	头孢克洛（cefaclor）	头孢甲肟（cefmenoxime）	头孢利定（cefradine）
	头孢噻吩（cephalothin）	头孢尼西（cefonicid）	头孢匹胺（ceftazidime）	
	头孢匹林（cephapirin）	头孢雷特（ceforanide）	头孢唑肟（ceftizoxime）	
	头孢拉定（cephradine）		头孢他啶（ceftazidime）	
	头孢硫脒（cefathiamidine）		头孢哌酮（cefoperazone）	
			头孢克肟（cefixime）	
			头孢地嗪（cefodizime）	

续表

项目	第一代头孢菌素	第二代头孢菌素	第三代头孢菌素	第四代头孢菌素
主要作用特点	① 对 G⁺菌的作用较第二、第三代强，对 G⁻菌的作用较差，对铜绿假单胞菌无效 ② 对青霉素酶稳定，但易被 G⁻菌的 β-内酰胺酶破坏 ③ 对肾有一定毒性	① 对 G⁺菌的作用比第一代差，对 G⁻菌的作用比第一代强，对铜绿假单胞菌无效 ② 对多种 β-内酰胺酶比较稳定 ③ 肾毒性比第一代轻	① 对 G⁺菌的作用不及第一、第二代，对 G⁻菌包括肠杆菌类、铜绿假单胞菌及厌氧菌均有较强的作用 ② 对 β-内酰胺酶有较高稳定性 ③ 基本无肾毒性	① 对 G⁺菌的作用比第一代差，对 G⁻菌包括铜绿假单胞菌均有效 ② 对 β-内酰胺酶有较高稳定性 ③ 对肾几乎无毒性

【体内过程】 多数头孢菌素类药物需要注射给药，头孢氨苄、头孢羟氨苄、头孢克洛和头孢呋辛能耐酸，胃肠吸收好，可以口服。头孢菌素类吸收分布良好，能透入各组织中，且易透过胎盘屏障，在滑囊液、心包积液中可获得高浓度。第三代头孢菌素多分布至前列腺、眼房水和胆汁中，浓度也比较高。部分可透过血脑屏障，在脑脊液中达到有效浓度。多数头孢菌素的血浆半衰期比较短（0.5～2.1h），但头孢曲松的 $t_{1/2}$ 可达 8h，头孢菌素类主要经肾排泄，多为原型肾排泄，尿中浓度较高。

【药理作用】 头孢菌素类为杀菌药，抗菌原理与青霉素类相同。细菌对头孢菌素可产生耐药性，并与青霉素类间有部分交叉耐药。

1）第一代头孢菌素：对 G⁺菌抗菌作用较第二、第三代强，但对 G⁻菌的作用差。可被细菌产生的 β-内酰胺酶所破坏。第一代头孢菌素主要用于治疗敏感菌所致呼吸道和尿路感染、皮肤及软组织感染。

2）第二代头孢菌素：对 G⁺菌作用略逊于第一代，对 G⁻菌有明显作用，对厌氧菌有一定作用，但对铜绿假单胞菌无效。对多种 β-内酰胺酶比较稳定。

3）第三代头孢菌素：对 G⁺菌的作用不及第一、第二代，对 G⁻菌包括肠杆菌类、铜绿假单胞菌及厌氧菌有较强的作用。对 β-内酰胺酶有较高的稳定性。

4）第四代头孢菌素：对 G⁺菌、G⁻菌均有高效，对 β-内酰胺酶高度稳定。

【临床应用】 第一代头孢菌素主要用于治疗敏感菌所致呼吸道和尿路感染、皮肤及软组织感染；第二代头孢菌素可用于治疗敏感菌所致肺炎、胆道感染、菌血症、尿路感染和其他组织器官感染等；第三代头孢菌素可用于危及生命的败血症、脑膜炎、肺炎、骨髓炎及尿路严重感染的治疗，能有效控制严重的铜绿假单胞菌感染；第四代头孢菌素可用于治疗对第三代头孢菌素耐药而对其敏感的产气肠杆菌、阴沟肠杆菌、沙雷菌属等细菌所致感染，也可用于中性粒细胞缺乏伴发热患者的经验治疗。

所有头孢菌素类对甲氧西林耐药葡萄球菌、肠球菌属抗菌作用均差，故不宜选用于治疗上述细菌所致感染。

【不良反应】 头孢菌素类药物毒性较低，不良反应较少。

1）过敏反应：常见的是过敏反应，多为皮疹、荨麻疹等，过敏性休克罕见，但与青霉素类有交叉过敏现象。

2）肾损害：第一代头孢菌素对肾有毒性；第二代头孢菌素较之减轻；第三代头孢菌素对肾基本无毒，第四代头孢菌素则几无肾毒性。

3）二重感染：第三代、第四代头孢菌素偶可见二重感染，头孢哌酮可引起低凝血酶原症或血小板减少而导致出血。

4）其他：口服给药可发生胃肠道反应，静脉给药可发生静脉炎。大剂量使用头孢菌素偶可发生头疼、头晕等中枢神经系统反应。

【用药指导】

1）禁用于对任何一种头孢菌素类抗菌药物有过敏史及有青霉素过敏性休克史的患者。

2）用药前必须详细询问患者既往是否有对头孢菌素类、青霉素类或其他药物的过敏史。有青霉素类、其他 β-内酰胺类及其他药物过敏史的患者，有明确应用指征时应谨慎使用本类药物。在用药过程中一旦发生过敏反应，须立即停药。如发生过敏性休克，须立即就地抢救并予以肾上腺素等相关治疗。

3）本类药物多数主要经肾排泄，中度以上肾功能不全患者应根据肾功能适当调整剂量。中度以上肝功能减退时，头孢哌酮、头孢曲松可能需要调整剂量。

4）氨基糖苷类和第一代头孢菌素注射剂合用可能加重前者的肾毒性，应注意监测肾功能。

5）头孢哌酮可导致低凝血酶原血症或出血，合用维生素 K 可预防出血；本药也可引起双硫仑样反应，用药期间及治疗结束后 72h 内应戒酒或避免摄入含乙醇饮料。

第四节 其他 β-内酰胺类抗生素

本类包括碳青霉烯类、头霉素类、氧头孢烯类、单环 β-内酰胺类。这些药物的突出特点是化学结构中无青霉素类和头孢菌素类的基本母核，但均有 β-内酰胺环这一抗菌活性基团；并且具有抗菌谱广、抗菌活性强、对 β-内酰胺酶稳定、不良反应少等优点。

（一）碳青霉烯类

碳青霉烯类（carbopenems）抗菌药物分为有抗非发酵菌和不具有抗非发酵菌两组，具有抗非发酵菌的碳青霉烯类主要包括亚胺培南 / 西司他丁（imipenem/cilastatin，西司他丁具有抑制亚胺培南在肾内被水解的作用）、美罗培南（meropenem）、帕尼培南 / 倍他米隆（panipenem/betamipron，倍他米隆具有减少帕尼培南在肾内蓄积中毒的作用）、比阿培南（biapenem）和多利培南（doripenem）；不具有抗非发酵菌的碳青霉烯类为厄他培南（ertapenem）。亚胺培南、美罗培南、帕尼培南、比阿培南等对各种革兰氏阳性球菌、革兰氏阴性杆菌（包括铜绿假单胞菌、不动杆菌属）和多数厌氧菌具有强大抗菌活性，对多数 β-内酰胺酶高度稳定，但对甲氧西林耐药葡萄球菌和嗜麦芽窄食单胞菌等抗菌作用差。厄他培南与其他碳青霉烯类抗菌药物有两个重要差异：血半衰期较长，可一天一次给药；对铜绿假单胞菌、不动杆菌属等非发酵菌抗菌作用差。

（二）头霉素类

头霉素类（cephamicins）的代表药有头孢西丁（cefoxitin）、头孢美唑（cephamycin）、头孢米诺（cefminox）等，抗菌谱广，对 G^+ 菌和 G^- 菌均有较强的杀菌作用，与第二代头孢菌素相同，但对脆弱拟杆菌等厌氧菌抗菌作用较头孢菌素类强。由于对 β-内酰胺酶稳定，因此对耐青霉素金黄色葡萄球菌及对头孢菌素的耐药菌有较强活性。该药在组织中分布广泛，用于治疗由需氧和厌氧菌引起的盆腔、腹腔及妇科的混合感染。常见不良反应有皮疹、静脉炎、蛋白尿、嗜酸性粒细胞增多等。禁用于对头霉素类及头孢菌素类抗菌药物有过敏史者。有青霉素类过敏史患者要慎用本类药物。有胃肠道疾病病史的患者，特别是结肠炎患者应慎用本品。使用头孢美唑、头孢米诺期间，应避免饮酒以免发生双硫仑样反应。

（三）氧头孢烯类

氧头孢烯类（oxacephalosporins）的代表药有拉氧头孢（latamoxef）和氟氧头孢（flomoxef），具有抗菌谱广，对革兰氏阴性菌作用强，对 β-内酰胺酶极稳定。有与第三代头孢菌素相似的抗菌谱广和抗菌作用强的特点，但对铜绿假单胞菌活性较弱。脑脊液中浓度高。临床主要适用于敏感菌所致的血流感染、细菌性脑膜炎、下呼吸道感染、腹腔感染、盆腔感染和尿路感染。不良反应以皮疹最为多见，偶见凝血酶原减少或血小板功能障碍而致出血。用药期间合用维生素 K 可预防出血；本药也可引起双硫仑样反应，用药期间及治疗结束后 72h 内应戒酒或避免摄入含乙醇饮料。

（四）单环 β-内酰胺类

单环 β-内酰胺类（monobactams）的代表药物有氨曲南（aztrenam）、卡芦莫南（carumonam），对 G^- 菌有强大的抗菌作用，对 G^+ 菌、厌氧菌作用弱，并具耐酶、低毒等特点。该药分布广，肾、肺、胆囊、骨骼肌、脑脊液、皮肤等组织中浓度较高。该类药物具有肾毒性低、免疫原性弱，以及与青霉素类、头孢菌素类交叉过敏少等特点。临床用于大肠埃希菌、沙门菌属、克雷伯菌和铜绿假单胞菌等所致的下呼吸道、尿路、软组织感染及脑膜炎、败血症的治疗。不良反应少而轻，主要为皮疹、血清转氨酶升高、胃肠道不适等。

（五）β-内酰胺酶抑制药及其复方制剂

β-内酰胺酶抑制药（β-lactamase inhibitor）主要是针对细菌产生的 β-内酰胺酶而发挥作用，目前临床常用的包括克拉维酸（clavulanic acid）、舒巴坦（sulbactam）、三唑巴坦（tazobactam）。它们的共同特点是：本身没有或只有较弱的抗菌活性，通过抑制了 β-内酰胺酶，从而保护了 β-内酰胺类抗生素的活性，与 β-内酰胺类抗生素联合应用或组成复方制剂使用，可增强后者的药效；酶抑制药对不产酶的细菌无增强效果；在与配伍的抗生素联合使用时，两药应有相似的药代动力学特征，有利于更好地发挥协同作用。目前有几种不同的青霉素、头孢菌素与 β-内酰胺酶抑制组成的复方制剂在临床应用。

阿莫西林 / 克拉维酸口服制剂适用于：流感嗜血杆菌和卡他莫拉菌所致的鼻窦炎、中耳炎和下呼吸道感染；大肠埃希菌、克雷伯菌属和肠杆菌属所致的尿路、生殖系统感染；甲氧西林敏感金黄色葡萄球菌、大肠埃希菌和克雷伯菌属所致的皮肤及软组织感染。阿莫西林 / 克拉维酸和氨苄西林 / 舒巴坦注射剂除上述适应证的较重病例外，还可用于上述细菌所致腹腔感染，血流感染和骨、关节感染。

头孢哌酮 / 舒巴坦、哌拉西林 / 他唑巴坦和替卡西林 / 克拉维酸适用于：肠杆菌科细菌、铜绿假单胞菌敏感株和甲氧西林敏感金黄色葡萄球菌所致血流感染、下呼吸道感染、皮肤及软组织感染、尿路感染、腹腔感染、盆腔感染和骨关节感染。

氨苄西林 / 舒巴坦、头孢哌酮 / 舒巴坦尚可用于不动杆菌属所致感染。舒巴坦可与其他药物联合治疗多重耐药不动杆菌属所致感染。

【学习小结】

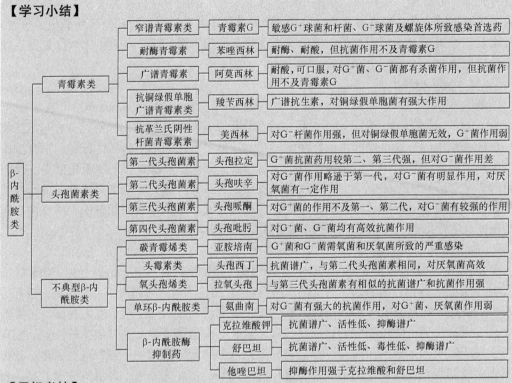

【目标考核】

1. 试比较第一、第二、第三、第四代头孢菌素的抗菌作用及临床应用特点，并各举一例。

2. 试述青霉素的不良反应及防治措施。

【能力训练】 患者，男，53岁，咳嗽、咳痰伴发热7d。

现病史 患者一周前淋雨后，咳嗽、咳痰，痰为黄色，并伴发热，体温最高39.5℃，无明显咽痛，口服阿莫西林3d后，在社区医院静脉滴注头孢呋辛4d症状未见缓解，发热体温在38.0℃以上时，口服布洛芬颗粒治疗，可退热。为进一步诊疗来我院就诊。发病期间患者饮食、睡眠尚可，二便正常，体重未见明显减轻。

诊断 左肺炎

治疗方案 头孢哌酮舒巴坦钠3.0g，一天两次。

请分析患者在用药期间要注意哪些事项？需要监测哪些指标？

分析

1）教育患者在使用头孢哌酮/舒巴坦期间及停药后5d内禁止饮酒及饮用含乙醇的饮料，避免使用藿香正气水等含乙醇的药物。

2）患者可能会出现腹痛、腹泻的情况，如果能够耐受可以继续使用，如果出现腹泻排出斑片状黏膜，腹痛严重或出现发热等症状则需要停用药物。

3）告知患者静脉滴注头孢哌酮/舒巴坦如果疗程长，少数患者可能出现维生素K缺乏，应监测患者的凝血酶原时间，需要时应另外补充维生素K。

（刘　璐　李希娜）

第三十四章 大环内酯类、林可霉素类及多肽类抗生素

【学习目标】

1. 掌握大环内酯类抗生素的共同抗菌作用特点及机制。

2. 熟悉红霉素的抗菌作用、临床应用及不良反应；熟悉林可霉素、克林霉素的体内过程特点及临床应用。

3. 了解新型大环内酯类抗生素的作用特点；了解林可霉素及克林霉素的抗菌作用。

第一节 大环内酯类抗生素

大环内酯类（macrolides）抗生素是具有 14～16 元大环内酯环和抗菌作用的抗生素。红霉素（erythromycin）为第一代大环内酯类抗生素的代表药物，但其抗菌谱窄，对 G^+ 菌、部分 G^- 菌、厌氧菌、支原体、衣原体、军团菌等具有很好的抗菌活性，但不良反应比较多，易产生耐药性。随后第二代半合成大环内酯类抗生素上市，最具代表性的是阿奇霉素（azithromycin）、罗红霉素（roxithromycin）和克拉霉素（clarithromycin），与第一代大环内酯类比较，增强了对 G^- 菌的作用，具有良好的抗生素后效应，口服生物利用度提高、给药剂量减小、不良反应也较少、临床适应证有所扩大。近年来，随着大环内酯类抗生素在感染性疾病中的广泛应用，对该类药物耐药的菌株不断增多，因此近几年又开发了第三代大环内酯类药物，其对第一、第二代大环内酯类抗生素耐药菌有良好的作用，抗菌谱广，代表药物为泰利霉素（telithromycin）和喹红霉素（cethromycin）。

大环内酯类抗生素按化学结构分为以下几类。

1）14 元大环内酯类：包括红霉素、竹桃霉素（oleandomycin）、克拉霉素、罗红霉素、地红霉素（dirithromycin）、泰利霉素（telithromycin，替利霉素）和喹红霉素（cethromycin）等。

2）15 元大环内酯类：包括阿奇霉素（azithromycin）。

3）16 元大环内酯类：包括麦迪霉素（medecamycin）、醋酸麦迪霉素（acetylmedecamycin）、吉他霉素（kitasamycin）、乙酰吉他霉素（acetylkitasamycin）、交沙霉素（josamycin）、螺旋霉素（spiramycin）、乙酰螺旋霉素（acetylspiramycin）、罗他霉素（rokitamycin）等。

一、抗菌作用及机制

大环内酯类抗菌谱比较窄，第一代药物对大多数 G^+ 菌、厌氧球菌和包括奈瑟菌、嗜血杆菌及白喉棒状杆菌在内的部分 G^- 菌有强大的抗菌活性，对嗜肺军团菌、弯曲菌、支原体、衣原体、弓形虫、非结核分枝杆菌等也有良好作用。对产生 β-内酰胺的葡萄球菌和耐甲氧西林金黄色葡萄球菌（MRSA）有一定抗菌活性。第二代大环内酯类扩大了抗菌谱范围（克拉霉素：对幽门螺旋菌有效），对 G^- 菌和某些衣原体作用明显增强。

大环内酯类抗生素主要是抑制细菌蛋白质合成。其机制为不可逆地与细菌核糖体 50S 亚基结合，14 元大环内酯类阻断肽酰基 t-RNA 移位，而 16 元大环内酯类抑制肽酰基的转移反应，选择性抑制细菌蛋白质合成。林可霉素、克林霉素和氯霉素在细菌核糖体 50S 亚基上的结合点与大环内酯类相同或相近，故合用时可能发生拮抗作用，而降低抗菌活性，也易使细菌产生耐药。由于细菌核糖体为 70S，由 50S 和 30S 亚基构成，而哺乳动物核糖体为 80S，由 60S 和 40S 亚基构成，因此，对哺乳动物核糖体几乎无影响。

二、耐药机制

随着大环内酯类抗生素临床应用的增多，细菌对其耐药性日益增加。大环内酯类抗生素之间存在交叉耐药性，即对大环内酯类一个耐药的菌株对此类药物的其他成员也耐药。细菌对大环内酯类抗生素产生耐药的方式主要有以下几种。

1. 产生灭活酶　　包括酯酶（esterase）、磷酸化酶（phosphorylase）、甲基化酶（methylase）、葡萄糖酶（glycosidase）、乙酰转移酶（acetyltransferase）和核苷转移酶（nucleotidyltransferase），使大环内酯类抗生素或水解，或磷酸化，或甲基化，或乙酰化，或核苷化而失活。

2. 靶位的结构改变　　细菌可以针对大环内酯类抗生素产生耐药基因，由此合成一种甲基化酶，使核糖体的药物结合部位甲基化而产生耐药。

3. 摄入减少　　细菌可以使膜成分改变或出现新的成分，导致大环内酯类抗生素进入菌体内的量减少，但药物与核糖体的亲和力不变。

4. 外排增多　　某些细菌可以通过基因编码产生外排泵，可以针对性地泵出大环内酯。

三、常用药物

红霉素（erythromycin）：在中性水溶液中稳定，在酸性（pH＜5）溶液中易分解失活。为避免口服被胃酸破坏，制成肠溶片及酯化合物的盐类等耐酸制剂，如红霉素肠溶片、硬脂酸红霉素（erythromycin stearate）、琥乙红霉素（erythromycin ethylsuccinate）、依托红霉素（erythromycin estolate）（无味红霉素）和可供静脉滴注的乳糖酸红霉素（erythromycin lactobionate）等。

对革兰氏阳性菌具有强大的抗菌作用；对革兰氏阴性菌也有较强作用；对除脆弱拟杆菌和梭杆菌属以外的各种厌氧菌也有相当的抗菌作用；对螺旋体、肺炎支原体及螺杆菌、立克次体、衣原体也有抑制作用。但大部分金黄色葡萄球菌对红霉素可产生耐药性，对肠道阴性杆菌和流感杆菌不敏感。红霉素的毒性比较低，一般不良反应主要为胃肠道反应，长期大剂量应用可引起胆汁郁积性肝炎，停药后可恢复，但酯化后药物如罗红霉素、琥乙红霉素等对肝脏的毒性更大，应短期减量使用。

阿奇霉素（azithromycin）：是 15 元环半合成大环内酯类抗生素，抗菌谱较红霉素广，增加了对 G⁻ 菌的抗菌作用，对某些细菌表现为快速杀菌作用，而其他大环内酯类为抑菌药；口服吸收快、组织分布广、血浆蛋白结合率低，细胞内游离药物浓度较同期血药浓度高 10～100 倍，$t_{1/2}$ 为 35～48h，每日仅需给药一次。该药大部分以原型由粪便排出体外，少部分经尿排泄。不良反应轻，绝大多数患者均能耐受，轻度、中度肝肾功能不良者可以应用。

克拉霉素（clarithromycin）：主要特点是抗菌活性强于红霉素；对酸稳定，口服吸收迅速完全，且不受进食影响；分布广泛且组织中的浓度明显高于血中浓度；不良反应发生率和对细胞色素 P450 影响均较红霉素低。此药首过消除明显，生物利用度仅有 55%。该药不良反应发生率和对 CYP 的影响均较红霉素低。其对需氧 G⁺ 球菌、嗜肺军团菌、肺炎衣原体抗菌活性最强，与其他药物联合可用于幽门螺杆菌感染和艾滋病病毒感染的治疗。

第二节　林可霉素类抗生素

林可霉素类抗生素包括林可霉素（lincomycin，洁霉素，林肯霉素）和克林霉素（clindamycin，氯林可霉素，氯洁霉素）。两药具有相同的抗菌谱和抗菌机制，但由于克林霉素的抗菌作用更强，口服吸收不受食物影响，生物利用度高且毒性较低，因此临床上较常用。

两药的抗菌谱与红霉素类似。最主要特点是对各类厌氧菌，包括脆弱拟杆菌均有良好的抗菌作用；对革兰氏阳性杆菌，包括耐青霉素 G 金黄色葡萄球菌均高度敏感，对人型支原体、沙眼衣原体敏感，对恶性疟原虫和弓形虫也有一定作用，对 G⁻ 杆菌几乎无作用。

作用机制与大环内酯类相同，能不可逆地结合到细菌核糖体 50S 亚基上，抑制细菌蛋白质合成。由于它们在细菌核糖体 50S 亚基上的结合点与红霉素相同或相近，且红霉素与核糖体的亲和力较强，因此应避免林可霉素类与红霉素合用，以免产生拮抗作用。

胃肠道反应常见恶心、呕吐、腹痛和腹泻等，口服给药比注射给药多见。长期用药也可引起二重感染、伪膜性肠炎。偶见皮疹、瘙痒、荨麻疹、多形性红斑、剥脱性皮炎或药物热，也可出现一过性中性粒细胞减少。肝毒性少数患者用药后可出现肝功能异常，如转氨酶升高、黄疸等。

第三节　多肽类抗生素

万古霉素类属于多肽类抗生素，包括万古霉素（vancomycin）、去甲万古霉素（demethylvancomycin）和替考拉宁（teicoplanin）。万古霉素是从链霉菌培养液中分离获得的，化学结构相近，作用相似，仅对革兰氏阳性菌有强大杀菌作用。去甲万古霉素是我国从诺卡菌属培养液中分离获得的，化学性质同万古霉素。替考拉宁是从游动放射菌属培养液中分离获得的，其脂溶性较万古霉素高 50～100 倍。

万古霉素类仅对革兰氏阳性菌，特别是革兰氏阳性球菌有强大的抗菌作用，包括敏感葡萄球菌及 MRSA。其中去甲万古霉素和替考拉宁对大多数金黄色葡萄球菌的作用强于万古霉素，对表皮葡萄球菌的作用与万古霉素相似；去甲万古霉素是抗脆弱拟杆菌作用最强的抗生素。万古霉素类的作用机制是与细胞壁前体肽聚糖结合，阻断肽聚糖的进一步延长和交联，阻断构成细菌细胞壁坚硬结构的高分子肽聚糖合成，造成细菌因细胞壁缺陷而破裂死亡。尤其对正在分裂增殖的细菌呈现快速杀菌作用。

不良反应见于服药剂量过大时，容易出现耳毒性。另外，快速静脉注射万古霉素时，后颈部、上肢及上身出现的皮肤潮红、红斑、荨麻疹、心动过速和低血压等特征症状，称为"红人综合征"。

【学习小结】

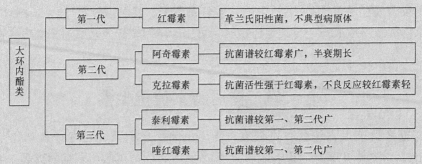

【目标考核】

1. 目前红霉素临床首选应用于哪些感染性疾病？
2. 万古霉素主要不良反应有哪些？

【能力训练】 患者，女，31岁，因咳嗽1月，发热7d入院。

现病史 患者于10d前无明显诱因出现频繁刺激性干咳，每次10余声，院外口服感冒药（具体药物不详）3d，体温最高38.3℃，伴咳嗽、干咳、气促、胸痛，入当地医院输青霉素、头孢曲松、炎琥宁等药物6d，无效，转入我院。

诊断 支原体肺炎。

请分析该患者应选择何种治疗方案？患者在用药期间要注意哪些事项？

分析 患者为支原体肺炎，因此治疗方案应该为阿奇霉素。肺炎支原体肺炎大环内酯类抗生素为首选，如红霉素、罗红霉素和阿奇霉素。对大环内酯类不敏感者则可选用呼吸喹诺酮类，如左氧氟沙星、莫西沙星等，四环素类也可用于肺炎支原体肺炎的治疗，疗程一般2～3周。

提示患者使用阿奇霉素可能出现恶心、呕吐、腹泻、稀便、腹部不适（疼痛或痉挛）、胃肠胀气，有些患者可能出现一过性肝功能异常，用药期间可以监测肝功能。

（刘　璐　李希娜）

第三十五章 氨基糖苷类抗生素

【学习目标】
1. 掌握氨基糖苷类药物主要不良反应及用药指导内容。
2. 熟悉氨基糖苷类药物的药理作用及作用机制。
3. 了解氨基糖类药物的体内过程及临床应用。

第一节 氨基糖苷类抗生素共性

氨基糖苷类抗生素的化学结构中含有氨基醇环和氨基糖分子，并由配糖键连接成苷而得名，主要包括两大类：一类为天然来源，如链霉素（streptomycin）、卡那霉素（kanamycin）、妥布霉素（tobramycin）、大观霉素（spectinomycin）、庆大霉素（gentamicin）等；另一类为半合成品，如奈替米星（netilmicin）、阿米卡星（amikacin）、依替米星（etimicin）等。

【药理作用和作用机制】氨基糖苷类抗生素对于细菌的作用主要是抑制细菌蛋白质的合成，此类药物可影响细菌蛋白质合成的全过程，还能破坏细菌胞质膜的完整性。氨基糖苷类抗生素为快速杀菌剂，对静止期细菌有较强作用，其杀菌速度和杀菌持续时间与浓度呈正相关，且具有较长的抗菌后效应，在碱性环境中抗菌活性增强。体外抗菌作用研究表明，氨基糖苷类抗菌谱广，对多种病原菌有较好的抗菌作用，对各种需氧 G^- 杆菌包括大肠埃希菌、铜绿假单胞菌、变形杆菌、克雷伯菌属、肠杆菌属、志贺菌属和枸橼酸杆菌属具有强大的抗菌活性；对沙雷菌属、不动杆菌菌属等有一定的抗菌作用；对 G^- 球菌，如淋病奈瑟菌和脑膜炎奈瑟菌等作用较差；对耐甲氧西林金黄色葡萄球菌及耐甲氧西林表皮葡萄球菌也具有较好的抗菌活性；对肠球菌及厌氧菌无效。

【临床应用】氨基糖苷类抗生素主要用于敏感需氧 G^- 杆菌所致的感染，如呼吸道感染（急性支气管炎、慢性支气管炎急性发作、社区获得性肺炎）、肾和泌尿系感染（急性肾盂肾炎、膀胱炎、慢性肾盂肾炎）、皮肤软组织、骨关节感染等，也可脑室内注射用于静脉用药疗效不够充分的颅内感染。对于败血症、重症肺炎等严重感染，可联合应用其他抗 G^- 杆菌的抗菌药物，如第三代头孢菌素、广谱半合成青霉素等。口服新霉素可用于结肠手术前准备，或局部用药。此外，链霉素、阿米卡星和卡那霉素可用于结核病联合疗法。链霉素或庆大霉素也可用于土拉菌病、鼠疫及布鲁菌病，后者的治疗需与其他抗菌药物联合应用。

【不良反应】氨基糖苷类抗生素主要不良反应为耳、肾不良反应，毒性产生与服药剂量和疗程有关。个别病例可出现丙氨酸氨基转移酶、门冬氨酸氨基转移酶、碱性磷酸酶等肝功能指标轻度升高，但停药后多可恢复。罕见的不良反应有恶心、皮疹、静脉炎、皮肤瘙痒等。

第二节 常用氨基糖苷类抗生素

链霉素（streptomycin）：是临床应用的第一个氨基糖苷类抗生素，也是第一个用于治疗结核病的药物。链霉素口服吸收极少，肌内注射吸收快，链霉素对铜绿假单胞菌和其他 G^- 杆菌的抗菌活性最低，对土拉菌病和鼠疫有特效，常为首选药物，特别是与四环素类联合用药已成为目前治疗鼠疫的最有效手段。也用于治疗多重耐药的结核病。与青霉素合用可治疗溶血性链球菌、草绿色链球菌及肠球菌等引起的心内膜炎。

庆大霉素（gentamicin）：是从小单胞的培养液中分离获得的，口服吸收很少，肌内注射吸收迅速而完全。庆大霉素是治疗各种 G^- 杆菌感染的主要抗菌药物，尤其对沙雷菌属作用更强。由于其耐药和不良反应较大，现选用阿米卡星或依替米星等替代。

卡那霉素（kanamycin）：是从链霉菌培养液中分离获得，其毒性在本类抗生素中仅次于新霉素且耐药性多见，已不作为细菌感染治疗的首选药，目前仅与其他抗结核病药物合用，治疗第一线药物产生耐药性的结核患者，也可口服进行腹部术前的肠道消毒。

阿米卡星（amikacin）：是卡那霉素的半合成衍生物，是氨基糖苷类抗生素中抗菌谱较广的，其突出优点是对肠道 G^- 杆菌和铜绿假单胞所产生的多种氨基糖苷类灭活酶稳定，故对一些氨基糖苷类耐药菌感染仍能有效控制，常作为首选药。另一个优点是它与 β-内酰胺类联合可获协同作用，当粒细胞缺乏或其他免疫缺陷患者合并严重 G^- 杆菌感染时，可联合用药。

妥布霉素（tobramycin）：是从链霉菌培养液中分离获得的，也可由卡那霉素 B 脱氧获得，抗菌作用与庆大霉素相似，对绿脓杆菌的作用较庆大霉素强 2～5 倍，临床主要用于治疗绿脓杆菌感染，及其他严重的 G^- 菌感染。

依替米星（etimicin）：为一种新的半合成水溶性氨基糖苷类抗生素，本品抗菌谱广、抗菌活性强、毒性低。对大部分 G^+ 菌和 G^- 菌有良好抗菌作用，本品发生耳毒性、肾毒性和神经肌肉麻痹的程度均较奈替米星、阿米卡星轻，是目前本类药物中发生率最低的。

【学习小结】

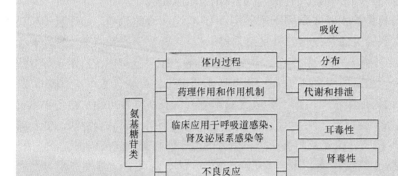

【目标考核】

1. 请简述依替米星在临床使用中的注意事项，并对其不良反应进行简单评价。
2. 简述氨基糖苷类药物的作用机制。

【能力训练】男患，57岁，既往有慢性支气管炎、慢性阻塞性肺气肿病史十余年，无其他基础性疾病。本次因发热、左侧胸痛进行性加重3d入院，咳黄色脓痰，痰中带少量鲜血，胸闷、喘憋，听诊双肺呼吸音粗，可闻及广泛湿啰音。胸部CT示：左上肺炎、肺气肿。诊断：重症肺炎、慢性气管炎急性发作、慢性阻塞性肺气肿。痰细菌培养示铜绿假单胞菌，近纯培养，根据药敏结果给予硫酸依替米星0.2g，一日一次静脉滴注，同时联合盐酸头孢吡肟2.0g，一日二次静脉滴注。请分析该药物治疗方案，并根据该患者情况，提出用药监护计划。

分析　该患者为中年男性，主要诊断为重症肺炎，痰细菌培养提示铜绿假单胞菌，根据药敏结果选用硫酸依替米星及盐酸头孢吡肟，依替米星为氨基糖苷类抗菌药物，其对革兰氏阴性杆菌的抗菌活性强于其他类药物，对于铜绿假单胞菌也具体较好的抗菌活性，同时依替米星为浓度依赖型抗菌药物，一日一次的给药方案是较为合适的方案，同时联合应用头孢吡肟可以起到协同作用。

由于依替米星具有肝肾毒性及耳毒性，因此在用药期间应监测患者肝肾功能及是否出现听力损害，并嘱患者在治疗期间多饮水。

（刘　璐　李希娜）

第三十六章 四环素类及氯霉素类抗生素

【学习目标】
1. 掌握四环素类药物的主要不良反应及用药指导内容。
2. 熟悉四环素类及氯霉素类抗生素的药理作用及作用机制。
3. 了解氯霉素的临床应用及用药指导内容。

四环素类及氯霉素类抗菌药物属于广谱抗生素，均为快速抑菌剂，随着细菌耐药的日益严重，其在临床治疗中的作用越来越受到重视。

第一节 四环素类抗生素

本类药物的化学结构中均具有菲烷的基本结构，是酸、碱两性物质，在酸性溶液中较稳定，临床一般用其盐酸盐。四环素、土霉素、金霉素和地美环素属天然四环素类；多西环素、米诺环素属半合成四环素类；替加环素为新一代的四环素类抗生素。

四环素（tetracycline）：口服吸收不完全，且口服吸收受金属离子影响，因后者可与四环素络合而减少其吸收。四环素蛋白结合率为55%～70%，分布容积为1.3～1.6L/kg。药物吸收后广泛分布于体内组织和体液中，易渗入胸水、腹水；易与骨和牙齿等组织结合；可在肝、肾、肺、前列腺等器官中达到治疗浓度，胆汁中药物浓度可达到血药浓度的10～20倍，存在肝肠循环；本品可透过胎盘和进入乳汁，乳汁中浓度可达血药浓度的60%～80%；不易透过血-脑脊液屏障，脑膜有炎症时脑脊液中药物浓度为血药浓度的10%～25%，不能达到有效抑菌浓度。其主要自肾小球滤过，经肾小管分泌随尿液排泄。给药后24h内可排出给药量的60%，碱化尿液增加药物排泄；肾功能正常者半衰期为6～11h，无尿患者可达57～108h。

四环素一般不作为抗感染治疗的首选药物。可用于治疗立克次体病，包括流行性斑疹伤寒、地方性斑疹伤寒、支原体属感染、衣原体属感染、回归热等。四环素的不良反应有以下几种。

1. 胃肠道反应　口服给药后可出现恶心、呕吐、上腹部不适、腹胀、腹泻等胃肠道反应；偶有食管炎及食管溃疡的报道，多发生于服药后立即卧床的患者。

2. 对骨、牙齿生长的影响　本药可沉积在牙齿和骨骼中，致使牙齿产生不同程度的变色黄染，牙釉质发育不良及龋齿；对新形成的骨组织也有相同作用，可抑制胎儿、婴幼儿骨骼发育。孕妇、哺乳期妇女及8岁以下儿童禁用四环素和其他四环素类药物。

3. 肝毒性　大剂量静脉给药或长期口服给药后可引起肝损害，通常为肝脂肪变性。原有肝肾功能不全者、妊娠后期妇女更易发生。

4. 二重感染　正常人口腔、喉咽部、胃肠道存在完整的微生态系统。长期口服或注射使用广谱抗生素时，敏感菌被抑制，不敏感菌乘机大量繁殖，由原来的劣势菌变为优势菌群，造成新的感染，称为二重感染或菌群交替症。婴儿、老年人、合用糖皮质激素或免疫抑制剂的患者，使用四环素时易发生。常见的二重感染有两种，其一是真菌感染，多由白色假丝酵母菌引起，表现为鹅口疮、肠炎、应立即停药并给予抗真菌治疗。其二是伪膜性肠炎，表现为剧烈的腹泻、发热、肠壁坏死、体液渗出甚至是休克死亡，应立即停用该药物，并口服甲硝唑或万古霉素。

5. 其他 偶有过敏反应，可引起药物热或皮疹、光敏性皮炎等，过敏性休克也有报道，偶见颅内压增高。

米诺环素（minocycline）：作用机制与四环素相似，能特异性地与核糖体 30S 亚基的 A 位特异性结合，阻止氨基酰 tRNA 进入 A 位，抑制肽链延长和蛋白质合成。药物尚可改变细菌细胞膜通透性，抑制细菌 DNA 复制。本药抗菌谱包括葡萄球菌、链球菌、肺炎球菌、脑膜炎双球菌、淋病奈瑟菌、大肠埃希菌、肺炎杆菌、流感嗜血杆菌、梭状芽孢杆菌、克雷伯菌属等，但对革兰氏阴性杆菌作用较弱。此外，对立克次体、支原体、衣原体、螺旋体等病原体也有一定作用。米诺环素可用于治疗浅表化脓性感染，如毛囊炎、脓皮症等，也可用于对青霉素类抗菌药物过敏患者的破伤风、气性坏疽、雅司、梅毒、淋病和钩端螺旋体病的治疗。

多西环素（doxycycline）：作用机制与四环素相似，能特异性地与核糖体 30S 亚基的 A 位结合，阻止氨基酰 tRNA 进入 A 位，抑制肽链延长和蛋白质合成。药物尚可改变细菌细胞膜通透性，抑制细菌 DNA 复制。本药抗菌谱与四环素相似，对四环素耐药的金黄色葡萄球菌对本药仍敏感。

第二节 氯霉素类抗生素

近年来，由于常见病原菌对氯霉素（chloramphenicol）的耐药性增加及其骨髓抑制等严重不良反应，氯霉素在国内外的应用普遍减少。但氯霉素具良好组织体液穿透性，易透过血脑屏障、血眼屏障，并对伤寒沙门菌、立克次体等细胞内病原菌有效，仍有一定临床应用指征。氯霉素的右旋体无抗菌活性，但保留毒性，目前临床使用人工合成的左旋体。

氯霉素（chloramphenicol）：与细菌核糖体 50S 亚基上的肽酰转移酶作用位点可逆性结合，阻止 P 位肽链的末端羧基与 A 位氨基酰 tRNA 的氨基发生反应，从而阻止肽链延伸，使蛋白质合成受阻。氯霉素对革兰氏阴性菌的抗菌作用强于阳性菌，属于抑菌剂，但是对流感嗜血杆菌、脑膜炎奈瑟菌、肺炎链球菌具有杀灭作用，对革兰氏阳性菌的抗菌活性不如青霉素及四环素类，氯霉素对结核分枝杆菌、真菌和原虫无效。

【临床应用】

1. 细菌性脑膜炎和脑脓肿 氯霉素可用于氨苄西林耐药流感嗜血杆菌、脑膜炎奈瑟菌及肺炎链球菌所致的脑膜炎。青霉素与氯霉素合用可用于需氧菌与厌氧菌混合感染引起的耳源性脑脓肿。

2. 伤寒 氯霉素不作为首选药物，但由于其价格低廉，仍有一定应用空间。

3. 立克次体感染 立克次体重度感染的孕妇、8 岁以下儿童、四环素类药物过敏者可选用。

4. 厌氧菌感染 氯霉素对脆弱拟杆菌具较强抗菌活性，可与其他抗菌药物联合用于需氧菌与厌氧菌所致的腹腔和盆腔感染。

5. 其他 眼科的局部用药，安全有效地治疗敏感菌引起的眼内感染、全眼球感染、沙眼和结膜炎。

【不良反应】

1. 血液系统毒性 血细胞减少较常见，发生率和严重程度与剂量及疗程有关，表现为贫血、白细胞减少症或血小板减少症。大剂量可使血红蛋白合成减少，也可损害其他血细胞，及时停药多可恢复，部分患者可能出现致死性再生障碍性贫血或急性髓细胞性白血病。

2. 灰婴综合征 早产儿和新生儿肝缺乏葡糖醛酸转移酶，肾排泄功能不完善，对氯霉素解毒能力差，药物剂量过大可致中毒，表现为循环衰竭、呼吸困难、进行性血压下降、皮肤苍白和发绀，故称灰婴综合征。一般发生于治疗的第2～9天，症状出现两天内的死亡率高达40%。

3. 其他 胃肠道症状，如恶心、呕吐、腹泻等症状，少数患者发生过敏反应、视神经炎、视力障碍。

【学习小结】

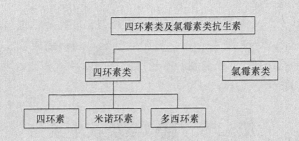

【目标考核】

1. 简述四环素类抗菌药物的抗菌谱特点。

2. 氯霉素的典型不良反应包括哪些？患者用药监护内容应包括哪些？

【能力训练】 男患，82岁，本次因发热20d，咳嗽、咳痰，偶有喘息入院，听诊双肺可闻及湿啰音及吸气相哮鸣音。血分析：白细胞13.21×10^9/L，中性粒细胞百分比72.14%。肺部CT示双肺炎性病变，诊断为肺炎。给予哌拉西林-他唑巴坦4.5g，一日3次静脉滴注，3d后患者症状未见好转，仍间断发热，体温最高达38.3℃，行支气管镜检查，并行细菌培养，培养结果示泛耐药鲍曼不动杆菌。根据药敏结果给予替加环素50mg（首剂100mg），一日2次静脉滴注，联合头孢哌酮舒巴坦钠3.0g一日3次静脉滴注。5d后患者体温降至正常水平，肺部CT示炎症明显吸收，患者感染得到控制。请对该患者的抗感染方案进行评价。

分析 该患者为老年男性，诊断为肺炎，抗感染治疗上给予广谱青霉素类药物哌拉西林-他唑巴坦，3d后患者仍间断高烧，细菌培养检出泛耐药鲍曼不动杆菌，根据药敏结果给予替加环素联合头孢哌酮舒巴坦钠。替加环素属甘氨酰环素类抗菌药物，其抗菌谱广，对产ESBL的革兰氏阴性杆菌（大肠埃希菌、鲍曼不动杆菌）及耐甲氧西林的金黄色葡萄球菌、耐万古霉素的肠球菌有很好的抗菌作用，联合头孢哌酮舒巴坦钠可以起到协同作用。替加环素首次剂量应加倍，患者为老年，用药期间注意监测是否出现胃肠道反应，并定期监测肝功能水平。

（刘　璐　李希娜）

第三十七章 人工合成抗菌药物

【学习目标】
1. 掌握喹诺酮类药物的临床应用及用药指导内容。
2. 熟悉磺胺类药物的临床应用及分类。
3. 了解其他人工合成抗菌药物相关内容。

第一节 喹诺酮类抗菌药物

喹诺酮类是4-喹诺酮衍生物。喹诺酮类药物分为4代，萘啶酸为第一代，抗菌谱窄，口服吸收差，不良反应多，已经淘汰；第二代有吡哌酸，对G$^-$杆菌作用强，对G$^+$菌有一定的作用，口服后尿中浓度高，主要用于尿路感染、肠道感染，不良反应较萘啶酸少，目前也较少使用；20世纪70年代末至20世纪90年代中期研制的氟喹诺酮类为第三代喹诺酮类，有诺氟沙星、依诺沙星、培氟沙星、环丙沙星、氧氟沙星、左氧氟沙星、洛美沙星、托氟沙星、氟罗沙星、司氟沙星、曲伐沙星等。第三代喹诺酮类有口服吸收好、分布广、组织内浓度高、半衰期长的特点，目前广泛应用于临床治疗，但其较高的耐药率已引起广泛重视，且应严格限制本类药物作为外科围术期预防用药。20世纪90年代后期至今新研制的氟喹诺酮类为第四代，代表药物有莫西沙星、加替沙星、吉米沙星等，加替沙星因可致血糖紊乱和心脏毒性，已退出美国市场。

环丙沙星（ciprofloxacin）：第三代体外抗菌活性最强的药物，具广谱抗菌作用，尤其对需氧革兰氏阴性杆菌的抗菌活性高，用于敏感菌引起的：①泌尿生殖系统感染，包括单纯性及复杂性尿路感染、细菌性前列腺炎、淋病奈瑟菌尿道炎或宫颈炎（包括产酶株所致者）；②呼吸道感染，包括敏感革兰氏阴性杆菌所致支气管感染急性发作及肺部感染；③胃肠道感染，由志贺菌属、沙门菌属、产肠毒素大肠杆菌、亲水气单胞菌、副溶血弧菌等所致；④伤寒；⑤骨和关节感染；⑥皮肤软组织感染；⑦败血症等全身感染。用药后常出现腹部不适或疼痛、腹泻、恶心或呕吐、消化不良、厌食等胃肠道反应。可有头昏、头痛、嗜睡或失眠。某些过敏反应如皮疹、皮肤瘙痒、药物热、荨麻疹，偶可发生渗出性多形红斑及血管神经性水肿，少数患者有光敏反应。少数患者可发生血清氨基转移酶和碱性磷酸酶升高、胆汁淤积性黄疸，尤其是肝损害患者，血尿素氮、肌酐或胆红素增高，个别患者出现高血糖、结晶尿、血尿现象。

左氧氟沙星（levofloxacin）：氧氟沙星的左旋体，其抗菌活性约为氧氟沙星的2倍，它的主要作用机制为抑制细菌DNA旋转酶活性，抑制细菌DNA复制。本品具有抗菌谱广、抗菌作用强的特点，对多数肠杆菌科细菌，如肺炎克雷白菌、变形杆菌属、伤寒沙门菌属、志贺菌属、部分大肠杆菌等有较强的抗菌活性，对部分葡萄球菌、肺炎链球菌、流感杆菌、绿脓杆菌、淋球菌、衣原体等也有良好的抗菌作用。临床用于呼吸系统感染、泌尿系统感染、生殖系统感染、皮肤软组织感染、胃肠道感染，以及败血症、粒细胞减少和免疫功能低下患者的各种感染等。用药期间可能出现恶心、呕吐、腹部不适、腹泻等症状；失眠、头晕、头痛等神经系统症状；皮疹、瘙痒、红斑及注射部位发红、发痒或静脉炎等症状。也可出现一过性肝功能异常，如血氨基转移酶增高、血清总胆红素增加等。

莫西沙星（moxifloxacin）：具有广谱活性和杀菌作用的 8-甲氧基氟喹诺酮类抗菌药。莫西沙星在体外显示出对革兰氏阳性菌、革兰氏阴性菌、厌氧菌、抗酸菌和非典型微生物如支原体、衣原体和军团菌具有广谱抗菌活性。杀菌作用机制为干扰拓扑异构酶Ⅱ和Ⅳ，拓扑异构酶是控制 DNA 拓扑和在 DNA 复制、修复和转录中的关键酶。莫西沙星表现为浓度依赖性的杀菌活性，最低杀菌浓度和最低抑菌浓度基本一致。临床用于成人（≥18 岁）上呼吸道和下呼吸道感染，如急性窦炎、慢性支气管炎急性发作、社区获得性肺炎，以及皮肤和软组织感染。复杂腹腔感染包括混合细菌感染，如脓肿。不良反应绝大多数为轻度、中度，包括全身症状如腹痛、头痛、注射部位反应；心血管系统如合并低血钾症患者 Q-T 间期延长；消化系统如恶心、腹泻、呕吐、消化不良、肝功能化验异常等，停药之后多可恢复。

第二节　磺胺类抗菌药物

本类药物属广谱抗菌药，对 G⁻ 菌和 G⁺ 菌均具抗菌作用，但目前细菌对该类药物的耐药现象普遍存在。对磺胺药敏感的细菌，不能直接利用其生长环境中的叶酸，而是利用环境中的对氨苯甲酸（PABA）和二氢蝶啶、谷氨酸在菌体内的二氢叶酸合成酶催化下合成二氢叶酸。二氢叶酸在二氢叶酸还原酶的作用下形成四氢叶酸，四氢叶酸作为一碳单位转移酶的辅酶，参与核酸前体物（嘌呤、嘧啶）的合成，而核酸是细菌生长繁殖所必需的成分。磺胺药的化学结构与 PABA 类似，能与 PABA 竞争二氢叶酸合成酶，影响了二氢叶酸的合成，因而使细菌生长和繁殖受到抑制。磺胺类药体外对下列病原微生物也具活性：星形诺卡菌、恶性疟原虫和鼠弓形虫。

根据药代动力学特点和临床用途，本类药物可分为：①口服易吸收可全身应用者，如磺胺甲噁唑、磺胺嘧啶、磺胺多辛、复方磺胺甲噁唑（磺胺甲噁唑与甲氧苄啶，SMZ/TMP）、复方磺胺嘧啶（磺胺嘧啶与甲氧苄啶，SD/TMP）等；②口服不易吸收者如柳氮磺吡啶（SASP）；③局部应用者，如磺胺嘧啶银、醋酸磺胺米隆、磺胺醋酰钠等。

【临床应用】

1. 全身应用的磺胺类药　本类药物适用于大肠埃希菌等敏感肠杆菌科细菌引起的急性单纯性尿路感染，敏感大肠埃希菌、克雷伯菌属等肠杆菌科细菌引起的反复发作性、复杂性尿路感染，敏感伤寒和其他沙门菌属感染，肺孢菌肺炎的治疗与预防，小肠结肠炎耶尔森菌、嗜麦芽窄食单胞菌、部分耐甲氧西林金黄色葡萄球菌感染及星形奴卡菌病等。磺胺多辛与乙胺嘧啶等抗疟药联合可用于氯喹耐药虫株所致疟疾的治疗和预防。磺胺类药不宜用于 A 组溶血性链球菌所致扁桃体炎或咽炎及立克次体病、支原体感染的治疗。

2. 局部应用磺胺类药　磺胺嘧啶银主要用于预防或治疗Ⅱ、Ⅲ度烧伤继发创面细菌感染，如肠杆菌科细菌、铜绿假单胞菌、金黄色葡萄球菌、肠球菌属等引起的创面感染。醋酸磺胺米隆适用于烧伤或大面积创伤后的铜绿假单胞菌感染。磺胺醋酰钠则用于治疗结膜炎、沙眼等。柳氮磺吡啶口服不易吸收，主要用于治疗溃疡性结肠炎。

【不良反应】

1）本类药物引起的过敏反应多见，可表现为光敏反应、药物热、血清病样反应等，偶可表现为严重的渗出性多形红斑、中毒性表皮坏死松解型药疹等，因此过敏体质及对其他药物有过敏史的患者应尽量避免使用本类药物。

2）泌尿系统损害，尿液中的磺胺药及其乙酰化物一旦在肾中形成结晶，可产生尿道刺激和梗阻症状，如结晶尿、血尿、管型尿、尿痛等，甚至造成肾损害。

3）血液系统反应：长期用药可能抑制骨髓造血功能，可致粒细胞减少、血小板减少及再生障碍性贫血等。

4）其他：口服引起恶心、呕吐、上腹部不适和食欲缺乏等。

第三节　其他人工合成类抗菌药物

甲氧苄啶（trimethoprim，TMP）：细菌二氢叶酸还原酶抑制剂，抗菌谱与磺胺甲噁唑（SMZ）相似，属抑菌药；抗菌活性比SMZ强数十倍，与磺胺药或某些抗生素合用有增效作用。与哺乳动物二氢叶酸还原酶相比，细菌二氢叶酸还原酶与TMP的亲和力高5万～10万倍，故对人体毒性小。

临床很少单独使用，TMP单独用药易引起细菌耐药。多与磺胺嘧啶及磺胺甲噁唑共同使用，即复方磺胺甲噁唑（磺胺甲噁唑与甲氧苄啶，SMZ/TMP）、复方磺胺嘧啶（磺胺嘧啶与甲氧苄啶，SD/TMP）等；复方磺胺甲噁唑（SMZco，复方新诺明）是SMZ和TMP按5∶1比例制成的复方制剂，二者的主要药代学参数相近。SMZco通过双重阻断机制（SMZ抑制二氢蝶酸合酶，TMP抑制二氢叶酸还原酶），协同阻断细菌四氢叶酸合成；抗菌活性是两药单独等量应用时的数倍至数十倍，甚至呈现杀菌作用。两药合用可扩大抗菌谱，并减少细菌耐药的产生；对磺胺药耐药的细菌如大肠埃希菌、伤寒沙门菌和志贺菌属，对SMZco仍敏感。对某些敏感的患者可引起叶酸缺乏症，导致巨幼红细胞性贫血、白细胞减少及血小板减少等。上述反应一般较轻，停药后可恢复。

呋喃类：国内临床应用的呋喃类药物包括呋喃妥因、呋喃唑酮和呋喃西林。①呋喃妥因：体外药敏结果显示多数大肠埃希菌对本品敏感。本品对腐生葡萄球菌和肠球菌属也具抗菌活性。可用于大肠埃希菌、腐生葡萄球菌、肠球菌属及克雷伯菌属等细菌敏感菌株所致的急性单纯性膀胱炎，也可用于预防尿路感染。②呋喃唑酮：主要用于治疗志贺菌属、沙门菌属、霍乱弧菌引起的肠道感染。③呋喃西林：仅局部用于治疗创面、烧伤、皮肤等感染，也可用于膀胱冲洗。

硝基咪唑类：硝基咪唑类代表药物为甲硝唑（metronidazole），同类产品还有替硝唑和奥硝唑，对拟杆菌属、梭杆菌属、普雷沃菌属、梭菌属等厌氧菌均具高度抗菌活性，对滴虫、阿米巴和蓝氏贾第鞭毛虫等原虫也具良好活性。可用于各种厌氧菌的感染，包括腹腔感染、盆腔感染、肺脓肿、脑脓肿等，治疗混合感染时，通常需与抗需氧菌抗菌药物联合应用。口服可用于艰难梭菌所致的假膜性肠炎、幽门螺杆菌所致的胃窦炎、牙周感染及加德纳菌阴道炎等。但应注意幽门螺杆菌对甲硝唑耐药率上升趋势和地区差异。可用于肠道及肠外阿米巴、阴道滴虫病、贾第虫病、结肠小袋纤毛虫等寄生虫病的治疗。与其他抗菌药物联合，可用于某些盆腔、肠道及腹腔等手术的预防用药。

【学习小结】

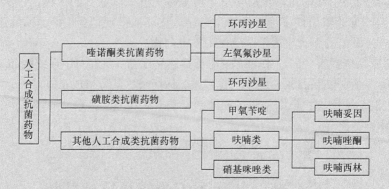

【目标考核】

1. 喹诺酮类药物中，哪些药物适合呼吸系统疾病的治疗？哪些适合泌尿系统的治疗？请简述理由。

2. 简述磺胺类药物的分类。

【能力训练】50 岁中年男性，于 28h 前无明显诱因出现上腹部疼痛及脐周疼痛，进食午餐后腹痛逐渐加重，后扩散至全腹部，伴有恶心、无呕吐及腹胀，无发热及畏寒。体格检查：腹肌紧张，板状腹，全腹部压痛，以脐周为重，无明显反跳痛。辅助检查：血淀粉酶示：811U/L。入院诊断：急性腹膜炎。患者入院后给予补液、禁食、胃肠减压等处置，根据病情确定初始抗感染治疗方案为：乳酸左氧氟沙星注射液 0.6g qd ivgtt，甲硝唑氯化钠注射液 500ml qd ivgtt，注射用奥美拉唑钠 40mg qd ivgtt，经过 7d 治疗，患者腹部平软，无压痛及反跳痛，肠鸣音 3～4 次 /min，进食流质，无腹痛、腹胀，患者要求出院。请简要分析该案例的用药方案，并提出用药监护计划。

分析　急性腹膜炎治疗的基本原则是控制与清除已存在的感染，不使其蔓延和扩展，以及纠正因腹膜炎引起的病理、生理方面的紊乱。

该患者使用乳酸左氧氟沙星抗感染，其为第三代氟喹诺酮类抗菌药物，抗菌谱广，但对厌氧菌和肠球菌的作用较差，故针对该患者加用抗厌氧菌药物甲硝唑。左氧氟沙星可引起血管性水肿（包括咽、喉或脸部水肿）、荨麻疹、瘙痒等过敏反应，用药期间应密切关注，其还可引起光敏反应，应避免过度阳光暴晒或接触人工紫外线，如光敏反应或皮肤损伤时应停用本药。左氧氟沙星主要经肾排泄，而甲硝唑和奥美拉唑主要经肝代谢，因此治疗期间要密切监测肝肾功的变化。患者使用左氧氟沙星时同时使用质子泵抑制剂，应注意质子泵抑制剂不仅抑制胃酸分泌，还可抑制肾小管中 H^+，K^+-ATP 酶的活性，使尿液呈碱性，而左氧氟沙星在 pH>7 时易形成结晶尿，因此要监测患者尿液的变化，嘱患者多饮水。左氧氟沙星注射液每 100ml 滴注时间不得少于 60min，滴速过快易引起静脉刺激症状或中枢系统反应，且不宜与其他药物同瓶混合静脉，若与其他药物使用同一根静脉输液管进行静滴，需在加药前后冲管。

（刘　璐　李希娜）

第三十八章 抗病毒药和抗真菌药

【学习目标】
1. 掌握抗 HIV 药、抗真菌药主要药物的作用机制、临床应用及不良反应。
2. 熟悉其他抗病毒药和抗真菌药物的作用机制、临床应用及不良反应。
3. 了解抗病毒药和抗真菌药物的发展趋势。

第一节 抗 病 毒 药

抗病毒药物研究始于 20 世纪 50 年代，1959 年发现碘苷（idoxuridine）对某些 DNA 病毒有抑制作用。但很快由于其严重的骨髓抑制作用，而被禁止全身使用，1962 年碘苷局部治疗疱疹性角膜炎获得成功，并沿用至今。病毒具有严格的胞内寄生特性，而且在复制时需要依赖宿主细胞的许多功能，以及在其不断复制过程中会出现的错误而形成新的变异体。病毒的这些分子生物学的特点，使得理想抗病毒药物的发展速度变得相对缓慢。

按病毒所致疾病分类：抗艾滋病病毒药（anti-HIV drug）、抗疱疹病毒药（antiherpesvirus drug）、抗流感病毒药（antiinfluenza agent）、抗肝炎病毒药（anti-hepatitis virus drug）等。

一、抗 HIV 药物

核苷反转录酶抑制剂（nucleoside reverse transcriptase inhibitor，NRTI），该类药物首先被宿主细胞胸苷酸激酶磷酸化为三磷酸代谢物，与相应的内源性核苷酸三磷酸盐竞争反转录酶，并被插入病毒 DNA，导致 DNA 链合成终止，也可抑制宿主 DNA 多聚酶而表现细胞毒作用。常用药物有齐多夫定（zidovudine）、扎西他滨（zalcitabine）、司坦夫定（stavudine）、去羟肌苷（didanosine）等。

齐多夫定（zidovudine，ZDV）：第一个获准治疗艾滋病的药物。ZDV 为治疗 HIV 感染的首选药，可减轻或缓解 AIDS 相关症状，为增强疗效、防止或延缓耐药性产生，临床上须与其他抗 HIV 药合用。不良反应最常见骨髓抑制、贫血等，表现为白细胞或红细胞减少，还有一定骨骼肌和心肌毒性。

去羟肌苷（didanosine）：能抑制 HIV 的复制。其作用机制与 ZDV 相似。特别适用于不能耐受齐多夫定或齐多夫定治疗无效者，与其他抗病毒药物联合使用，用于治疗 I 型 HIV 感染艾滋病。生物利用度为 30%～40%，血浆蛋白结合率低于 5%，主要经肾消除，血浆 $t_{1/2}$ 为 0.6～1.5h，但细胞内 $t_{1/2}$ 可长达 12～24h。食物干扰吸收，应在用餐前 30min 或在用餐后 2h，空腹服用。不良反应发生率较高，包括外周神经炎、胰腺炎、肝炎，其他的毒性反应还有乳酸性酸中毒、脂肪变性、重度肝肿大、视网膜病变和视神经炎。

扎西他滨（zalcitabine）：胞嘧啶核苷类似物，竞争性地抑制 HIV 反转录酶，从而终止病毒 DNA 的延伸。生物利用度大于 80%，但与食物或抗酸药同服时可降低到 25%～39%，血浆蛋白结合率低于 4%，主要经肾排泄，血浆 $t_{1/2}$ 为 2h，但细胞内 $t_{1/2}$ 可长达 10h。用于对齐多夫定无效的艾滋病患者的治疗。或与齐多夫定合用治疗晚期 HIV 感染，临床显示比单用其中任何一种疗效都好且不增加副作用。主要不良反应是剂量依赖性外周神经炎，发生率为 10%～20%，停药后能逐渐恢复。应避免与其他能引起神经炎的药物同服。

目前治疗艾滋病常采用鸡尾酒疗法，采用鸡尾酒疗法优点有：①由于采用联合用药，药物可从不同环节抑制病毒的复制，可显著提高疗效；②联合用药可延缓艾滋病病毒产生耐药性；③可减轻药物的毒性反应。

二、抗疱疹病毒药

阿昔洛韦（aciclovir，ACV）：人工合成的嘌呤核苷类衍生物。其作用机制是被病毒编码的特异性胸苷激酶磷酸化，从而竞争性抑制病毒 DNA 多聚酶；并可掺入病毒 DNA 分子中，阻断病毒的 DNA 合成。该药为单纯疱疹病毒感染的首选药。局部应用治疗疱疹性角膜炎、单纯疱疹和带状疱疹，口服和静脉注射可有效治疗单纯疱疹脑炎、生殖器疱疹、免疫缺陷患者单纯疱疹感染等。最常见的不良反应为胃肠道功能紊乱、头痛和斑疹。静脉输注可引起静脉炎、可逆性肾功能紊乱及中枢神经系统毒性等。

三、抗流感病毒药

金刚烷胺（amantadine）：主要作用于病毒复制早期，通过防止 A 型流感病毒进入宿主细胞，干扰宿主细胞中 A 型流感病毒 RNA 脱壳和病毒核酸到宿主胞质的转移而发挥作用，主要用于预防 A 型流感病毒感染。口服生物利用度较高，为 75%，在体内不被代谢，90% 以原型经肾排泄。$t_{1/2}$ 为 24h。不良反应包括紧张、焦虑、失眠及注意力分散，有时老年患者可出现幻觉、癫痫。

奥斯他韦（oseltamivir）：是奥斯他韦活性代谢产物的前体药物，奥斯他韦的活性代谢产物是强效的选择性流感病毒神经氨酸酶抑制剂。通过抑制病毒从被感染的细胞中释放，从而减少甲型或乙型流感病毒的传播。治疗流行性感冒，并且可以大大减少并发症的发生和抗生素的使用，因而是目前治疗流感的最常用药物之一，也是公认的抗禽流感、甲型 H_1N_1 病毒最有效的药物之一。常见的不良反应是恶心和呕吐，呈一过性，常在首次服药时发生，其他不良反应还有腹泻、头痛、疲劳、咽痛和咳嗽，绝大多数不良反应可以耐受。

四、抗肝炎病毒药

病毒性肝炎是一种世界性常见病，西方国家以丙型（HCV）肝炎为最多，我国主要流行乙型（HBV）肝炎。目前对病毒性肝炎的抗病毒治疗还未有特效药，抗病毒药物只能达到抑制病毒的目的，绝大多数无根治作用。

干扰素（interferon，IFN）：机体细胞在病毒感染并受到其他刺激后，体内产生的一类抗病毒的糖蛋白物质。扰素有三种（α、β、γ），分别由人体白细胞、成纤维细胞及致敏淋巴细胞产生，目前使用基因工程制得的干扰素作为治疗药物。干扰素是美国食品与药品管理局批准的第一个抗肝炎病毒药物，干扰素 α 是国际公认的治疗慢性肝炎的抗病毒药，与利巴韦林联合应用较单用效果更好。

恩替卡韦（entecavir）：鸟嘌呤核酸同系物，用于治疗慢性乙型肝炎患者。其在肝细胞内转化为三磷酸恩替卡韦，在细胞内的 $t_{1/2}$ 为 15h，对 HBV DNA 的聚合酶和反转录酶有明显抑制作用，其抑制乙肝病毒的作用较拉米夫定强 30～1000 倍。连续服用 2 年以上可增加 HBeAg 血清转化率和 HBsAg 消失。

第二节　抗真菌药

真菌感染可分为浅部感染和深部感染两类。浅部感染常见致病菌是各种癣菌，多侵犯皮肤、毛发、指（趾）甲等部位，发病率高、危险性小，治疗药物有灰黄霉素、制霉菌素或局部应用的咪康唑和克霉唑等。深部感染常见致病菌为白色念珠菌、新型隐球菌等，主要侵犯深部组织和内脏器官，发生率虽低，但危害性大甚至危及生命，治疗药物有两性霉素 B 和唑类抗真菌药等。

一、抗生素类抗真菌药

两性霉素 B（amphotericin B）：自 20 世纪 50 年代以来，两性霉素 B 已成为治疗各种严重真菌感染的首选药物之一。但因毒性较大，限制其广泛应用。两性霉素 B 为广谱抗真菌药，能与真菌细胞膜的类固醇（麦角固醇）相结合，损伤膜的通透性，导致细胞内重要物质外漏，它是治疗深部真菌感染的首选药，对皮炎芽生菌、组织胞浆菌、新型隐球菌、念珠菌等有效，对细菌和浅表真菌无效。主要用于各种真菌性肺炎、心内膜炎、脑膜炎及尿路感染等。需静脉给药，对真菌性脑膜炎可鞘内给药。两性霉素 B 排泄慢、不良反应多，滴注时可致寒战、高热、头痛、恶心、呕吐；有明显的肾、肝、心、神经毒性，可致低血钾、过敏反应。两性霉素 B 脂质体毒性较低。

制霉菌素（nystatin）：多烯类抗真菌药，主要用于治疗皮肤、口腔及阴道念珠菌感染和阴道滴虫病，口服也用于胃肠道真菌感染。体内过程及抗菌作用与两性霉素 B 基本相同，但毒性更大，故不作注射用，可口服及局部应用。口服后可引起暂时性恶心、呕吐、食欲缺乏、腹泻等胃肠道反应。

灰黄霉素（grifulvin，grisactin）：非多烯类抗生素，主要用于治疗皮肤癣菌引起的各种浅部真菌病，包括头癣、体癣、股癣、甲癣等。目前主要用于治疗头癣，仍为首选药物，疗程 3～4 周。常见有头痛、头晕等反应，恶心、呕吐等消化道反应，皮疹等皮肤反应及白细胞减少等血液系统反应。动物实验中有致畸和致癌作用。

二、唑类抗真菌药

唑类（azoles）抗真菌药可分为咪唑类和三唑类，咪唑类包括酮康唑、克霉唑、咪康唑和益康唑等，酮康唑可作为治疗浅表真菌感染的首选药。三唑类包括氟康唑、伊曲康唑等，可作为治疗深部真菌感染的首选药。

氟康唑（fluconazole）：具有广谱抗真菌包括隐球菌属、念珠菌属和球孢子菌属等作用，是治疗艾滋病患者隐球菌性脑膜炎的首选药，与氟胞嘧啶合用可增强疗效。口服和静脉给药均有效。口服吸收好，生物利用度为 95%，血浆蛋白结合率仅 11%。可分布至各组织和体液，对正常和炎症脑膜均有强大穿透力，脑脊液药物高达血药有效浓度的

50%～60%。极少在肝代谢，尿中原型排泄可达药量的80%以上，$t_{1/2}$为35h，肾功能不良时可明显延长，故应减小剂量。不良反应发生率低，常见恶心、腹痛、腹泻、胃胀气、皮疹等。因氟康唑可能导致胎儿缺陷，禁用于孕妇。

酮康唑（ketoconazole）：第一个广谱口服抗真菌药，口服可有效地治疗深部、皮下及浅表真菌感染。酮康唑口服吸收差异大，饭后服用增强吸收，口服酮康唑不良反应多，常见有恶心、呕吐等胃肠道反应，偶见肝毒性。极少数人发生内分泌异常，表现为男性乳房发育，可能与本品抑制睾丸素和肾上腺皮质激素合成有关。

伊曲康唑（itraconazole）：三唑类广谱抗真菌药，抗真菌谱与酮康唑相似，对深部真菌与浅表真菌都有抗菌作用。食物可促进药物吸收，分布广泛，但脑脊液中浓度低，代谢物仍有抗菌活性，肾功能不全不明显影响代谢。副作用较少见，常见胃肠道不适，如厌食、恶心、腹痛和便秘。禁与阿斯咪唑、特非那定合用。

三、丙烯胺类抗真菌药

特比萘芬（terbinafine）：结构中有烯丙胺结构，能抑制真菌细胞麦角固醇合成过程中的鲨烯环氧化酶，并使鲨烯在细胞中蓄积，破坏了真菌的膜结构。特比萘芬是局部抗真菌药，适用于浅表真菌引起的皮肤、指甲感染及皮肤白色念珠菌感染。口服吸收快速良好，在毛囊、毛发、皮肤和甲板等处长时间维持较高浓度。不良反应轻微，常见胃肠道反应，较少发生肝炎和皮疹。

四、嘧啶类抗真菌药

氟胞嘧啶（flucytosine）：人工合成的广谱抗真菌药，适用于敏感新生隐球菌、念珠菌属所致全身性感染的治疗。本药单独应用时易引起真菌耐药，由于易透过血脑屏障，对隐球菌性脑膜炎有较好的疗效，但不主张单独应用，通常与两性霉素B联合应用。氟胞嘧啶口服吸收良好，生物利用度为82%。血浆蛋白结合率不到5%，广泛分布于深部体液中。口服2h后血中浓度达高峰，90%通过肾小球滤过由尿中排出。$t_{1/2}$为3.5h。不良反应为恶心、呕吐、腹泻、皮疹、发热、转氨酶升高、黄疸、贫血、白细胞减少、血小板减少等。用药期间注意检查血象和肝肾功能，如有异常立即停药，孕妇禁用。

五、抗真菌药物的治疗原则

1）应首先在感染部位采取标本进行涂片检查及培养，找到病原真菌时方可确诊。自无菌部位采取的标本培养阳性者为疑似病例。

2）根据感染部位、病原菌种类选择用药。在病原真菌未明确前，可参考常见的病原真菌给予经验治疗；明确病原菌后，可根据经验治疗的疗效和药敏试验结果调整给药。

3）疗程需较长，一般为6～12周或更长。

4）严重感染的治疗应联合应用具有协同作用的抗真菌药物，并应静脉给药，以增强疗效并延缓耐药菌株的产生。

5）在应用抗真菌药物的同时，应积极治疗可能存在的基础疾病，增强机体免疫功能。

6）有指征时需进行外科手术治疗。

【学习小结】

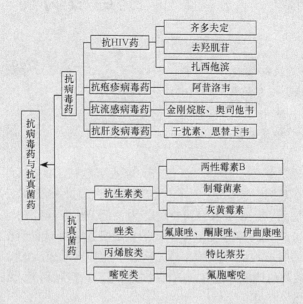

【目标考核】

1. 抗艾滋病毒药物有哪些?

2. 抗真菌药物的治疗应遵循哪些原则?

【能力训练】患者，女，32岁，妊娠10周。两天前开空调睡觉醒来后，出现鼻塞、流清涕、打喷嚏，随后感到头痛、咽痛、全身发冷。体温38℃，咽部充血，心肺及其他未见异常。诊断：上呼吸道感染。医生为该患者开具了快克胶囊及病毒唑注射液，请问该处方是否适合该患者，为什么? 处方中的药物禁用或慎用于哪些人（快克胶囊成分：乙酰氨基酚250mg、盐酸金刚烷胺100mg、马来酸氯苯那敏2mg、人工牛黄10mg、咖啡因15mg）?

分析　金刚烷胺的适应证有：亚洲A-Ⅱ型流感的预防和早期治疗，与抗生素合用，治疗败血症、病毒性肺炎，并有退烧作用。老年患者耐受性低，可出现幻觉、谵妄，脑动脉硬化、精神病、癫痫患者慎用。妊娠（致畸）或授乳妇女（乳汁排泄）慎用或不用。饮酒者服用本药易醉。

病毒唑的主要成分是利巴韦林，该药用于治疗呼吸道合胞病毒引起的病毒性肺炎与支气管炎、皮肤疱疹病毒感染，流行性感冒、疱疹性口腔炎。利巴韦林本品有较强的致畸作用，家兔日剂量1mg/kg即引起胚胎损害，故禁用于孕妇和有可能怀孕的妇女（本品在体内消除很慢，停药后4周尚不能完全自体内清除）。少量药物由乳汁排泄，且对母子二代动物均具毒性，因此哺乳期妇女在用药期间需暂停哺乳。由于哺乳期妇女呼吸道合胞病毒感染具自限性，因此本品不用于此种病例。

（刘　璐　李希娜）

第三十九章 抗结核病药

结核病由来已久，曾在全世界广泛流行，夺去了数亿人的生命，被称为白色瘟疫。我国每年至少有 150 万例新患者发生，其中传染性患者超过 65 万例。20 世纪 30 年代前，人们采取休息、增加营养、多吸收新鲜空气等为主的卫生营养疗法治疗此病，结核病的死亡率是极高的。40 年代的链霉素、50 年代的异烟肼、60 年代的利福平逐渐成为治疗结核病的主要方法，并且取得了很好的疗效。所以，化疗对结核病的治疗起着决定性的作用，而且对消灭结核病的传染源也有极其重要的作用，是控制和消灭结核病的重要手段。

第一节　一线抗结核病药

异烟肼（isoniazid，INH）：异烟肼又称雷米封（rimifon），是异烟酸的肼类衍生物，水溶性好且性质稳定。具有杀菌力强、不良反应少、可以口服且价格低廉的特点。

【体内过程】口服或注射均易吸收，并迅速分布于全身体液和细胞液中。大部分在肝内乙酰化为无效的乙酰异烟肼和异烟酸，少部分以原型从尿中排出。

【药理作用和作用机制】对生长旺盛的活动期结核杆菌有强大的杀灭作用，是治疗活动性结核的首选药物。作用机制至今尚未完全阐明，目前的几种观点：①通过抑制结核杆菌脱氧核糖核酸（DNA）的合成发挥抗菌作用；②通过抑制分枝菌酸的生物合成，阻止分枝菌酸前体物质长链脂肪酸的延伸，使结核杆菌细胞壁合成受阻而导致细菌死亡；③异烟肼与对其敏感的分枝杆菌菌株中的一种酶结合，引起结核杆菌代谢紊乱而死亡。

【临床应用】对各种类型的结核病患者均为首选药物。对早期轻症肺结核或预防用药时可单独使用，规范化治疗时必须联合使用其他抗结核病药，以防止或延缓耐药性的产生。对粟粒性结核和结核性脑膜炎应加大剂量，延长疗程，必要时注射给药。

【不良反应】神经系统毒性，肝毒性，可发生各种皮疹、发烧、胃肠道反应、粒细胞减少、血小板减少和溶血性贫血，用药期间也可能产生脉管炎及关节炎综合征。

利福平（rifampicin）：抑制细菌依赖 DNA 的 RNA 多聚酶，阻碍 mRNA 合成抗多种病原体。抗菌谱广且作用强大，对静止期和繁殖期的细菌均有作用，能增加链霉素和异烟肼的抗菌活性。与其他抗结核药联合使用可治疗各种类型的结核病，包括初治及复发患者。也可治疗麻风病和耐药金黄色葡萄球菌及其他敏感细菌所致感染。因利福平在胆汁中浓度较高，也可用于重症胆道感染。此外，利福平局部用药可用于沙眼、急性结膜炎及病毒性角膜炎的治疗。不良反应有胃肠道反应、肝毒性和"流感综合征"，个别患者出现皮疹、药热等重症反应。偶见疲乏、嗜睡、头昏和运动失调等。

乙胺丁醇（ethambutol）：对繁殖期结核杆菌有较强的抑制作用。作用机制为二价金属离子，如 Mg^{2+} 络合，阻止菌体内亚精胺与 Mg^{2+} 结合，干扰细菌 RNA 的合成，起到抑制结核杆菌的作用。用于各型肺结核和肺外结核。与异烟肼和利福平合用治疗初治患者，与利福平和卷曲霉素合用治疗复治患者。特别适用于经链霉素和异烟肼治疗无效的患者。乙胺丁醇在治疗剂量下一般较为安全，但连续大量使用2～6个月可产生严重的毒性反应，如球后视神经炎引起的弱视、红绿色盲和视野缩小。偶见胃肠道反应、过敏反应和高尿酸血症。

吡嗪酰胺（pyrazinamide，PZA）：在酸性环境下对结核杆菌有较强的抑制和杀灭作用。单独使用易产生耐药性，是联合用药的重要成分。吡嗪酰胺对异烟肼耐药菌株仍有作用，与其他抗结核病药联合用于各种类型的肺结核和肺外结核。本药通常在强化期应用（一般为2个月），是短程化疗的联合用药之一。长期、大量使用可发生严重的肝损害，出现转氨酶升高、黄疸甚至肝坏死。此外，尚能抑制尿酸盐排泄，诱发痛风。

第二节　二线及其他类抗结核病药

对氨基水杨酸钠（sodium para-aminosalicylate）：其作用机制不清，一般认为是由于对氨基水杨酸钠可竞争抑制二氢蝶酸合酶，阻止二氢叶酸的合成，从而使蛋白质合成受阻，抑制结核杆菌的繁殖。对氨基水杨酸钠为二线抗结核病药物，仅对细胞外的结核杆菌有抑菌作用，抗菌谱窄，疗效较一线抗结核药差。对氨水杨酸需与其他抗结核病药联合应用，延缓耐药性产生，增加疗效。静脉滴注可用于治疗结核性脑膜炎或急性播散性结核病。对氨基水杨酸钠不宜与利福平合用，因其可影响利福平的吸收。常见不良反应为胃肠道反应及过敏反应，长期大量使用可出现肝功能损害。

固定剂量复合片：常用的固定剂量复合片有两种，即异烟肼-利福平-吡嗪酰胺和异烟肼-利福平。异烟肼-利福平-吡嗪酰胺复合片适用于结核病短程化疗的强化期（即在起始治疗的2～3个月），通常为2个月，需要时也可加用其他抗结核病药物。异烟肼-利福平复合片用于结核病的初治和非多重耐药结核病患者的维持期治疗，不良反应及用药指导参见利福平、异烟肼和吡嗪酰胺。

第三节　抗结核药的应用原则

1. **早期用药**　早期用药是指患者一旦确诊为结核病后立即给药治疗。早期活动性病灶处于渗出阶段，局部病灶血运丰富，药物浓度高；病灶内结核杆菌生长旺盛，对抗结核药敏感；患病初期机体抵抗力较强，从而获得满意疗效。

2. **联合用药**　抗结核药的联合使用，可降低毒性、延缓细菌耐药性的产生，能显著提高疗效。一般以异烟肼为基础，进行二联或三联，如异烟肼＋链霉素或乙胺丁醇或利福平。急重症结核病可用三联，如异烟肼＋链霉素＋利福平或乙胺丁醇。但要注意异烟肼与药酶诱导剂利福平及苯巴比妥合用，会使异烟肼对肝的毒性增加，故联合用药过程中应定期复查肝功能。

3. **适量**　适量是指用药剂量要适当。药量不足，组织内药物难以达到有效浓度，且易诱发细菌产生耐药性使治疗失败；药物剂量过大则易产生严重不良反应而使治疗难以继续。

4. 坚持全程规律用药　结核病的治疗必须做到有规律长期用药，不能随意改变药物剂量或改变药物品种，否则难以获得成功的治疗。结核病是一种容易复发的疾病，过早地停药，会使已被抑制的细菌再度繁殖或迁延，导致治疗失败。

【学习小结】

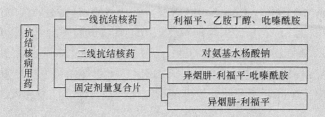

【目标考核】

1. 应用异烟肼时常并用维生素 B_6 目的是什么？
2. 抗结核药的应用原则有哪些？

【能力训练】 女患，一个月前受凉后低热、咳嗽、咳白色黏痰，给予抗生素及祛痰治疗，症状不见好转，体重逐渐下降，后拍胸片诊为"浸润型肺结核"，肌内注射链霉素、口服利福平、异烟肼3个月，症状逐渐减轻。患者自述尿液呈橘红色，担心肾出现问题，遂自行停药并来医院咨询。

药师对患者的用药教育如下：①部分患者服用利福平后，大小便、唾液、痰液、泪液等可呈橘红色，为正常现象，无需过分紧张。偶见白细胞减少、凝血酶原时间缩短、头痛、眩晕、视力障碍等；②利福平应于餐前1h或餐后2h服用，清晨空腹一次服用吸收最好，因进食影响本品吸收；③正规抗结核治疗，坚持规则、适量、足疗程治疗，联合用药，注意肝功能。

（刘　璐　李希娜）

第四十章 抗寄生虫病药

【学习目标】
1. 掌握氯喹、伯氨喹、乙胺嘧啶抗疟作用；掌握甲硝唑的应用和不良反应；掌握抗血吸虫药吡喹酮和抗丝虫药乙胺嗪的作用、用途和不良反应。
2. 熟悉甲硝唑、二氯尼特、氯喹的抗阿米巴作用特点和适应证。
3. 了解其他抗寄生虫药的作用及应用。

第一节 抗 疟 药

疟疾是由雌性按蚊叮咬传播的疟原虫所引起的寄生虫性传染病。临床以间歇性寒战、高热，继之大汗后缓解为特点。间日疟、卵形疟常出现复发，恶性疟发病急且症状严重，可短时期引起贫血和多器官损害。抗疟药（antimalarial drug）是防治疟疾的重要手段。

一、主要用于控制症状的抗疟药

氯喹（chloroquine）：人工合成的 4-氨基喹啉类衍生物。口服吸收快完全，血药浓度达峰时间为 1～2h。血浆蛋白结合率为 55%，在肝、脾、肾、肺中的浓度高于血浆浓度达 200～700 倍。在红细胞中的浓度为血浆内浓度的 10～20 倍，被疟原虫侵入的红细胞内的氯喹浓度比正常的高约 25 倍。在肝代谢，70% 原型药物及 30% 代谢产物从尿中排出，酸化尿液可促进其排泄。

氯喹对各种疟原虫的红细胞内期裂殖体均有较强的杀灭作用，能迅速有效地控制疟疾的临床发作，具有起效快、疗效高、作用持久的特点。氯喹也能预防性抑制疟疾症状发作，在进入疫区前 1 周和离开疫区后 4 周期间，每周服药一次即可。当稍大剂量用于治疗疟疾急性发作时，不良反应偶尔发生，包括恶心、呕吐、头晕、目眩及荨麻疹等，停药后多可自行消失。

奎宁（quinine）：奎宁为奎尼丁的左旋体，是从金鸡纳树皮中提取的一种生物碱。奎宁对各种疟原虫的红细胞内期裂殖体均有杀灭作用，能有效控制临床症状。由于氯喹耐药性的出现和蔓延，奎宁成为治疗恶性疟的主要化学药物。奎宁口服味苦，刺激胃黏膜，引起恶心呕吐，顺应性差。血浆浓度超过 30～60μmol/L 时可引起金鸡纳反应，表现为恶心、头痛、耳鸣、视力减退等，停药一般能恢复。罕见的不良反应有血恶液质（尤其血小板减少）和超敏反应。

青蒿素（artemisinin）：从黄花蒿及其变种大头黄花蒿中提取的一种倍半萜内酯类过氧化物，是我国科技工作者根据"青蒿截疟"的记载而发掘的新型抗疟药。由于对耐药疟原虫有效，受到国内外广泛重视。青蒿素对各种疟原虫红细胞内期裂殖体有快速的杀灭作用，48h 内疟原虫从血中消失，对红细胞外期疟原虫无效。主要用于治疗对耐氯喹或多药耐药的恶性疟，包括脑性疟的抢救。不良反应罕见，已报道的有一过性心脏传导阻滞、血白细胞减少和短暂的发热。

二、主要用于控制复发和传播的抗疟药

伯氨喹（primaquine）：人工合成的 8-氨基喹啉类衍生物。伯氨喹对间日疟和卵形疟肝中的休眠子有较强的杀灭作用，是防治疟疾远期复发的主要药物。与红细胞内期抗疟药合用，能根治良性疟，减少耐药性的产生。能杀灭各种疟原虫的配子体，阻止疟疾传播。治疗剂量的伯氨喹不良反应较少，可引起剂量依赖性的胃肠道反应，停药后可恢复。大剂量时，可致高铁血红蛋白血症。

三、主要用于病因性预防的药物

乙胺嘧啶（pyrimethamine）：为二氢叶酸还原酶抑制药，阻止二氢叶酸转变为四氢叶酸，阻碍核酸的合成，对疟原虫酶的亲和力远大于对人体的酶，从而抑制疟原虫的增殖，对已发育成熟的裂殖体则无效，常需在用药后第二个无性增殖期发挥作用，故控制临床症状起效缓慢。常用于病因性预防，作用持久，一周服药一次。乙胺嘧啶一般不单独使用，常与磺胺类或砜类药物合用，在叶酸代谢的两个环节上起双重阻抑作用。治疗剂量毒性小。长期大剂量服用可能干扰人体叶酸代谢，引起巨细胞性贫血、粒细胞减少，及时停药或用甲酰四氢叶酸治疗可恢复。

第二节　抗阿米巴病药及抗滴虫病药

一、抗阿米巴病药

阿米巴病是由阿米巴的包囊引起的肠道内和肠道外感染。阿米巴包囊在消化道发育成滋养体，通过其膜上的凝集素附着结肠上皮细胞。滋养体可溶解宿主细胞，侵袭黏膜下层组织，引起肠阿米巴病，表现为痢疾样症状或慢性肠道感染；也可随血流侵入肝或其他部位，引起肠道外阿米巴病，表现为各脏器的脓肿，以阿米巴肝脓肿和肺脓肿最常见。部分感染者即包囊携带者，无症状发生，但包囊可随粪便排出体外，成为阿米巴病的传染源。包囊在外界潮湿环境中可存活一周。目前的治疗药物主要有甲硝唑、二氯尼特等。

甲硝唑（metronidazole）：硝基咪唑衍生物，其发挥抗微生物作用的机制可能是通过其分子中的硝基，在无氧环境中还原成氨基或通过自由基的形成，与细胞成分相互作用，从而导致微生物死亡。甲硝唑具有抗阿米巴作用、抗滴虫作用、抗厌氧菌作用、抗贾第鞭毛虫作用等。治疗量的甲硝唑不良反应很少，消化道反应最为常见，包括恶心、呕吐、食欲缺乏、腹部绞痛；神经系统症状有头痛、眩晕，偶有感觉异常、肢体麻木、共济失调、多发性神经炎等。

二氯尼特（diloxanide）：为目前最有效的杀包囊药，单用对无症状的包囊携带者有良好效果。对于急性阿米巴痢疾，用甲硝唑控制症状后，再用本品可肃清肠腔内包囊，有效防止复发。对肠外阿米巴病无效。口服吸收迅速，1h 血药浓度达高峰，分布全身。不良反应轻，偶有恶心、呕吐和皮疹等。大剂量时可导致流产，但无致畸作用。

二、抗滴虫药

抗滴虫药用于治疗阴道毛滴虫所引起的阴道炎、尿道炎和前列腺炎。目前治疗的主

要药物为甲硝唑，但抗甲硝唑虫株正在增多。替硝唑为甲硝唑的衍生物，也是高效低毒的抗滴虫药。乙酰肿胺（acetarsol）直接杀灭滴虫，治疗滴虫病时宜夫妻同治，注意个人卫生。本药可增加阴道分泌物。

第三节　抗血吸虫病药和抗丝虫病药

一、抗血吸虫病药

吡喹酮（praziquantel）：对血吸虫成虫有迅速而强效的杀灭作用，对幼虫也有作用，但较弱。对其他吸虫如华支睾吸虫、姜片吸虫、肺吸虫有显著杀灭作用，对各种绦虫感染和其幼虫引起的囊虫病、包虫病也有不同程度的疗效。临床用于治疗各型血吸虫病，适用于慢性、急性、晚期及有并发症的血吸虫病患者。也可用于肝华支睾吸虫病、肠吸虫病（如姜片虫病、异形吸虫病、横川后殖吸虫病等）、肺吸虫病及绦虫病等。

二、抗丝虫病药

乙胺嗪（diethylcarbamazine）：在体外，乙胺嗪对班氏丝虫和马来丝虫两种丝虫的微丝蚴和成虫并无直接杀灭作用，表明其杀虫作用依赖于宿主防御机制的参与。乙胺嗪分子中的哌嗪部分可使微丝蚴的肌组织超极化产生弛缓性麻痹而从寄生部位脱离，迅速"肝移"，并易被网状内皮系统拘捕。乙胺嗪也可破坏微丝蚴表膜的完整性，暴露抗原，使其易遭宿主防御机制的破坏。

第四节　抗肠蠕虫药

甲苯达唑（mebendazole）：广谱抗肠虫药，干扰虫体多种生化代谢途径，如抑制微管聚集、抑制虫体摄取葡萄糖、抑制虫体线粒体延胡索酸还原酶系统而干扰虫体生存、繁殖；也对多种虫卵和幼虫有杀灭和抑制发育作用。用于蛔虫、钩虫、蛲虫、鞭虫、绦虫等肠蠕虫的单独感染和混合感染。不良反应少，可致短暂腹痛、腹泻，大剂量可导致肝肾损害，动物实验有胎毒性、致畸作用。

阿苯达唑（albendazole）：甲苯达唑衍生物，高效、广谱、低毒的抗肠虫药。能杀灭多种肠道线虫、绦虫和吸虫的成虫和虫卵。对线虫混合感染优于甲苯达唑，也用于包虫病、囊虫病及肝吸虫和肺吸虫。不良反应少，动物实验有胎毒性、致畸作用。

左旋咪唑（levamizole）：抑制虫体琥珀酸脱氢酶，阻碍延胡索酸还原为琥珀酸减少能量生成，使虫体麻痹被排出体外。对线虫有杀灭作用，对丝虫病、囊虫病也有效。大剂量可导致肝损害、粒细胞减少。

吡喹酮（praziquantel）：广谱抗吸虫药和驱绦虫药，是治疗各种绦虫病的首选药，也治疗囊虫病，但治脑囊虫病时，可因虫体死亡后的炎症反应引起脑水肿、颅内压升高。需用脱水药和糖皮质激素以防意外。

【学习小结】

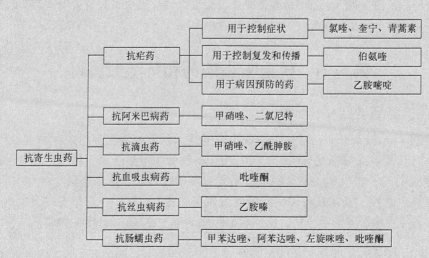

【目标考核】

1. 用于控制症状的抗疟药有哪些?
2. 用于控制复发和传播的抗疟药有哪些?
3. 用于病因性预防的抗疟药物有哪些?

（刘　璐　李希娜）

第十篇 肿瘤与免疫系统疾病用药

第四十一章 抗恶性肿瘤药

【学习目标】

1. 掌握抗恶性肿瘤药物的分类，常用抗恶性肿瘤药物的药理作用、临床应用及典型的不良反应。
2. 熟悉抗恶性肿瘤药物的治疗原则、联合应用的基本原则。
3. 了解其他抗恶性肿瘤药物的作用机制、特点及肿瘤细胞的耐药性机制。

第一节 概　　述

一、肿瘤细胞的生物学特征

所有的肿瘤细胞都有一个共同特点，即与细胞增殖有关的基因被开启或激活，而与细胞分化有关的基因被关闭或抑制，从而表现为不受机体约束的无限增殖状态。从细胞生物学角度看，诱导肿瘤细胞分化、抑制肿瘤细胞增殖、促进肿瘤细胞凋亡的药物均可发挥抗肿瘤作用。

根据肿瘤细胞生长繁殖的特点，可将其分为增殖细胞群、非增殖细胞（G_0）群和无增殖能力细胞群（图41-1）。增殖细胞群的细胞具有不断进行增殖的能力，对抗肿瘤药物比较敏感，这部分细胞所占肿瘤细胞群的比例称为生长比率（growth fraction，GF），增长迅速的肿瘤，GF值接近1，对药物最敏感，疗效好；增长慢的肿瘤，GF值在0.5~0.01，对药物敏感性低，疗效差；此外，同一种肿瘤在早期，GF值较大；非增殖细胞群只是暂时停止增殖，处于静止状态，待适当机会再进行增殖，也是肿瘤复发的根源，对抗肿瘤药物不太敏感；无增殖能力细胞群不能进行分裂。

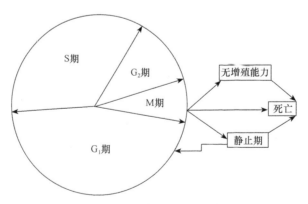

图 41-1　肿瘤细胞增殖周期

二、抗恶性肿瘤药物的分类

根据药物对肿瘤细胞作用的生化机制及药物作用的周期或时相，可将抗肿瘤药物分为不同种类。

（一）根据药物的抗肿瘤作用机制分类

1）直接影响 DNA 结构与功能的药物，如环磷酰胺等。

2）干扰核酸生物合成的药物，如氟尿嘧啶等。

3）作用于核酸转录的药物，如柔红霉素等。

4）抑制蛋白质合成与功能的药物，如长春碱等。

5）调节体内激素平衡的药物，如他莫昔芬等。

6）靶向抗肿瘤药物，如吉非替尼等。

（二）根据药物对肿瘤细胞的增殖周期不同时相作用分类

1. 细胞周期特异性药物（cell cycle specific agent，CCSA）　　肿瘤细胞对药物的敏感性与其增殖状态有关，仅对肿瘤细胞增殖周期中的某一期细胞有较强的杀灭作用，对 G_0 期细胞不敏感。它们大多在小分子水平上发挥作用，抑制 DNA 或 RNA 与蛋白质的合成，如氟尿嘧啶主要作用于 S 期。此类药物对肿瘤细胞的作用较弱，其杀伤作用呈现时间依赖性，需要一定时间才能发挥作用。

2. 细胞周期非特异性药物（cell cycle non-specific agent，CCNSA）　　对增殖细胞周期各期细胞均有杀伤作用，而对非增殖细胞周期细胞群的作用较弱或几乎无作用。敏感性与增殖状态无关，它们大多在大分子水平上直接破坏 DNA，或与其形成复合物而影响 RNA 的转录与蛋白质的合成，如环磷酰胺可作用于 G_1 期。此类药物对恶性肿瘤的作用较强，能迅速杀死肿瘤细胞，其杀伤作用呈剂量依赖性，在机体能耐受的药物毒性限度内，作用随剂量的增加而增加，但药物对肿瘤的选择性不同。

三、抗恶性肿瘤药物的毒性反应

目前，临床使用的细胞毒类抗恶性肿瘤药物对肿瘤细胞和正常细胞缺乏理想的选择作用，即药物在杀伤肿瘤细胞的同时，对某些正常的组织也有一定程度的损害。毒性反应成为化疗限制剂量使用的关键因素。

毒性反应分为近期毒性和远期毒性。近期毒性出现较早，大多发生在增殖迅速的组织，如骨髓、消化道和毛囊等；随着肿瘤化疗的疗效提高，远期毒性发生较晚，常发生于长期大量用药后，可累及心、肾、肝、肺等重要器官，发生可能与化疗相关的第二原发恶性肿瘤；可能产生影响生殖细胞核内分泌功能，导致不育和致畸。

四、抗恶性肿瘤药物的联合应用原则

目前临床上常用的抗恶性肿瘤药物疗效不佳，毒性较大，且易出现耐药性。为了提高疗效、降低毒性及延缓耐药性的产生，临床上根据药物特性和肿瘤类型设计联合化疗方案。

1）从细胞增殖动力学考虑：将作用于细胞周期不同时相的药物合用，在多个环节上杀灭肿瘤细胞，提高疗效。

2）从药物作用机制考虑：联合应用作用于不同环节的药物可使疗效提高。例如，将作用于肿瘤细胞代谢上相继步骤的药物联合应用，或在用破坏 DNA 结构与功能的烷化剂之后，随即使用阻止 DNA 结构复制的药物。

3）从药物毒性考虑：选用毒性不同的药物联合应用，一方面可增强疗效，另一方面可减少毒性，特别注意将对骨髓抑制不明显的药物合并使用，同时还要考虑毒性产生的时间，避开同一时间产生同一毒性。

第二节　直接影响 DNA 结构与功能的药物

本类药物主要通过影响 DNA 结构或抑制拓扑异构酶活性而发挥抗肿瘤作用。

环磷酰胺（cyclophosphamide，CPA）：具体药理学特征介绍如下。

【体内过程】口服吸收良好，1h 后血中药物达峰浓度，生物利用度为 74%～97%。剂量为 6～8mg/kg 时，体内 $t_{1/2}$ 为 4～6.5h。肝和肿瘤组织中分布浓度较高。48h 内可由肾排出 60%，其中 50% 为活化型，10% 为原型。

【药理作用和作用机制】CPA 是双功能烷化剂及细胞周期非特异性药物。体外无活性，进入体内先在肝中经微粒体功能氧化酶转化成醛磷酰胺，而醛磷酰胺不稳定，在细胞内分解成磷酰胺氮芥及丙烯醛，磷酰胺氮芥对肿瘤细胞有细胞毒作用。可干扰 DNA 及 RNA 功能，尤其对前者的影响更大，与 DNA 发生交叉联结，抑制 DNA 合成，对 S 期作用最明显。

【临床应用】抗瘤谱广，对多种肿瘤细胞有抑制作用。对恶性淋巴瘤、急性或慢性淋巴细胞白血病、多发性骨髓瘤有较好的疗效，对乳腺癌、睾丸肿瘤、卵巢癌、肺癌、头颈部鳞癌、鼻咽癌、宫颈癌、结直肠癌、前列腺癌、神经母细胞瘤、横纹肌肉瘤及骨肉瘤均有一定疗效。

【不良反应】

1）骨髓抑制：白细胞减少较血小板减少常见，最低值在用药后 1～2 周，多在 2～3 周后恢复；对骨髓抑制程度与剂量有关。

2）胃肠道反应：食欲减退、恶心、呕吐、口腔炎、胃肠黏膜溃疡等。

3）泌尿道反应：大剂量静滴缺乏有效预防措施时，可致出血性膀胱炎，表现为膀胱刺激症状、少尿、血尿及蛋白尿，但常规剂量应用时发生率较低。

4）心脏毒性：大剂量可引起心肌病变，可致心内膜、心肌损伤。

5）其他反应：包括脱发、口腔炎、中毒性肝炎、皮肤色素沉着、月经紊乱、无精子或精子减少及肺纤维化；罕见肝损害。

塞替派（thiotepa）：为多功能烷化剂，细胞周期非特异性抗肿瘤药物。生理条件下形成不稳定的亚乙基亚胺基，与 DNA 发生交叉联结，干扰 DNA 和 RNA 的功能，改变 DNA 结构，影响肿瘤细胞分裂。主要用于治疗乳腺癌、卵巢癌、膀胱癌、肝癌、宫颈癌、恶性黑色素瘤、甲状腺癌、食管癌、胃癌及结直肠癌。

顺铂（cisplatin，DDP）：金属铂类络合物，为细胞周期非特异性抗肿瘤药，抗瘤谱广。可与 DNA 形成链内和链间交叉联结，破坏 DNA 功能，抑制 DNA 复制和转录，导致 DNA 链断裂或误码，使细胞有丝分裂受到抑制。对睾丸癌、卵巢癌、膀胱癌、乳腺癌有良好疗效；对子宫癌、子宫内膜癌、肾癌、肾上腺癌、前列腺癌、头颈部鳞癌、食管癌、胃癌、肺癌、恶性淋巴瘤、软组织肉瘤、儿童神经母细胞瘤、骨肉瘤、黑色素瘤均有一定疗效；常用于癌性腹水的治疗。不良反应包括胃肠道反应、肾毒性、神经毒性、骨髓毒性，偶见心力衰竭、低镁血症等。

卡铂（carboplatin，CBP）：为细胞周期非特异性抗肿瘤药，属第二代铂类，直接作用于 DNA 的鸟嘌呤的 7 位 N 和 6 位 O，引起 DNA 的链间及链内交联，DNA 合成受阻而抑制肿瘤细胞。主要用于治疗卵巢癌、小细胞肺癌、头颈部癌、生殖细胞肿瘤，也可用于甲状腺癌、宫颈癌、膀胱癌及非小细胞肺癌等。不良反应包括骨髓抑制、胃肠道反应、肾功能损害、耳毒性、肝功能损害、过敏反应、口腔炎和"流感样"综合征等。

丝裂霉素（mitomycin，MMC）：细胞周期非特异性抗肿瘤药，主要作用于肿瘤细胞的 G_1 期，特别是 G_1 晚期及早 S 期最敏感，G_2 期敏感性较低。作用机制为与 DNA 发生交叉联结，抑制 DNA 合成，高浓度 DNA 崩解、细胞核溶解，对 RNA 及蛋白质合成也有抑制作用。主要用于治疗胃癌、食管癌、肝癌、胰腺癌、结直肠癌、膀胱癌，也可用于治疗肺癌、乳腺癌、宫颈癌、卵巢癌、恶性淋巴瘤、癌性腔内积液等。

博来霉素（bleomycin，BLM）：细胞周期非特异性抗肿瘤药。与 DNA 结合，引起 DNA 链断裂而破坏肿瘤细胞。主要用于皮肤恶性肿瘤、头颈部肿瘤、肺癌、食管癌、恶性淋巴瘤、宫颈癌、胶质瘤、甲状腺癌等。

第三节　干扰核酸生物合成的药物

本类药物属于抗代谢药，能模拟正常代谢物质，与有关代谢物质发生特异性的拮抗作用，从而干扰核酸，尤其是 DNA 的生物合成，阻止肿瘤细胞的分裂繁殖，为细胞周期特异性药物，主要作用于 S 期。

5- 氟尿嘧啶（5-fluorouracil，5-FU）：具体药理学特征介绍如下。

【体内过程】口服吸收不规则，生物利用度可随剂量增加而增加。$t_{1/2}$ 为 15～20min。主要在肝代谢，10%～30% 以原型由尿排出。大剂量用药能透过血脑屏障，静脉滴注 0.5h 后到达脑脊液，可维持 3h。主要经肝代谢。

【药理作用和作用机制】体内外均有较强的细胞毒作用，且抗瘤谱广。进入体内转变为 5-氟尿嘧啶脱氧核苷酸（5-FUdRP），抑制脱氧胸苷酸合成酶，阻断脱氧尿苷酸变成脱氧胸苷酸，从而影响 DNA 的生物合成，使细胞增殖停止于 S 期。体内还可转化为三磷酸氟尿嘧啶，并以伪代谢物的身份参与 RNA 合成，从而干扰 RNA 的生理功能，影响蛋白质合成。

【临床应用】主要用于治疗消化道肿瘤，也可用于治疗乳腺癌、卵巢癌、肺癌、宫颈癌、膀胱癌、头颈部癌及皮肤癌。

【不良反应】

1）消化系统：可有食欲减退、恶心、呕吐、口腔炎、口腔溃疡、胃炎、腹痛、腹泻；肝细胞坏死伴展示型转氨酶升高。

2）神经系统：长期应用可导致神经系统毒性。

3）骨髓抑制：白细胞下降，血小板降低不明显。

4）皮肤反应：可见皮肤色素沉着、脱发、皮炎、皮疹、荨麻疹和皮肤光过敏反应。

5）其他：偶见心肌缺血，可出现心绞痛和心电图的变化。

阿糖胞苷（cytarabine，Ara-C）：在体内先经脱氧胞苷激酶催化成为二磷酸胞苷或三磷酸胞苷，进而抑制 DNA 多聚酶的活性，影响 DNA 合成，并且可结合进入 DNA

中，干扰 DNA 的复制，使细胞死亡。主要用于急性白血病的诱导缓解期及维持巩固期。对急性非淋巴细胞性白血病效果较好，也用于治疗慢性粒细胞白血病的急变期、恶性淋巴瘤。不良反应有骨髓抑制、消化系统反应、发热、脱发、皮疹、肝功能损害、全身不适等。

巯嘌呤（mercaptopurine，6-MP）：为嘌呤核苷酸合成抑制剂，主要作用于 S 期。化学结构与次黄嘌呤类似，在体内转化为硫嘌呤核苷酸，抑制次黄嘌呤核苷酸转化为腺嘌呤核苷酸和鸟嘌呤核苷酸；同时也可影响次黄嘌呤核苷酸-鸟嘌呤磷酸核糖基转移酶，阻止嘌呤核苷酸的补救合成途径，从而特异性地拮抗正常嘌呤碱，干扰嘌呤核苷酸的合成，进而干扰核酸（特别是 DNA）的生物合成。主要用于治疗绒毛膜上皮癌、恶性葡萄胎、急性淋巴细胞白血病、慢性粒细胞白血病的急变期、多发性骨髓瘤等。

甲氨蝶呤（methotrexate，MTX）：作为叶酸还原酶抑制剂，主要抑制二氢叶酸还原酶而使二氢叶酸不能被还原成具有生理活性的四氢叶酸，从而使嘌呤核苷酸和嘧啶核苷酸的生物合成中一碳基团的专一受阻，导致 DNA 生物合成受到明显抑制，也可抑制胸腺核苷酸合成酶，但抑制 RNA 与蛋白质合成的作用较弱。主要用于治疗各型急性白血病，特别是急性淋巴细胞白血病，也可用于恶性淋巴瘤、绒毛膜癌、恶性葡萄胎、乳腺癌、卵巢癌、宫颈癌、睾丸癌、头颈部癌、支气管肺癌等。

第四节　作用于核酸转录的药物

该类药物可嵌入 DNA 碱基对之间，干扰 RNA 转录，阻止 mRNA 的合成，属于 DNA 嵌入剂。

柔红霉素（daunorubicin，DNR）：为细胞周期非特异性抗肿瘤药，对各期细胞均有杀伤作用。为第一代蒽环类抗生素。与 DNA 紧密结合导致 DNA 空间结构的障碍，进而抑制 DNA 及 RNA 的合成，特别是抑制 mRNA 的合成，并可选择性作用于嘌呤核苷。适用于治疗急性粒细胞白血病和急性淋巴细胞白血病，也可用于治疗神经母细胞瘤等。不良反应有骨髓抑制、消化系统反应、心脏毒性等。

多柔比星（doxorubicin，ADM）：为细胞周期非特异性抗肿瘤药，对各期细胞均有杀伤作用，对 S 早期最为敏感，M 期次之，G_1 期最不敏感。本品既含有脂溶性的蒽环配基，又有水溶性的柔红糖胺基，并有酸性羟基和碱性氨基，因此具有很强的抗肿瘤活性。可嵌入 DNA 的碱基对之间，使 DNA 裂解，阻碍 DNA 及 RNA 的合成；体外还可抑制 DNA 聚合酶，引起合成障碍及 DNA 双链断裂。此外，本品在酶的作用下还原为半醌自由基，与氧反应导致氧自由基的形成，并有破坏细胞膜结构及功能的特殊作用。用于治疗急性白血病、粒细胞白血病、淋巴瘤、骨肉瘤、软组织肉瘤、乳腺癌、卵巢癌、宫颈癌、子宫内膜癌、食管癌、胃癌、肝癌、肺癌、胰腺癌、头颈部肿瘤等。

第五节　抑制蛋白质合成与功能的药物

本类药物可干扰微管蛋白聚合功能、干扰核蛋白体的功能或影响氨基酸供应，从而抑制蛋白质合成与功能。

长春碱（vinblastine，VLB）：为细胞周期特异性抗肿瘤药，主要作用于 M 期。抑制微管蛋白聚合，妨碍纺锤体微管的形成，使有丝分裂停止于 M 期。也可作用于细胞膜，干扰细胞膜对氨基酸的转运，使蛋白质合成受阻，也可抑制 RNA 和脂质的合成。主要用于实体瘤的治疗。对恶性淋巴瘤、睾丸肿瘤、绒毛膜上皮癌疗效较好，对肺癌、乳腺癌、卵巢癌、皮肤癌、肾母细胞瘤及单核细胞白血病、头颈部瘤等也有一定疗效。不良反应有骨髓抑制、消化系统反应、神经系统反应、泌尿生殖系统反应等，注射血管可出现血栓性静脉炎，漏于血管外可引起局部组织坏死。

长春新碱（vincristine，VCR）：为细胞周期特异性抗肿瘤药，主要作用于 M 期。抗肿瘤作用靶点是微管，主要抑制微管蛋白的聚合而影响纺锤体微管的形成，使有丝分裂停止于 M 期，还可干扰蛋白质代谢及抑制 RNA 多聚酶的活力，并抑制细胞膜类脂质的合成和氨基酸在细胞膜上的转运。长春新碱对各种类型的急性白血病均有效，特别是急性淋巴细胞白血病；用于治疗恶性淋巴瘤、肾母细胞瘤、神经母细胞瘤、多发性骨髓瘤、绒毛膜癌；也用于治疗乳腺癌、小细胞肺癌、宫颈癌、睾丸肿瘤、卵巢癌、消化道肿瘤、黑色素瘤、慢性淋巴细胞白血病、软组织肉瘤等。

高三尖酯碱（homoharringtonine）：为细胞周期非特异性抗肿瘤药，对 G_1 和 G_2 期细胞杀伤作用最强，对 S 期细胞作用较小。抑制细胞蛋白质合成，能显著影响与蛋白质合成有关的细胞器。用于治疗急性粒细胞白血病、急性早幼粒细胞白血病、急性单核细胞白血病，也可用于治疗慢性粒细胞白血病、真性红细胞增多症及恶性淋巴瘤。

紫杉醇（paclitaxel）：可作用于细胞微管或微管蛋白系统，促进微管蛋白装配成微管，但同时抑制微管的解聚，从而导致维管束的排列异常，形成星状体，使纺锤体失去正常功能，从而导致细胞死亡。主要用于治疗卵巢癌、乳腺癌和非小细胞肺癌，对头颈癌、食管癌、精原细胞瘤、恶性淋巴瘤、胃癌、膀胱癌、恶性黑色素瘤等有一定疗效。

门冬酰胺酶（asparaginase）：细胞周期特异性药，主要作用于 G_1 期。本品能使血清中门冬酰胺分解，使肿瘤细胞缺乏门冬酰胺，而发生蛋白质合成障碍，从而抑制肿瘤生长，对正常细胞影响较小。此外，也能干扰 DNA、RAN 的合成。适用于治疗急性淋巴细胞白血病、急性粒细胞白血病、急性单核细胞白血病、慢性淋巴细胞白血病、恶性淋巴瘤、黑色素瘤等。

第六节　调节体内激素平衡的药物

某些肿瘤如乳腺癌、前列腺癌、甲状癌、宫颈癌、卵巢肿瘤等，其生长与相应的激素失调有关，因此应用某些激素或其拮抗药可改变平衡失调状态，抑制肿瘤生长，且无骨髓抑制等不良反应。

他莫昔芬（tamoxifen）：为非固醇类抗雌激素药物，能与雌二醇竞争雌激素受体，与雌激素受体形成稳定的复合物，并转运入核内，阻止染色体基因开放，从而使癌细胞的生长和发育受到抑制。治疗女性复发性转移性乳腺癌；用作乳腺癌术后转移的辅助治疗，预防复发；用于治疗卵巢癌、子宫内膜癌及子宫异位症等。不良反应有骨髓抑制、消化系统反应、生殖系统、神经系统，长时间大量使用可出现视网膜病变或角膜混浊。

托瑞米芬（toremifene）：非类固醇类三苯乙烯衍生物，可产生雌激素样或抗雌激素作用，或同时产生两种作用。其抗肿瘤作用为竞争性与乳腺癌细胞质内的雌激素受体结合，阻止癌细胞增殖分化，还可诱导癌细胞的程序性死亡。适用于治疗绝经后妇女雌激素受体阳性（或不详）的乳腺癌。

氟他胺（flutamide）：为非类固醇雄激素拮抗剂，与雄激素竞争肿瘤部位的雄激素受体，阻滞细胞对雄激素的摄取，抑制雄激素与靶器官的结合。与雄激素受体结合后形成受体复合物，进入细胞核内与核蛋白结合，从而抑制肿瘤细胞生长。适用于以往未经治疗或对激素治疗无效或复发的前列腺癌。

第七节　靶向抗肿瘤药物

此类药物不是以杀伤肿瘤细胞的效果作为目标，而是以一些在肿瘤细胞膜上或细胞内特异性表达的分子为作用靶点，能够更加特异性地作用于肿瘤细胞，阻断其生长、转移或诱导其凋亡，同时降低了对正常细胞的杀伤作用。

吉非替尼（gefitinib）：本品为选择性表皮生长因子受体（EGFR）-酪氨酸激酶抑制剂，通过与腺苷三磷酸竞争性结合，抑制 EGFR 磷酸化作用，并阻断信号传递，从而抑制 EGFR 的活性。用于既往接受过化疗的局部晚期或转移性非小细胞肺癌。对一般状况较差的非小细胞肺癌或老年患者，也可作为一线用药。不良反应包括中性粒细胞减少、血小板减少；皮疹、瘙痒、皮肤干燥；结膜炎等。

厄洛替尼（erlotinib）：表皮生长因子受体酪氨酸激酶拮抗剂，通过与腺苷三磷酸竞争性结合 EGFR 的酪氨酸激酶的胞内区催化部分，抑制磷酸化反应，阻滞增殖性信号转导，从而抑制肿瘤细胞生长。用于两个或两个以上化疗方案失败的局部晚期或转移的非小细胞肺癌的三线治疗；与吉西他滨合用用于局部晚期未经切除或转移性胰腺癌的一线治疗。

利妥昔单抗（rituximab）：为嵌合鼠或人的单克隆抗体，可与纵贯细胞膜的 CD_{20} 抗原特异性结合，特异性地诱导淋巴瘤细胞中的 B 淋巴细胞，使之迅速被清除，从而使肿瘤消除或体积缩小。用于治疗复发或耐药的滤泡性中央型淋巴瘤。

曲妥珠单抗（trastuzumab）：为重组 DNA 衍生的人源化单克隆抗体，选择性地作用于人表皮生长因子受体-2（HER-2）的细胞外部位。适用于 HER-2 过度表达的转移性乳腺癌；作为单一药物治疗已接受过一个或多个化疗方案的转移性乳腺癌；与紫杉醇类药物合用治疗未接受过化疗的转移性乳腺癌。

西妥昔单抗（cetuximab）：可与 EGFR 特异结合，阻碍内源 EGFR 配体的结合，从而抑制受体的功能，进一步诱导 EGFR 内吞，导致受体数量的下调。单用或与伊立替康联用于表皮生长因子受体（EGFR）过度表达的对以伊立替康为基础的化疗方案耐药的转移性直肠癌的治疗。

【学习小结】

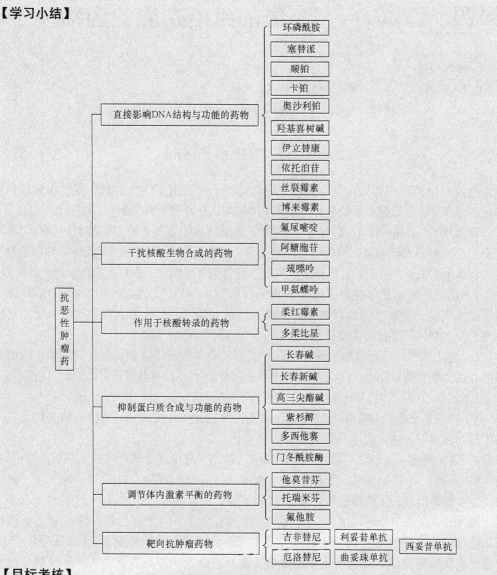

【目标考核】

1. 简述抗肿瘤药物的分类及作用机制。

2. 细胞周期特异性药物与细胞周期非特异性药物各有何特点？常用药物有哪些？

3. 简述抗肿瘤药物联合应用的原则。

4. 抗肿瘤药物常见不良反应有哪些？

【能力训练】患者，女，53 岁，发热，鼻出血 10d，牙龈增生似海绵状，胸骨压痛明显，血红蛋白 60g/L，白细胞 42×10^9/L，血小板 20×10^9/L。骨髓：原始细胞 0.9，POS（一，即阴性），PAS 阳性呈颗粒状，非特异性酯酶阴性，血清溶菌酶正常。

诊断 急性淋巴细胞白血病。

问题 针对此患者可选用哪些药物进行治疗？

（张秀娟）

影响免疫功能的药物

第一节　免疫抑制剂

免疫抑制药是一类具有免疫抑制作用的药物。主要用于治疗自身免疫性疾病和器官移植排斥反应，包括糖皮质激素、细胞增殖抑制剂、神经钙蛋白抑制剂、抗生素、抗体等。

环孢素（cyclosporin A，CsA）：本品为 T 淋巴细胞调节剂，特异性抑制辅助性 T 淋巴细胞，对 B 淋巴细胞抑制作用弱，可抑制 T 淋巴细胞依赖的 B 淋巴细胞反应，对巨噬细胞的抑制作用不明显。用于器官移植排斥反应；自身免疫性疾病。不良反应包括以下几方面。

1）泌尿系统：肾毒性，多发生在用药后的前 4 个月，发生率为 70%～100%。肾小球率过滤下降，血肌酐和尿素氮水平升高，停药后可恢复。长期大剂量用药可致不可逆的肾小管萎缩、纤维化、微动脉损伤等。

2）消化系统：用药早期出现一过性肝损害，表现为高胆红素血症，转氨酶、乳酸脱氢酶、碱性磷酸酶升高，大剂量时可致黄疸；厌食、恶心、呕吐等。

3）循环系统：可引起高血压，发生率为 33%。

4）神经系统：长期应用可致震颤、惊厥、癫痫发作、神经痛、瘫痪、精神错乱、共济失调、昏迷等，减量或停药后可缓解。

5）继发感染：长期用药可引起病毒感染、肺孢子感染或真菌感染。

6）其他：可引起多毛、牙龈增生、胰腺炎、白细胞减少、雷诺病、糖尿病、血尿等，也可致淋巴瘤、皮肤瘤、肝肿瘤等。

西罗莫司（sirolimus，SRL）：属大环内酯类抗生素，为 T 淋巴细胞增殖和活化抑制剂，也可抑制 B 淋巴细胞的增殖和抗体的生成，还可抑制成纤维细胞、内皮细胞、肝细胞和平滑肌细胞增生。常与环孢素和糖皮质激素联合应用防止器官移植排斥反应；也可用于血管支架涂层，防止动脉血管支架置入后再狭窄的发生。常见的不良反应有恶心、呕吐、食欲缺乏、腹泻等消化道反应，也可致高胆固醇及高三酰甘油血症、贫血、血小板减少、血钾紊乱等，还可诱发肿瘤。

他克莫司（tacrolimus，FK-506）：为强效新型免疫抑制剂，主要通过抑制 IL-2 的释放，阻止 T 淋巴细胞的活化。适用于肝、心脏、肾、胰腺等器官移植的排斥反应，也可用于风湿性关节炎、肾病综合征等自身免疫性疾病。不良反应包括以下几方面。

1）感染：增加对病毒、细菌、真菌感染的易感性。

2）泌尿系统：肾功能异常，常见血肌酐、尿素氮升高，尿量减少。

3）血糖代谢：可出现糖尿病与高血糖。

4）中枢神经系统：中等程度的震颤、头疼、感觉异常及失眠；此外可有不安、焦虑、情绪不稳、混乱、抑郁、嗜睡、眩晕、惊厥等。

5）心血管系统：可有高血压、肥厚性心肌病、心动过速、心肌梗死、心律失常、昏厥等。

6）呼吸系统：包括哮喘、呼吸困难和胸膜渗出、呼吸性碱中毒等。

吗替麦考酚酯（mycophenolate mofetil，MMF）：体内可迅速水解为麦考酚酸（MPA）而发挥作用。MPA能特异性地抑制淋巴细胞嘌呤从头合成途径中次黄嘌呤核苷酸脱氢酶的活性而发挥作用。能抑制T细胞、B细胞增殖和抗体生成，抑制细胞毒性T细胞产生。用于预防同种异体肾或肝移植的排斥反应及自身免疫性疾病。不良反应包括以下几方面。

1）心血管系统：高血压、心绞痛、心房颤动、直立性低血压、心动过速、血栓形成、血管扩张等。

2）神经系统：头痛、头晕、失眠、震颤、焦虑、抑郁、嗜睡等。

3）内分泌系统：主要有高胆固醇血症、高血糖症、高钾血症、低钾血症、低磷酸盐血症，也有酸中毒、碱性磷酸酶升高、肌酐增加、高钙血症、高脂血症、血容量过多、糖尿病、甲状旁腺功能失调等。

4）呼吸系统：包括呼吸困难、咳嗽加剧、咽炎、肺炎、支气管炎、肺水肿、鼻炎、鼻窦炎等。

5）泌尿系统：有肾小管坏死、血尿、尿道感染、尿频、蛋白尿、排尿困难等。

6）消化系统：腹痛、腹泻、便秘、恶心、呕吐、消化不良、口腔溃疡及胃肠胀气、胃肠炎、胃肠出血、胃肠溃疡等。

7）其他：无力、寒战、发热、脓毒血症、囊肿等，偶见脑膜炎和感染性心内膜炎。

第二节 免疫调节剂

免疫调节剂是指单独或与抗原同时使用时能增强机体免疫应答反应的物质，主要用于治疗免疫缺陷病、慢性难治性感染等，也可用于肿瘤的辅助治疗，包括微生物来源药物、人或动物免疫系统产物、化学合成药物、真菌多糖等。

卡介苗（bacillus calmette-guerin vaccine，BCG）：通过调节细胞免疫、体液免疫、刺激网状内皮系统，激活单核-巨噬细胞功能，增强自然杀伤细胞功能，增强溶菌酶活力，稳定肥大细胞膜，减少脱颗粒细胞释放活性物质。可用于预防和治疗感冒、慢性感染性疾病、过敏性疾病、免疫性疾病、肿瘤，以及神经性皮炎、湿疹、慢性乙型肝炎等。不良反应有接种部位红肿、溃疡，急咳、全身不适等。

胸腺素（thymosin）：为细胞免疫调节剂。可使骨髓产生的干细胞转变成T淋巴细胞，并可连续诱导T淋巴细胞分化发育的各个阶段，增强成熟T淋巴细胞对抗原或其他刺激的反应而增强细胞免疫功能，调节机体免疫平衡，对体液免疫影响甚微。用于各种原发性或继发性T淋巴细胞缺陷病，某些自身免疫性疾病；病毒性肝炎、恶性肿瘤。不良反应包括恶心、发热、头晕、胸闷、无力等。

转移因子（transfer factor，TR）：可促进巨噬细胞的趋化性，增加迟发型细胞反应，提高机体对肿瘤的杀伤能力。用于治疗病毒性或霉菌性细胞内感染，恶性肿瘤的辅助治疗剂，免疫缺陷病、自身免疫性疾病，某些抗生素难以控制的病毒与真菌感染等。一般无毒性反应，可出现注射部位疼痛、红肿、硬结、轻度皮疹及全身发热。

【学习小结】

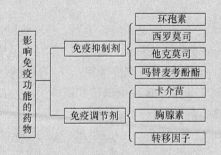

【目标考核】

1. 比较环磷酰胺和环孢素 A 的作用特点。

2. 常用的免疫抑制剂有哪些?

3. 长期应用免疫抑制剂可带来哪些严重不良反应?

【能力训练】患者,女,29 岁,患急性淋巴细胞白血病,进行了骨髓移植手术,为避免术后排斥反应,术前 3d 应用了环孢素,但术后患者出现肌酐和尿素氮增高。问题:

(1)患者出现异常的原因是什么?

(2)应用环孢素应注意什么问题?

（张秀娟）

第十一篇　眼科、耳鼻喉科、皮肤科疾病用药

第四十三章　眼科疾病用药

【学习目标】
　　1. 掌握抗菌药物、扩瞳药、睫状肌麻痹药和影响眼组织代谢的药物在眼科的应用。
　　2. 熟悉抗病毒药在眼科的应用。
　　3. 了解抗炎药物在眼科的应用。

第一节　抗菌药物在眼科的应用

眼部感染性疾病药物治疗的关键是确定致病菌，然后进行药敏测定。部分严重的眼内感染，在细菌培养结果出来之前或细菌培养为阴性结果时，应根据疾病临床症状、患者体征及临床经验确定抗生素。多数眼表感染如泪囊炎、睑板腺炎、眼睑脓肿等与金黄色葡萄球菌有关。表 43-1 统计了眼部感染的常见致病菌。

表 43-1　眼部感染性疾病与病原菌的关系

感染性疾病	病原菌
睑缘炎	葡萄球菌、真菌、Morax-Axenld 双杆菌
睑板腺炎	葡萄球菌、溶血性链球菌、绿脓杆菌
泪囊炎	葡萄球菌、溶血性链球菌、肺炎双球菌、绿脓杆菌、厌氧杆菌
蜂窝组织炎	葡萄球菌、溶血性链球菌、肺炎双球菌、革兰氏阴性杆菌、厌氧杆菌
结膜炎	葡萄球菌、溶血性链球菌、肺炎双球菌、Koch-Wecks 杆菌、腺病毒、Morax-Axenld 双杆菌
角膜溃疡	绿脓杆菌、革兰氏阴性杆菌、真菌、肺炎双球菌、葡萄球菌
全眼球炎	葡萄球菌、绿脓杆菌、肺炎杆菌、溶血性链球菌、厌氧杆菌、真菌
术后感染	葡萄球菌、溶血性链球菌、肺炎双球菌、绿脓杆菌、厌氧杆菌、真菌

一、喹诺酮类

左氧氟沙星（levofloxacin）：眼内通透性良好。0.3% 左氧氟沙星滴眼液对兔眼房水通透性的研究表明，单次滴眼可在房水中达到多数敏感菌的 MIC。可用 0.3% 溶液滴眼，治疗各种细菌性和衣原体引起的外眼感染。不良反应主要有过敏反应症状、胃肠道不适和轻度的中枢神经系统症状。

二、氨基糖苷类

庆大霉素（gentamicin）：庆大霉素的眼内通透性良好。0.3% 溶液或眼膏点眼，房水浓度为：正常眼 $0.1\sim0.8\mu g/ml$，炎症眼 $0.2\sim1.6\mu g/ml$；结膜下注射 20mg，迅速透入房水，30min 达峰值 $12.6\mu g/ml$；结膜下注射和球后注射在巩膜和视网膜脉络膜能获得较高药物浓度，结膜下注射后的角膜药物浓度显著高于球后注射。局部点眼用于上述敏感菌引起的结膜炎、角膜炎、泪囊炎、眼睑炎、睑板腺炎等感染。眼内注射可用于治疗化脓性眼内炎，结膜下及球后注射可用于治疗深层巩膜炎、眶蜂窝织炎等深层及球后炎症。滴眼液虽极少吸收进入全身血液循环，但孕妇及哺乳期妇女仍应注意不可过量或长期使用，以免影响胎儿及婴儿的生长发育。视网膜对庆大霉素毒性反应敏感，眼各部位局部注射均有引起视网膜毒性反应的报告，造成视网膜缺血性改变，操作时应注意注射手法、部位及药物浓度。

三、大环内酯类

红霉素（erythromycin）：全身用药不易通过血-房水屏障。静脉注射红霉素 100mg，房水浓度为 $0.7\mu g/ml$，玻璃体浓度为 $0.1\mu g/ml$；2.5% 溶液给兔眼浴 5min，兔眼能耐受，1h 后角膜浓度为 $9\mu g/ml$，房水浓度为 $9\mu g/ml$，玻璃体浓度为 $0.9\mu g/ml$；结膜下注射 5mg，1h 后角膜浓度为 $95\mu g/ml$，房水浓度为 $59\mu g/ml$，玻璃体浓度为 $5\mu g/ml$。主要用于对青霉素过敏的患者，或治疗耐药性金黄色葡萄球菌、溶血性链球菌引起的眼部感染性疾病及败血症，如眶蜂窝织炎或眼内感染等。0.5% 溶液滴眼，每日 4～5 次；0.5% 眼膏涂眼，每日 3～4 次；结膜下注射 1～5mg，前房内注射 0.2～0.5mg；口服 0.2～0.5g/次，4 次 / 日；静脉滴注每日 1.2～1.8g，溶于 5% 葡萄糖注射液中。

第二节　抗病毒药物在眼科的应用

病毒可引起眼表炎症，如病毒性角膜炎、病毒性结膜炎。也可引起眼内炎症，如视网膜坏死、葡萄膜炎等，详见表 43-2。

表 43-2　眼部常见病毒感染性疾病

病毒	主要感染眼病
单纯疱疹病毒 I 型（HSV-I ）	角膜炎、虹膜炎、急性视网膜坏死综合征
单纯疱疹病毒 II 型（HSV-II ）	角膜炎
水痘-带状疱疹病毒（VZV）	眼睑炎、结膜炎、角膜炎、急性视网膜坏死综合征
牛痘病毒（VV）	角膜炎、虹膜炎
腺病毒（ADV）	流行性角结膜炎、点状角膜炎
巨细胞病毒（CMV）	视网膜-脉络膜炎
微小核糖核酸病毒（PRV）	流行性出血性角结膜炎

一、非选择性抗病毒药物

本类药物选择性差，在抑制病毒的同时抑制正常细胞，特别是生长旺盛细胞的 DNA 合成，故细胞毒性较大，较少全身应用，主要药物有碘苷、氟苷、阿糖腺苷、环胞苷等。

二、选择性抗病毒药物

在 DNA 生物合成过程中，疱疹病毒诱导的某些特异性酶与正常细胞酶有一定的区别，利用这些差异开发出的选择性抗病毒药物毒性较低，适合全身应用。对病毒诱导的特异性酶，目前研究较多的有两种，即胸腺嘧啶核苷激酶（thymidine kinas，TK）与

DNA 聚合酶（DNA polymerase，DP）。

更昔洛韦（ganciclovir）：是合成的核苷类抗病毒药物，在体内可抑制疱疹病毒的复制，其抗病毒作用与阿昔洛韦相似，但作用更强，包括单纯疱疹病毒、水痘-带状疱疹病毒、EB 病毒和巨细胞病毒等，尤其对艾滋病患者的巨细胞病毒有强大的抑制作用，是继阿昔洛韦后一个很有前途的抗病毒新药。临床用于治疗单纯角膜炎和巨细胞病毒性视网膜炎。玻璃体内注射常见细菌性眼内炎、视网膜脱离、轻度结膜瘢痕、巩膜硬结或异质感。眼内植入缓释给药约有 12% 的患者发生视网膜脱离，植入后 2～4 周出现视物模糊。凝胶滴眼有短暂刺痛、灼热感及出现角膜斑点。

第三节　抗炎药物在眼科的应用

一、糖皮质激素

糖皮质激素的药理作用主要有抗炎、抗过敏、免疫抑制、抗休克及抗病毒作用等，还可以影响糖、蛋白质、脂肪及水电解质代谢。其眼内通透性良好，但不同药物存在一定差异，在点眼时角膜渗透力的顺序为：甲基泼尼松龙＞地塞米松＞泼尼松、泼尼松龙＞氢化可的松、可的松＞曲安西龙、氟米龙＞甲羟松。各种局部用糖皮质激素对炎症的抑制能力不同，一般来说，药物的眼组织浓度与其消炎作用相平行。同种糖皮质激素的不同衍生物，其抗炎作用并不相同。资料表明，1% 的醋酸泼尼松龙是抑制角膜炎症最有效的药物，0.1% 乙醇地塞米松次之，泼尼松龙和地塞米松的磷酸盐衍生物的抗炎作用较之为弱。

地塞米松（dexamethasone）：0.1% 地塞米松混悬液单剂量一次点眼后，角膜浓度最高 7.5min 达高峰。房水和虹膜浓度相近，于 30～40min 达到高峰。同时认为水溶性地塞米松磷酸盐与脂溶性地塞米松（游离醇型）均有良好的角膜通透性，并证明通透性与角膜上皮是否存在或眼部有无炎症无关。眼科主要治疗眼部前段炎症，如结膜、角膜、巩膜及虹膜睫状体等的炎症。怀疑合并细菌感染者，应同时给予足够有效的抗生素。眼部长期应用可导致青光眼、白内障、诱发感染及延缓伤口愈合。在角膜变薄的疾病中，应用本药有导致角膜穿孔的危险。浅层单疱角膜炎、角膜溃疡、眼部真菌感染及对本药过敏者禁用本药。

二、非甾体抗炎药

非甾体抗炎药物是一类阻断炎性介质合成释放或抑制炎性介质作用从而预防减轻炎症反应的药物。此类药物与糖皮质激素的区别在于其结构上不含甾体环，消炎作用主要是通过抑制环氧酶活性，阻断前列腺素（prostaglandin，PG）合成来实现，故又称为环氧酶抑制剂。它们对已合成的 PG 无直接对抗作用，因此，为减轻术中或术后的炎症反应，提前用药会取得更佳的治疗效果。

双氯芬酸（diclofenac）：双氯芬酸钠滴眼在人眼具有很好的眼内通透性，而且房水内药物滞留时间较氟比洛芬约长 2 倍，这是因为角膜对双氯芬酸钠有一定蓄积作用，然后再缓慢释放入前房。给人 0.1% 双氯芬酸钠 50μl 滴眼后，10min 在房水中即可监测到药物，2.4h 达到高峰值，为 82ng/ml；浓度保持在 20ng/ml 以上的持续时间超过 4h，而维持在 3～16ng/ml 水平可超过 24h；房水平均药物滞留时间为 7.4h；如果一次滴眼数滴，房水药物水平将有所增加，达峰时间可提前 1h 左右。用于治疗葡萄膜炎、角膜炎、巩膜炎和巩膜外层炎，抑制角膜新生血管的形成，治疗眼内手术后、激光滤帘成形术后或各种眼部损伤的炎症反应，白内障手术后抑制炎症性缩瞳反应，光性屈光性角膜切削术（photorefractive keratectomy, PRK）术后镇痛、消炎及防止回退，春季卡他性结膜炎、季节过敏性结膜炎等过敏性眼病，预防和治疗白内障囊内摘除术后炎症及囊样黄斑水肿（cystoid macular edema, CME），以及青光眼滤过术后促进滤过泡形成等。滴眼有短暂烧灼、刺痛、流泪等，极少数可出现结膜充血、视物模糊。

第四节　扩瞳药和睫状肌麻痹药在眼科的应用

常用的扩瞳剂及睫状肌麻痹剂为抗胆碱药物。抗胆碱药物能与胆碱受体结合而本身不产生或较少产生拟胆碱作用，却能妨碍胆碱能神经递质或拟胆碱药与受体结合，从而产生抗胆碱作用。

阿托品（atropine）：阿托品角膜透性好，眼局部应用后 10min 达血浆浓度峰值。阿托品结膜下注射后 90min 眼组织的药浓度以巩膜、角膜及房水较高，玻璃体内也有较高药物浓度，虹膜-睫状体和视网膜浓度较低。阿托品通过房水循环排出较慢，故滴眼后其作用可维持数天至 1 周。临床用于治疗虹膜睫状体炎、检查屈光、矫正内隐斜、解除调节痉挛、治疗恶性青光眼等。

第五节　影响眼组织代谢的药物

一、维生素类

由于食物中维生素的含量过少、吸收或利用发生障碍、机体对维生素的需求量增加，因此可因供不应求而引起疾病，称为维生素缺乏症。维生素的缺乏可以引起眼部的多种病变，最常见的如维生素 A 缺乏引起的夜盲症。

维生素 A（vitamin A）：进入消化道后，在胃内几乎不被吸收，在小肠与胆汁酸脂肪分解产物一起被乳化，由肠黏膜吸收。维生素 A 人体储存量随着年龄递增，至老年期明显低于年轻人，不同性别储存量也不同。维生素 A 在体内的平均半减期为 128～154d，在无维生素 A 摄入时，每日肝中损失（分解代谢）率约为 0.5%。

【药理作用和作用机制】

1. 上皮组织　维生素 A 为维持上皮组织正常功能状态所必需的物质。若缺乏维生素 A 则上皮组织角化增加，出现角质化变性增殖，泪腺细胞角化会停止分泌泪液，发生干眼症。

2. 视网膜　维生素 A 缺乏可引起夜盲症。在视网膜内，维生素 A 的两种异构体顺维生素 A 和反维生素 A 受醇脱氢酶等的催化被氧化为顺视黄醛和反视黄醛。顺视黄醛与视蛋白结合成为视杆细胞的感光物质——视紫红质，维持弱光下的视觉，在光线的影响下，视紫红质分解为反视黄醛和视蛋白，同时产生神经冲动发生视觉。其后，反视黄醛被醇脱氢酶等催化还原为反维生素 A。在弱光下，反视黄醛和反维生素 A 不能在视网膜内再变为顺视黄醛和顺维生素 A。反维生素 A 随血液至肝才能转变为顺维生素 A，再回到眼内以供合成视紫红质。但顺维生素 A 不能 100% 的恢复，故必须不断地从外源加以补充。

【临床应用】 眼科临床用于治疗夜盲症、角膜软化、眼干燥症、视网膜色素变性、眼铁质沉着症。

【不良反应】

1）维生素 A 一般不具有毒性，但当长期大量摄入时可引起急性或慢性中毒。一般认为，当成人一次摄入剂量超过 100 万国际单位，儿童超过 30 万国际单位即可致急性中毒。如连续每日服用维生素 A 10 万国际单位超过 6 个月可引起慢性中毒。

2）毒性表现主要包括颅内压升高伴视神经盘水肿，轻度眼球突出、脱发、皮疹、脱皮，广泛游走性关节痛，肝、脾肿大，胃纳锐减，瘙痒，烦躁，低凝血酶原血症性出血，眼内斜视及骨骼 X 线检查的变化。

二、酶及生物制剂

随着现代科学技术的发展，酶制剂在医药领域中的作用日趋明显。目前用于临床的酶制剂就其功能可分为消化类、抗炎清创类、凝血和解凝类、解毒类、诊断类及用于治疗不同疾患的各种酶制剂。眼科临床常用的主要有抗炎清创、解凝类及某些特殊作用的酶制剂。

胰蛋白酶（trypsin）：在胰脏是作为酶的前体胰蛋白酶原而被合成的。作为胰液的成分而分泌，受肠激酶或胰蛋白酶的限制分解成为活化胰蛋白酶，是肽链内切酶，它能把多肽链中赖氨酸和精氨酸残基中的羧基侧切断。它不仅起消化酶的作用，还能限制分解糜蛋白酶原、羧肽酶原、磷脂酶原等其他酶的前体，起活化作用，是特异性最强的蛋白酶，在决定蛋白质的氨基酸排列中，它成为不可缺少的工具。

【药理作用和作用机制】 胰蛋白酶是胰腺分泌的一种主要蛋白水解酶。能选择性地分解蛋白质中由赖氨酸或精氨酸所构成的肽链。对一切无生命变性蛋白质有消化溶解作用。溶解脓液和坏死组织，使之变稀，易于引流；并消除炎症过程中所致的纤维素沉淀，促进肉芽组织的生长。由于正常健康组织能分泌一种抑制和抵抗胰蛋白酶水解作用的物质，因此对正常组织无作用。抗生素和磺胺类药物不影响本品的蛋白水解活性，可并用治疗各种炎症、脓肿、血肿及纤维素粘连等。

【临床应用】 在眼科主要用于治疗各种眼部炎症如虹膜睫状体炎、葡萄膜炎、急性泪囊炎、全眼球炎及角膜溃疡等；治疗各种出血性眼病如前房积血、玻璃体积血、眼底出血、视网膜静脉周围炎及视网膜静脉血栓形成等；以及治疗眼外伤和钝挫伤、视网膜震荡等。用于促进出血、渗出物和坏死组织的消退，使水肿和炎症消失，缩短恢复期。

【不良反应】 胰蛋白酶可引起组胺释放，肌内注射后可出现组胺样过敏反应，体温升高、呼吸急促、心跳加快、白细胞增多、血管神经性水肿和荨麻疹等。给药前先用抗组胺类药物可减轻这些反应。

【用药指导】

1）肝、肾损害，凝血功能异常者忌用。

2）本品水溶液极其不稳定，室温放置 3h 效力丧失 75%，故宜在临用前以注射用水或生理盐水新鲜配制。

【学习小结】

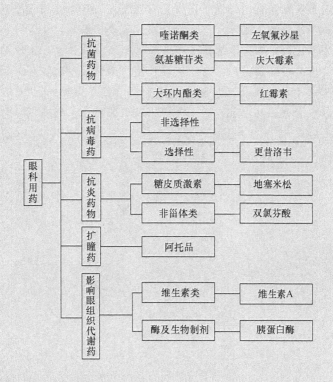

【目标考核】

1. 左氧氟沙星滴眼液的主要临床应用有哪些？使用时的注意事项有哪些？

2. 使用阿托品会产生的不良反应有哪些？

【能力训练】患者，男性，20 岁。因右眼肿痛、失明 10min 入院就诊。1 周前因结膜炎给予利福平眼药水滴眼，眼药水用完自觉没有完全好，10min 前未经就诊自行用盐酸左氧氟沙星滴眼液（5ml：15mg）和双氯芬酸钠滴眼液（5ml：5mg）滴患眼，两药间隔不到 2min，顿时患眼里烧灼样疼痛，眼睛肿胀，视物不见。门诊诊断为急性药物性视神经炎伴全盲，急性结膜炎。立即用生理盐水反复冲洗患眼及结膜囊，红霉素眼膏局部涂抹，无菌纱布遮盖，眼罩保护，全身积极给予抗过敏（地塞米松 10mg、维生素 C 3.0mg，溶于生理盐水 250ml 静脉点滴，扑尔敏 10mg 肌内注射），抗感染（头孢唑林钠 4.0mg 溶于生理盐水 250ml 静脉点滴），营养神经（ATP 40mg、辅酶 A 100U、肌苷 0.5mg 溶于 10% 葡萄糖 250ml 静脉点滴，常规口服维生素 B_1、维生素 B_6、维生素 C、强的松片）等综合治疗措施。患眼再次清洁换药，眼睛能自行睁开少许，烧灼样感减轻，眼睑有轻微瘙痒，能模糊分清眼前手动感。经 3d 连续治疗，患者症状逐渐消退，继续常规量口服维生素 B_1、维生素 B_6、维生素 C、强的松片，3 次 /d，维生素 B_1 100mg、维生素 B_{12} 500μg 肌内注射，1 次 /d，1 周后停药，患者裸眼视力恢复到 1.0，余无不适。请分析患者发生"急性药物性视神经炎伴全盲"的原因。

  分析 盐酸左氧氟沙星滴眼液和双氯芬酸钠滴眼液均为处方药眼药水。双氯芬酸钠滴眼液主要用于眼科手术前后，缓解术中、术后疼痛；盐酸左氧氟沙星滴眼液主要用于细菌性角膜炎和结膜炎，两药单用少见不良反应，广泛应用于眼科临床。盐酸左氧氟沙星属于氟喹诺酮类抗生素，有实验证实，氟喹诺酮类抗生素可抑制中枢神经递质 γ-氨基丁酸（GABA）与受体结合，产生中枢神经系统兴奋，出现惊厥；双氯芬酸钠属于非甾体类消炎镇痛药，同样具有类似作用，两药同时配伍可加剧此作用。两种滴眼液说明书中关于该药不良反应表现中均指出"有视物模糊""暂时性视力下降"。本例也说明部分患者存在病急乱投医、自行盲目用药现象，需在以后的临床工作中对患者进行相关用药教育。

（刘　璐　李希娜）

第四十四章 / 耳鼻喉科疾病用药

【学习目标】
1. 掌握消毒防腐药在耳鼻喉科的应用。
2. 熟悉减鼻充血药在耳鼻喉科的应用。
3. 了解抗菌药物在耳鼻喉科的应用。

　　耳鼻喉科疾病用药包括耳、鼻及咽喉疾病用药，本章仅介绍常用的治疗药物，包括抗菌药物、消毒防腐药及减鼻充血药等。

　　耳鼻喉科疾病用药包括全身用药和局部用药两类，有的药物既可全身用药又可局部用药。其剂型包括口服片剂、含漱片、含片、滴耳剂、溶液剂、滴鼻剂、鼻喷雾剂等，基本上以外用给药为主。

第一节　抗菌药物在耳鼻喉科的应用

　　氧氟沙星（ofloxacin）：成人患者在中耳腔内点滴 0.3% 的氧氟沙星溶液，一次 10 滴，一日 2 次，总计 14 次。耳浴 30min 后的血药浓度很低，为 0.009～0.012μg/ml。小儿患者在中耳腔内一次滴耳，耳浴 0.3% 的氧氟沙星水溶液 5 滴，120min 后血清中浓度较低，不超过 0.013μg/ml。临床用于治疗敏感菌引起的中耳炎、外耳道炎、鼓膜炎。偶有中耳痛及瘙痒感。

　　氯霉素（chloromycetin）：为氯霉素类抗生素。在体外具广谱抗微生物作用，包括需氧革兰氏阴性菌及革兰氏阳性菌、厌氧菌、立克次体属、螺旋体和衣原体属。临床用于敏感细菌感染引起的外耳炎、急慢性中耳炎。偶见过敏反应。

第二节　消毒防腐药物在耳鼻喉科的应用

　　硼酸乙醇（boric acid）：硼酸为弱防腐药，对细菌和真菌有弱的抑制作用，刺激性小，用于治疗细菌和真菌感染。对葡萄球菌、链球菌、肺炎双球菌、大肠杆菌及部分致病性皮肤真菌等有抑制作用。用于急慢性外耳道炎、鼓膜炎、化脓性中耳炎滴耳时可有短时间刺痛感。

　　过氧化氢（hydrogen peroxide）：过氧化氢不与蛋白质结合，分解仅产生水和氧，除对皮肤和黏膜伤口有暂时性刺激作用外，应无更多毒性。过氧化氢在水溶液中可形成氧化能力很强的自由羟基（—OH），破坏蛋白质分子结构，使去氧核糖核酸（DNA）断链和作用于细胞膜脂质等，从而抑制细菌生长以至将其杀灭。过氧化氢凭借其氧化能力，可抑制或杀灭各种微生物。实验室实验表明，0.025% 过氧化氢溶液可抑制细菌繁殖体生长，0.1% 浓度溶液开始具有杀菌作用。3% 溶液对细菌繁殖体的 D 值（杀灭 90% 所需作用的时间，min）为 0.3～4.0，对病毒为 2.42，对真菌为 4～18，对细菌芽孢所需剂量较大，25% 浓度药液的 D 值为 0.8～7.3。因具有杀灭细菌芽孢作用，故有灭菌效果。加热或酸性条件有利于其杀菌作用,有机物的存在则相反。活组织中的过氧化氨酶可促其分解。临床用于治疗急性、慢性化脓性中耳炎及外耳道炎。高浓度对皮肤和黏膜产生刺激性灼伤,形成疼痛"白痂"。

第三节　减鼻充血药物的应用

鼻炎是发生在鼻腔黏膜的炎性疾病。目前对鼻炎的判断主要依靠患者的鼻部症状,如鼻塞、流涕、鼻痒和喷嚏等。鼻炎可分为变应性鼻炎和非变应性鼻炎。由微生物感染引发的鼻黏膜炎症为感染性鼻炎,原则上属于非变应性鼻炎的范畴。

减鼻充血药通常用于缓解鼻塞症状,但不宜长期使用。糖皮质激素具有显著的抗炎作用而被广泛用于鼻炎的治疗。感染性鼻炎可能需要使用抗菌药治疗。除药物治疗外,存在机械阻塞因素或结构异常的鼻炎,通常需要手术干预。

减鼻充血药是 α 受体激动剂,可对鼻甲中的容量血管产生收缩作用,通过减少鼻黏膜中的血流而缓解鼻塞症状。减鼻充血药起效迅速,喷雾剂的药物分布效果强于滴鼻剂。常用者包括: 0.5% 麻黄碱,0.05% 羟甲唑啉和 0.1% 赛洛唑啉等。如果使用频率过高(间隔不足 3h)或疗程过长(3 周以上),可使鼻黏膜损伤导致药物性鼻炎,因此,对于以长期鼻塞为主要症状的患者,减鼻充血药并非适宜选择。

麻黄碱(ephedrine):麻黄碱通过激动 α 肾上腺素受体引起血管收缩,从而减少鼻腔黏膜容积。其血管收缩作用比较持久而缓和,对鼻黏膜上皮纤毛活动影响少,改善鼻腔通气,促进鼻窦引流,并可减轻局部炎症。临床用于缓解鼻黏膜充血肿胀引起的鼻塞和鼻出血。偶见一过性轻微烧灼感、干燥感、头痛、头晕、心率加快,长期使用可致心悸、焦虑不安、失眠等。

羟甲唑啉(oxymetazoline):为咪唑类衍生物,属于 α_1 肾上腺素受体激动药。可直接作用于血管平滑肌上的 α_1 受体而引起血管收缩,减少已充血血管的血流量及缓解组织水肿,故有利于鼻窦引流及鼻通气。但药物作用仅为暂时性,长期用药可引起血管反弹性扩张、肿胀及药物性鼻炎等。用于急性、慢性鼻炎(包括慢性肥厚性鼻炎)及过敏性鼻炎、鼻窦炎等,以缓解鼻黏膜充血。经鼻给药后可引起鼻黏膜局部烧灼感、针刺感、干燥及喷嚏、口干、咽干等。另外,局部应用可因少量吸收而致心率加快、心律失常、头痛、头晕、神经质、震颤、睡眠障碍等。

赛洛唑啉(xylometazoline):属于肾上腺素受体激动药,对肾上腺素 α 受体有特殊的兴奋作用。本药直接作用于拟交感神经胺和鼻黏膜小血管上的肾上腺素 α 受体,产生血管收缩作用,从而减少血流量,解除鼻黏膜的充血肿胀。临床用于缓解和消除急慢性鼻炎、鼻窦炎、过敏性鼻炎等鼻腔疾病的鼻塞症状,也可用于感冒所致的鼻塞,还可用于中耳炎,有助于因黏膜肿胀而阻塞的咽鼓管再通。偶见鼻腔内一过性的轻微烧灼感或干燥感、头痛、头晕、心率加快等。全身性反应最常见于婴儿、年幼儿童和老人。

【学习小结】

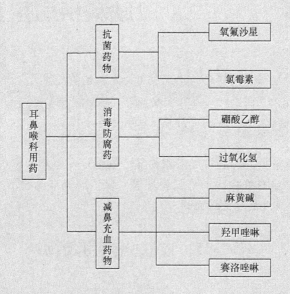

【目标考核】

1. 耳鼻喉科应用过氧化氢主要治疗哪些疾病?
2. 应用硼酸乙酸时的注意事项有哪些?

【能力训练】患者,男,8岁,学生。因鼻塞、焦虑、失眠、幻觉1年,来我院诊治。2年前因感冒鼻塞、流涕用盐酸麻黄碱滴鼻液(8ml,浓度0.5%)滴鼻,每日4~5次,计1个月用5支。1年前又因鼻塞滴用该药,日5~6次,每月用7支,计2个月。滴鼻后鼻腔通气不佳,且出现失眠、焦虑、幻觉。停用该药滴鼻,口服谷维素2片,日2次,1周后失眠、幻觉、焦虑消失。1个月前患儿又因感冒后鼻塞滴用该药(8ml/支,0.5%)又出现失眠、焦虑、幻觉等精神症状。患儿既往体健,无精神病史。体检:一般情况良好,双侧鼻腔下鼻甲肥大,鼻腔黏膜充血(＋＋＋),心肺腹检查正常,头颅CT未见异常,血尿常规正常。请分析该患者出现失眠、焦虑、幻觉等精神症状的原因。

分析　盐酸麻黄碱滴鼻液是拟肾上腺素药物,能激动肾上腺素受体,松弛支气管平滑肌,减轻充血、水肿,改善小气道阻塞。大量长期使用可以引起失眠、头痛、震颤、焦虑、心悸、发热感、出汗等。滴鼻引起幻觉等精神症状者极为少见。该药物为外用药,一般主张该药浓度为0.5%,8ml/支,必要时应用,每日3~4次,症状好转即停,不能长期大量使用。上述病例因长期、大量使用该药滴鼻,造成患者对该药成瘾、引起药物性鼻炎,故近1年鼻塞后离不开该药,且用之效果不明显。因为停用该药鼻塞、失眠、焦虑等神经衰弱缓解,听觉、幻觉消失,患者在1个月后复用本药滴鼻又重新出现上述症状,而患者此期间没有口服和外用过任何药物,既往无精神病史,头颅CT未见异常,所以本病是由长期、大量使用盐酸麻黄碱滴鼻液滴鼻所致,其相关机制有待进一步探讨。

该病例提示我们:麻黄碱滴鼻液(包括有些市售滴鼻药物)不能由患者当作常规外用药滥用,特别是婴幼儿。切忌长期、大剂量反复使用,必要时应在专业医师和药师指导下使用。

(刘　璐　李希娜)

第四十五章 皮肤科疾病用药

【学习目标】
1. 掌握常见皮肤病内用药物的临床应用特点及不良反应。
2. 熟悉皮肤病外用药物的临床应用特点及不良反应。
3. 了解合理使用皮肤科疾病用药的原则及注意事项。

皮肤病作为临床常见病，通常可采用局部药物治疗，但对于一些发病原因复杂、症状严重的皮肤病或是全身性疾病的皮肤表现等，仅依靠局部药物治疗时难以解决问题，显然采用药物进行全身性治疗是必要的。

第一节 皮肤病内用药物

一、抗组胺药

（一）第一代抗组胺药

第一代抗组胺药物在临床上用于治疗皮肤黏膜变态反应性疾病，如荨麻疹、血管性水肿、湿疹、异位性皮炎、接触性皮炎、药疹等。在非变态反应性皮肤病中用于镇静止痒，如神经性皮炎、皮肤瘙痒症、虫咬皮炎等。第一代抗组胺药物的主要作用机制是与组胺竞争结合效应细胞上的受体 H_1，拮抗组胺引起的血管扩张和通透性增加，减少皮肤红斑水肿。第一代抗组胺药有 5-羟色胺和慢反应物质等其他炎症介质作用。具有脂溶性，易穿透血脑屏障，有不同程度中枢神经系统抑制作用，可镇静止痒。药物的受体选择性差，具有抗胆碱作用，表现为阿托品样反应，可抑制前庭反应，抗晕动、镇吐。

盐酸苯海拉明（diphenhydramine）：口服吸收迅速而完全，口服后 15~60min 起效，达峰时间 1~4h，血浆蛋白结合率为 98%，半衰期 4~7h。

【药理作用和作用机制】 与组胺竞争结合效应细胞上的 H_1 受体，拮抗组胺引起的血管扩张和通透性增加，减少皮肤红斑水肿。有较强抗组胺作用和镇静作用，有较显著的阿托品样作用。

【临床应用】 用于荨麻疹、血管神经性水肿、过敏性鼻炎等皮肤黏膜的过敏，对虫咬皮炎和接触性皮炎也有效。

【不良反应】 用药后有嗜睡、疲乏、头晕、共济失调、肌张力障碍等。偶可引起粒细胞减少，长期应用超过 6 个月可引起贫血。

【用药指导】 可增强中枢抑制药的作用，不宜同时应用中枢抑制药。不用于驾驶、高空作业及机器操作者，孕妇及哺乳期妇女慎用，新生儿和早产儿禁用。肾衰竭时，应延长给药的时间间隔。

氯苯那敏（chlorpheniramine）：具体药理学特征介绍如下。

【体内过程】 有较强抗过敏作用，但中枢镇静作用和抗胆碱作用比其他抗组胺药轻。口服或注射后吸收迅速而完全，口服 15~60min 起效，达峰时间为 3~6h，肌内注射后

$5\sim10\,\mathrm{min}$ 起效。血浆蛋白结合率为 72%，半衰期为 $12\sim15\,\mathrm{h}$。主要经肝代谢灭活，经肾排出。

【药理作用和作用机制】 作为组织胺 H_1 受体拮抗剂，本品能对抗过敏反应（组胺）所致的毛细血管扩张，降低毛细血管的通透性，缓解支气管平滑肌收缩所致的喘息，本品抗组胺作用较持久，也具有明显的中枢抑制作用，能增加麻醉药、镇痛药、催眠药和局麻药的作用。

【临床应用】 用于皮肤黏膜的变态反应及虫咬所致皮肤瘙痒和水肿，也可减轻过敏性鼻炎的症状。

【不良反应】 与苯海拉明相似，但中枢抑制作用较轻。

【用药指导】 个别患者用药后有失眠、烦躁等中枢兴奋症状，甚至诱发癫痫，癫痫患者禁用。与镇静药、催眠药、安定药等合用，可增强中枢抑制作用，可延缓苯妥英钠肝内代谢，使其血药浓度升高。不用于驾驶、高空作业及机器操作者，孕妇及哺乳期妇女慎用，新生儿及早产儿禁用。肾衰竭时，应延长给药时间间隔。

盐酸赛庚啶（cyproheptadine）：可与组胺竞争效应细胞上的 H_1 受体，从而阻止过敏反应的发作，接触组胺的致痉和充血作用。用于荨麻疹、湿疹、皮肤瘙痒等过敏性疾病。常见不良反应有嗜睡、口干、乏力、头晕、恶心等。该药与乙醇和其他中枢抑制药有相加作用，不应同服。与吩噻嗪药物合用可增加室性心律失常的危险性，严重者可致尖端扭转型心律失常。孕妇及哺乳期妇女禁用，青光眼、尿潴留和幽门梗阻患者禁用。对本品过敏者禁用。老年人及两岁以下小儿慎用。驾驶机、车、船及从事高空作业、机械作业者工作期间禁用。

（二）第二代抗组胺药

第二代抗组胺药物有较强的抗组胺作用和高的 H_1 受体选择性，由于这些药物分子一般较大，脂溶性很差，不易穿透血脑屏障，而且它们对中枢神经系统 H_1 受体的亲和力低于外周 H_1 受体，因此治疗剂量很少有中枢镇静作用和认知能力的损伤，无阿托品样反应。目前被认为是治疗 I 型变态反应疾病比较安全有效的药物。

氯雷他定（loratadine）：具体药理学特征介绍如下。

【体内过程】 本品空腹口服吸收迅速，食物可使血药浓度达峰时间延迟约 $1\,\mathrm{h}$，分别使本品及代谢物的 AUC 增加约 40% 和 15%。本品及代谢物的血浆蛋白结合率分别为 98% 和 $73\%\sim77\%$，代谢后产物由尿液和粪便排出体外。

【药理作用和作用机制】 本品为三环类抗组胺药，起效快，作用强，具有选择性对抗外周 H_1 受体作用，本品无明显的抗胆碱能和中枢抑制作用。

【临床应用】 用于缓解过敏性鼻炎有关的症状，也用于缓解慢性荨麻疹、瘙痒性皮肤病及其他过敏性皮肤症状和体征。

【不良反应】 不良反应较少，偶有口干、头痛、肝功能异常、黄疸、肝炎、肝坏死，肝功能受损者应减量。罕见不良反应为多形红斑及全身过敏反应。

【用药指导】 严重肝肾功能损害者慎用或减量。妊娠期和哺乳期妇女使用本品应慎重。

西替利嗪（cetirizine）：口服后吸收迅速，在体内基本不被代谢，$48\,\mathrm{h}$ 经尿排出。

【药理作用和作用机制】 具有选择性的抗 H_1 受体特性，且中枢镇静作用小。本品抑制组胺介导的变态反应早期，并减少与变态反应晚期相关的炎症细胞移行及介质释放。

【临床应用】 广泛用于治疗 IgE 介导的各种变态反应性皮肤病，对慢性荨麻疹、皮肤划痕症、寒冷性荨麻疹都有良效。

【不良反应】 偶见困倦、头痛、疲乏、口干、乏力、恶心等。

【用药指导】 12 岁以下儿童不推荐使用。肾功能障碍者适当减量。超剂量使用可引起致死性心律失常。妊娠期和哺乳期妇女慎用。驾驶、高空作业及需要思想高度集中的职业者慎用。服药期间不宜同时应用女定类药物及饮酒。

二、糖皮质激素

糖皮质激素是临床上最常用的一类药物，具有抗炎、抗过敏、抗毒素和抗休克等多方面作用，合理应用糖皮质激素对于提高临床治疗效果、减少副作用具有重要意义。

【体内过程】 口服可的松或氢化可的松后 1～2h 血药浓度可达高峰。一次给药作用维持 8～12h。氢化可的松在血浆中约 90% 以上与血浆蛋白结合，吸收后主要在肝中代谢，其血浆半衰期为 80～144min。

【药理作用和作用机制】 糖皮质激素可以抑制炎症细胞向炎症部位移动，阻止炎症介质参与炎症反应；减少组织炎症反应；稳定溶酶体膜，组织补体参与炎症反应，从而达到抗炎、抗过敏目的，因此广泛应用于皮肤科变态反应和非变态反应性疾病。

【临床应用】 大疱类疾病、红斑狼疮和皮肌炎等自身免疫性疾病，血管炎，中性粒细胞皮肤病和坏疽性脓皮病及各种皮炎等。

【不良反应】

1）不良反应与疗程、剂量、用药种类、用法及给药途径等有密切关系。

2）大剂量或长期应用本类药物可引起医源性库欣综合征，还可见伤口愈合延迟、抑制生长发育、加重感染等不良反应。

3）外用偶可出现局部烧灼感、瘙痒、刺激及干燥感。若长时间或大面积使用，可能导致皮肤萎缩、毛细血管扩张、皮肤条纹及痤疮等，甚至出现全身不良反应。

4）长期应用糖皮质激素治疗时，存在反跳现象和停药综合征。

【用药指导】

1）酮康唑、红霉素等可增加糖皮质激素血清水平或毒性，而抗酸药、苯巴比妥和利福平等则降低糖皮质激素血清水平或毒性。

2）糖皮质激素可增加洋地黄和环孢素的毒性，但可降低异烟肼、胰岛素、口服糖尿病治疗药等药物水平和活性。

三、免疫调节药物

控制严重而顽固的炎症性皮肤病，除选用皮质类固醇为一线系统用药外，最常用的免疫抑制剂有硫唑嘌呤、环磷酰胺、环孢素等。

硫唑嘌呤（azathioprine）：具有免疫抑制作用的抗代谢剂。本药与其他药物的联合应用于器官移植患者的抗排斥反应，如肾移植、心脏移植及肝移植，也减少肾移植患者对皮质激素的需求。本药在皮肤科临床用于天疱疮、皮肌炎和多发性肌炎的皮质类固醇减量制剂，也有治疗银屑病、多形红斑、爆发性痤疮、复发性多软骨炎、妊娠疱疹有效的报道。

环磷酰胺（cyclophosphamide）：可治疗血管炎、结缔组织病、天疱疮和类天疱疮。有恶心、呕吐、厌食等消化系统症状。常见骨髓抑制，主要为白细胞减少。大剂量本品与大量液体同时给予易产生水中毒。高剂量时可产生心肌坏死，偶有肺纤维化发生。

环孢素（ciclosporin）：适应证有银屑病、扁平苔藓、坏疽性脓皮病、湿疹、皮炎、斑秃及结缔组织病。较常见的有厌食、恶心、呕吐等胃肠道反应，牙龈增生伴出血、疼痛，约 1/3 用药者有肾毒性。

第二节　皮肤病外用药物

一、糖皮质激素外用药物

自 1952 年外用类固醇制品用于治疗皮肤病以来，皮肤病的治疗进入全新的领域。类固醇的原型是氢化可的松，经由酯化、卤化、甲基化等作用。产生各式各样不同强度的衍生物，而且同一种激素在不同基质中其激素强度也不一样。

糖皮质激素局部应用的药理作用主要有 3 个方面：①抗炎作用，可降低炎症细胞的趋化性及管壁通透性；②免疫抑制作用，可减少淋巴细胞分裂，阻断淋巴因子作用；③抗增生作用，卤化糖皮质激素可明显减少 DNA 合成及细胞的有丝分裂。皮质激素对皮肤功能的影响有多方面，可促进出汗、刺激头发生长、减少皮脂、升高皮肤温度、增加皮肤毛细血管的血流、促进风团消退等。临床可利用其中的某些作用治疗皮肤病，如各种湿疹、接触性皮炎、药疹、多形红斑、虫咬性皮炎、扁平苔藓、局限性血管神经性水肿、红斑狼疮、皮肌炎、局限性硬皮病、结节性红斑、玫瑰糠疹、局限性神经性皮炎、白癜风、斑秃、瘢痕疙瘩等。

外用激素可引起局部或全身的副作用，全身的副作用包括抑制下丘脑-垂体-肾上腺轴，但是全身的副作用发生率远比局部副作用低。过度使用外用激素可出现常见的副作用，包括萎缩纹（在皮肤皱褶部表现突出，治疗停止后科变平但不能完全消退）、萎缩（皮肤变薄）、损伤和皮肤机械性变脆、感染和感染扩散等；如果长期用于眼睑，甚至可出现白内障。

通常来说激素越强，它的副作用也会越大，强效和超强效激素对短期迅速控制炎症是有益的，为减少不必要的副作用，如萎缩和全身吸收引起的肾上腺抑制，病情控制后应降低激素的强度。当用于面部、乳房下、腋窝和皱褶部位如腹股沟时，必须特别小心。这些部位皮肤较薄，吸收要比较厚的部位快，即使应用相对弱的激素，也会增加激素性萎缩的危险。外用激素对荨麻疹无效，可加重酒渣鼻、痤疮和溃疡。

二、抗菌外用药物

（一）抗菌剂

抗菌剂有杀灭或抑制细菌的作用，有些抗生素易致敏而不宜外用。常用的有 3% 硼酸溶液、5%～10% 过氧化苯甲酰、0.5%～3% 红霉素、1∶2000 苯扎溴铵、1% 克林霉素、0.1% 黄连素（小檗碱）、1%～5% 甲硝唑凝胶或霜剂。

药剂的选用必须针对可能的皮肤细菌感染病原。值得注意的是，外用抗生素的滥用也会造成抗药性出现。最常用的土霉素、硫酸新霉素以对抗革兰氏阴性菌为主，常用在手术处置后，防止伤口感染，使用上要注意的是有部分人对硫酸新霉素有接触性皮炎的副作用。而对于葡萄球菌及链球菌感染，夫西地酸钠有较广的抗菌力和穿透性，对脓痂及毛囊炎也有不错疗效。磺胺嘧啶银霜的抗菌范围更为广泛，包括革兰氏阳性菌及革兰氏阴性菌，是慢性溃疡和烫伤的常用药，但是大面积使用要小心导致代谢性酸中毒，蚕豆病患者也有可能溶血发生。至于皮肤的铜绿假单胞菌感染，目前也有增多的趋势，杆菌肽和庆大霉素是较佳的选择。除了药剂使用上，也可搭配清洁或辅料，用以清洁皮肤，除去皮肤表面的痂屑、渗出液和残留农药，加速伤口愈合。

（二）抗真菌剂

抗真菌剂具有杀灭和抑制真菌的作用。常用的有：①唑类，如 1% 益康唑、2% 酮康唑；②丙烯胺类：如 1% 特比萘芬、1% 奈替芬霜；③多烯类，如制霉菌素、两性霉素 B；④合成药，如 5%～10% 水杨酸、6%～12% 苯甲酸。

对于浅部的皮癣菌、念珠菌感染和汗斑，可以先尝试外用抗真菌药剂治疗，一般外用抗真菌药只有抑菌作用，所以使用时间要长，才能使真菌完全清除。通常每日涂 2 次，在涂药前最好能将汗水冲洗，擦干再涂，病情减轻后，仍需继续涂抹，不可立即停药，否则容易再发。目前各种新合成的抗真菌药不断推陈出新，使用上要注意疗效涵盖的范围，从一般皮癣菌、念珠菌到皮屑毛囊芽孢菌，选用适合的药剂。体癣及足癣的治疗应使用 3～4 周，甲癣则需数月甚至一年。经过治疗仍未有改善时，可以合并口服药物治疗。皮肤浅部真菌感染，病原位于角质层，所以单独使用去角质制剂也有去除浅部真菌病的功效，常用的有硫化硒、苯甲酸、水杨酸等。

三、其他外用药物

1. 清洁剂　　清洁剂用于清除皮损部位的渗出物、鳞屑、痂和残留药物。常用的有生理盐水、3% 硼酸溶液和液状石蜡等。

2. 保护剂　　保护剂具有保护皮肤、减少摩擦和防止外来刺激的作用、常用的滑石粉、氧化锌粉、炉甘石、淀粉、植物油等。

3. 止痒剂　　止痒剂通过表面麻醉作用或局部皮肤清凉感觉而减轻痒感。常用的有5% 苯佐卡因、1% 苯酚等。各种焦油制剂，如煤焦油、糠馏油等，虽是角质促成剂，但也有止痒作用。

4. 着色剂　　着色剂用于白癜风，常用的有 0.5% 8-甲氧补骨脂素（甲氧沙林）软膏、0.5% 三甲氧补骨脂素霜，涂后 1h 照长波紫外线。糖皮质激素皮损内注射、霜剂外用也有一定疗效。

收敛剂能凝固蛋白质、减少渗出、促成炎症消退、抑制皮脂腺和汗腺分泌。常用0.2%～0.5% 硝酸银等配成溶液湿敷。2% 明矾液和5% 甲醛用于多汗症，但对皮肤有一定刺激。

5. 维 A 酸类　　细胞内有两种维 A 酸核受体，即 RAR、RXR，维 A 酸通过与受体的结合，进而进入细胞核内，对 DNA 上的某些基因的转录进行调节，从而影响角质形成细胞的增生、分化及皮肤炎症反应。有抑制皮肤分泌、抗肿瘤作用。

【学习小结】

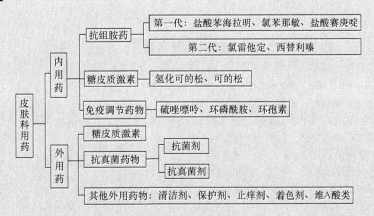

【目标考核】

1. 常见抗组胺药物的分类及代表药物有哪些？

2. 皮肤科常用外用药物有哪些？常见不良反应是什么？

【能力训练】 某76岁男性，患有前列腺增生近20年，间断服用前列康片。1周前，患者感冒了，医院呼吸科医生给其开了感康，第二天患者感到症状缓解不理想，又自己加服新康泰克，第三天感冒症状好多了，但排尿困难了。

　　分析　患者使用的两种感冒药全部为OTC药，均有氯苯那敏。其能破坏乙酰胆碱的活性，使膀胱的排尿功能降低，导致排尿困难。故前列腺肥大患者应慎用含氯苯那敏的抗感冒药。

（刘　璐　李希娜）

主要参考文献

蔡丽敏，陈洪晓，王艳东. 2011. 皮肤科速查. 北京：人民军医出版社.

陈吉生. 2013. 新编临床药物学. 北京：中国中医药出版社.

陈祖基. 2011. 最新眼科临床药理学. 北京：化学工业出版社.

胡晋红. 2008. 皮肤药理学. 北京：化学工业出版社.

李俊. 2013. 临床药理学. 5 版. 北京：人民卫生出版社.

罗小卫. 2008. 药物临床信息参考. 重庆：重庆出版集团重庆出版社.

罗月娥. 2013. 药理学. 2 版. 北京：人民卫生出版社.

钱之玉. 2015. 药理学. 4 版. 北京：中国医药科技出版社.

王建新. 2012. 应用药理学. 2 版. 北京：中国医药科技出版社.

吴基良. 2017. 药理学（案例版）. 北京：人民卫生出版社.

吴铁. 2012. 药理学. 4 版. 北京：科学出版社.

杨宝峰. 2013. 药理学. 8 版. 北京：人民卫生出版社.

张庆. 2014. 药理学与药物治疗学. 2 版. 北京：人民卫生出版社.

张幸国，胡丽娜. 2015. 临床药物治疗学各论. 北京：人民卫生出版社.

朱依谆. 2016. 药理学. 8 版. 北京：人民卫生出版社.